孕产育儿

专家全程指导

王晓梅　姜　艳◎编著

中国纺织出版社

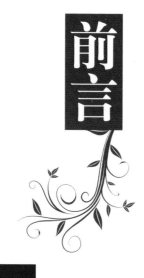

前言

PREFACE

孕育一个小生命是件神奇幸福、值得期盼的事。这不仅意义重大，而且责任重大，因为它承载着家庭的幸福和孩子的一生。这需要我们精心酝酿，倍加呵护。随着社会的发展，优生、优育、优教受到越来越多家庭的关注和重视，尤其是现代家庭只生一个孩子，宝宝的孕育和抚育则更显重要。

但是，对年轻夫妇来说，孕育生命、抚育宝宝是一个全新的课题，比如怀孕前要做些什么准备？什么季节孕育生命最好？孕期如何吃才能保证营养？如何保证胎儿健康发育？什么样的胎教可以给孩子打下聪慧的基础？孕期有哪些体检内容？孕期的日常生活该如何保健？选择哪种分娩方式好？如何科学坐月子？产后如何快速恢复身形？如何抚育婴儿？这一系列的问题，无不让他们感到困惑和担忧。别着急，此书将为年轻夫妇们答疑解惑。

本书分为孕前知识、孕期生活保健、产后保健、婴儿护理四章，内容涵盖一个新生命从孕育、诞生到婴儿的养育等，对妊娠、产后、育儿的过程给予全面关注，帮助每一位孕龄女性快乐健康地度过人生的关键时期。

在孕前知识章节，为年轻夫妇着重讲解了孕前优生知识和健康饮食，以帮助计划怀孕的夫妇做好各种准备。

在孕期生活保健章节，则根据每一个月孕妈妈的身体变化及胎宝宝的发育，制定出科学的日常生活起居、健康的饮食营养，更有专家指导运动保健、疾病预防等，对孕妈妈及胎宝宝的生活给予体贴入微的指导。每月的胎教方案也是孕期生活的重点，胎宝宝不仅要健康发育，更要聪明可爱。

在产后保健章节，产后日常护理囊括了产后日常生活应注意的事项、产后服饰的选择、产后用药的注意事项、特殊人群产后须知以及产后的饮食等，破除传统坐月子的陋习，指导产妇科学坐月子。而产后专家指导则针对产后乳汁不足、产后贫血、产后便秘等不适症状开出调理的方案，并列出产后的运动健身操，以使产妇尽快恢复健康的身体、苗条的身材。

在婴儿护理章节，主要介绍从新生儿到满1周岁婴儿的发育、日常护理、喂养、疾病防治、智能训练等内容，使年轻的父母能掌握科学的哺育与护理知识。

希望本书能给所有的准父母们提供实际而有益的帮助和指导，使每一个宝宝都能健康、快乐地成长。

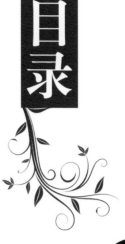

CONTENTS

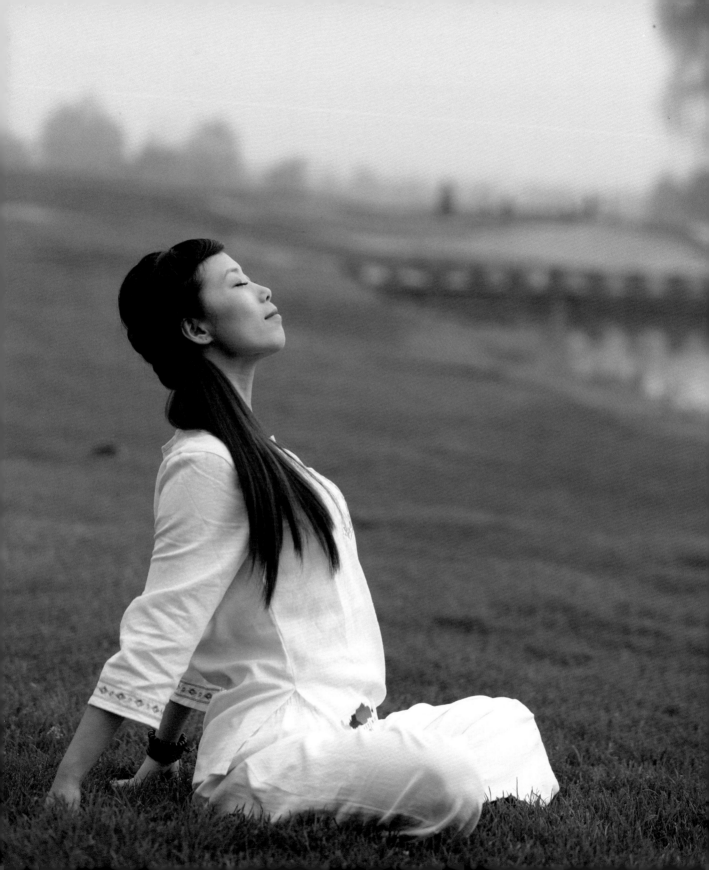

第 一 章

孕前知识

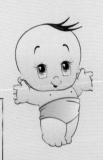

　　怀孕这个过程，任何一个环节出现问题，都会影响母婴的健康。精子和卵子的质量影响着优生，凡是影响精卵质量的因素，都应尽量避免；凡是利于优孕优生的，都应积极创造条件。怀孕前，准妈妈要检查和调养好自己的身体、精神状态，同时准爸爸也要相应地做好这些方面的准备工作，这样才能生出聪明、健康的宝宝。

孕前优生知识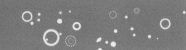

■如何做好优生

优生即采取一系列措施从而生育素质优良的后代。要实现优生，应做好以下几点。

进行孕前检查和优生咨询。孕前检查是优生的重要内容。主要是在计划怀孕之前去医院做相应的身体检查等，以便及时发现影响优生的疾病及早治疗。遗传基因的质量直接影响到人口的质量，所以请医生做一次优生咨询也很有必要。向优生专家详细说明自己和配偶现在的身体健康状况，以及家庭中其他成员的健康状况。如果确诊有家庭病史的话，及早找出解决方案。

选择最佳生育年龄和受孕时机。在最佳生育年龄、在身体没有疾病的状况下受孕，可为胎儿各方面的发育创造人为的"天时"、"地利"的条件。

进行孕期指导，做好孕期保健。加强孕期营养，避免不利环境，进行适当的锻炼，科学的孕期保健能使胎儿健康地生长。

■最佳生育年龄

专家建议，女性最佳生育年龄在24～30岁，最好不要超过35岁。这是因为女性到了这个阶段，身体已完全发育成熟，卵子质量高，妊娠并发症少，胎宝宝发育好，早产、畸胎、痴呆儿的发生率最低，且分娩较顺利。

男性最佳生育年龄应比女性的最佳生育年龄晚1～2岁，即25～31岁。因为在25岁时精子质量最高，然后能持续5年。在此期间，精子有最强的生命力，可将最好的基因传给下一代，其中包括智力。如果男子的生育年龄过大，所生孩子畸形和遗传病的发病率就会增高。

■最佳受孕季节

现代医学认为，夏末秋初受孕最佳，即8月是最佳的怀孕月份。因为孕妈咪在怀孕早期需要大量的营养，而夏末秋初时期富含维生素的蔬菜水果供应量充裕，孕妈咪可以充分摄取营养；而且，此期间天气晴朗、空气清新，孕妈咪可在室外散步，呼吸新鲜空气，这些对胎宝宝的大脑发育都十分有利。

■孕前要做好身体准备

中医师指出，孕前注意体质的调理，并且

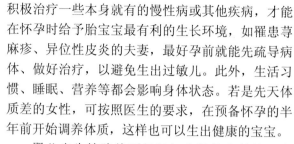

积极治疗一些本身就有的慢性病或其他疾病，才能在怀孕时给予胎宝宝最有利的生长环境，如罹患荨麻疹、异位性皮炎的夫妻，最好孕前就能先疏导病体、做好治疗，以避免生出过敏儿。此外，生活习惯、睡眠、营养等都会影响身体状态。若是先天体质差的女性，可按照医生的要求，在预备怀孕的半年前开始调养体质，这样也可以生出健康的宝宝。

婴儿出生缺陷绝不仅仅与女性的身体状况有关，与男性的身体状况也有着同等重要的关系。男性育前保健同女性孕期保健、围产期保健一样，值得每一位准爸爸高度重视。因为精子的数量和质量对能否生育一个健康聪明的宝宝至关重要，而精子成熟需要两个多月的时间，因此男性也应至少在三个月之前就开始准备。

■孕前要做好心理准备

所谓孕前的心理准备，是指夫妇双方应在心理状态良好的情况下完成受孕。因为稳定良好的心理状态能保证机体各器官的功能处于最佳状态，神经内分泌调节保持在最好的水平，使双方的生殖生理功能得以很好地发挥。

准备怀孕的夫妇首先应当消除忧虑，凡是双方或一方受到较强的劣性精神刺激，如心绪不佳、忧郁、苦闷或夫妻之间关系紧张、闹矛盾时都不宜受孕，应该等到双方关系融洽、心情愉快时再进行受孕。

■孕前检查最合适的时间

随着优生意识的加强，越来越多的夫妇在准备为人父母之前，都会想到去医院的妇产科或妇产科专科医院进行相应的孕前检查，这是很有必要的。专家建议孕前3～6个月开始做检查，这样夫妇双方无论从营养方面，还是接种疫苗以及补充叶酸方面，都有相应的准备时间。一旦孕前检查时发现问题，还有时间予以治疗。所以，至少应提前3个月进行孕前检查，而且夫妇双方应同时进行。

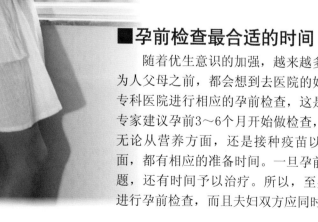

孕前健康饮食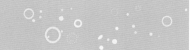

■孕前要加强营养

　　人体吃进去的食物，大多数都会被消化系统转换成容易吸收的物质，然后被吸收入血，随血液循环，到达不同的组织器官而被利用，或贮藏在人体中的各个"仓库"内，随时供身体需要。许多营养素都可以提前摄取并在人体内储存相当长的时间，如脂肪能储存20～40天，维生素C能储存60～120天，维生素A能储存90～356天，而钙的储存时间高达2500天。因此女性在孕前摄取充足的营养素，才能为孕期所需储备丰厚的营养。

■孕前女性营养不足所造成的不利影响

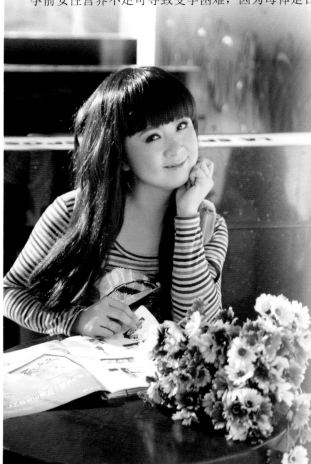

　　孕前女性营养不足可导致受孕困难，因为母体是否健康以及营养是否充足，会影响卵子的活力。一些女性由于挑食、偏食严重，也会导致某些营养素缺乏，从而造成受孕困难。其次，孕前女性营养不足有可能导致胎宝宝缺乏营养。在十月怀胎中，胎宝宝发育最重要的时期是前3个月，然而恰恰在怀孕后1～3个月这一关键时期，正是孕妈咪容易产生妊娠反应的时候，会有半数的孕妈咪出现恶心、呕吐、不想进食等症状，从而影响充足营养素的摄取。

■孕前女性应避免体重过轻或过重

　　专家研究表明，体重过轻或过重的女性，会因内分泌功能受到影响而不利于受孕。体重过轻，表明体内的营养状况欠佳，容易生出低体重儿；反之，身体肥胖容易导致某些妊娠并发症，如高血压病、糖尿病等，容易生出巨大儿。另外，体重不正常还会使婴儿出生后，第一年患呼吸道或腹泻的概率增大。所以，一旦计划怀孕就要注意把体重调整到正常。

■孕前宜食用的食物

◎黑木耳

　　黑木耳富含钙、铁，所含的胶质还可以吸附

残留在消化道的某些灰尘和杂质，通过粪便排出体外，从而起到清理胃肠的功能。木耳还具有益气、养血、健胃、润燥、清肺等疗效，可用于滋补大脑和强身。

◎新鲜蔬菜水果

水果所含有的维生素A、维生素C、B族维生素都是男性生殖功能必需的营养素。如果长期缺乏这些维生素，将会影响性腺发育，不利于精子生成，从而使精子减少或影响精子的活力，严重时导致妻子不孕。

◎杂粮

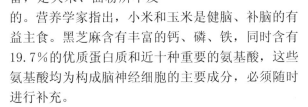

孕前女性应该多食杂粮，如小米和玉米中蛋白质、脂肪、钙、胡萝卜素、维生素B_1及维生素B_2的含量丰富，是大米、面粉所不及的。营养学家指出，小米和玉米是健脑、补脑的有益主食。黑芝麻含有丰富的钙、磷、铁，同时含有19.7%的优质蛋白质和近十种重要的氨基酸，这些氨基酸均为构成脑神经细胞的主要成分，必须随时进行补充。

■孕前不宜食用的食物和饮品

◎辛辣食品

科学研究表明，辛辣食品会影响正常人的消化功能，可导致胃部不适、消化不良、便秘，甚至引发痔疮。怀孕后，由于胎宝宝一天天长大，本身就影响孕妈咪的消化功能和排便，如果孕妈咪始终保持着进食辛辣食物的习惯，其结果一方面会加重孕妈咪消化不良、便秘或痔疮的症状，另一方面会影响孕妈咪对胎宝宝营养的供给，甚至增加分娩的困难。

◎腌熏食品

咸肉、火腿、香肠、腌鱼、咸菜以及各种熏烤食品，虽然味道香美，但在制作过程中会产生强烈的致癌物质——苯并芘和仲胺，这两种物质进入胃里在酸性环境中会进一步形成亚硝胺，可使精子和卵子中的遗传物质DNA发生畸变，导致形成的受精卵畸形。因此，计划要宝宝的夫妇最好少吃或不吃这类食品。

◎含有咖啡因的饮品

可乐、咖啡、茶等都含有一定量的咖啡因，国外专家研究后认为，咖啡因可在一定程度上改变女性体内雌、孕激素的比例，从而间接抑制受精卵在子宫内的着床和发育。对男性来说，有的含咖啡因的饮品会影响精子的质量，影响其生育能力，如果受损伤的精子与卵子相结合，还可能导致胎儿畸形或先天不足。

◎涮肉和烤肉

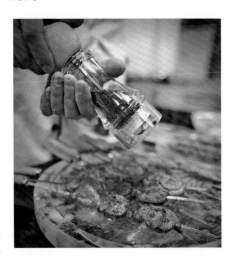

很多女性对美味的涮肉和辛辣的烤肉，如涮羊肉、牛肉，烤羊肉串、鸡肉串、鹌鹑串、肥肠串等钟情不已，但准备生育的女性不宜过多食用此类食品。因为这些肉在涮和烤的多数情况下并没有完全熟，而女性吃了这些未熟的肉后就会受到弓形虫的感染，导致生下的宝宝弱智、瘫痪或畸形的概率增加。

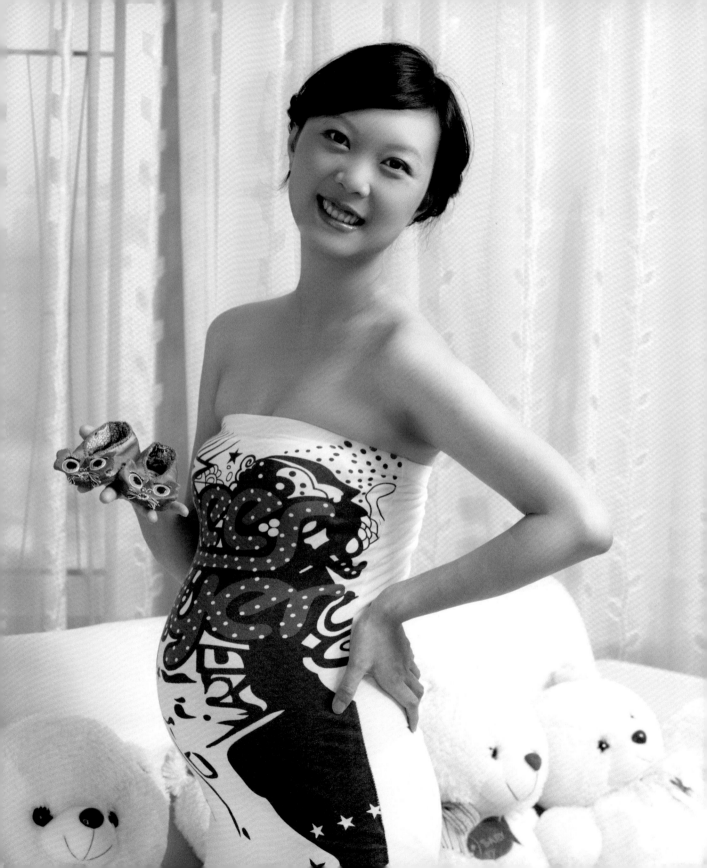

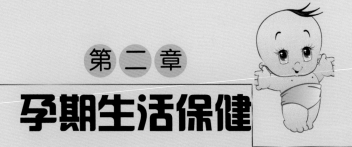

第二章
孕期生活保健

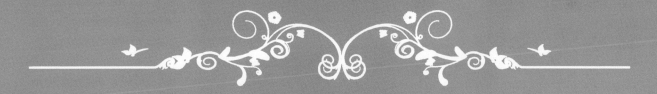

　　女性是生命的缔造者，怀孕使年轻的夫妇多了一份做父母的责任和爱心。怀孕中的女性更需要珍视自己和胎宝宝的健康，在妊娠期间要合理安排自己的膳食，做好日常保健，适当进行体育锻炼，科学地进行胎教以顺利、快乐、健康地度过孕期，让胎宝宝正常发育，顺利出世。

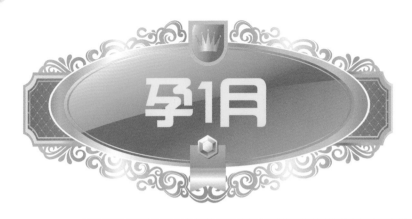

孕1月

孕妈咪与胎宝宝变形记

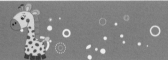

■ 孕妈咪身体的变化

从末次月经第一天算起，28天为妊娠1个月。实际上，受精卵形成后的一周之内还不能称为怀孕。孕妈咪开始呈现怀孕迹象，通常在2周以后，因此这时期孕妈咪的身体尚未有任何变化。

这时期因为胚胎太小，母体的激素水平较低，因此一般不会有不舒服的感觉，较敏感的人可能会有畏寒、低热、慵懒、困倦及嗜睡的症状，粗心的孕妈咪往往会误以为是患了感冒。这时期子宫的大小与未怀孕时基本相同，还没有增大的现象。

■ 胎宝宝的成长

胚胎学认为，0.2毫米左右的受精卵在受精后7～10日，从输卵管游走到子宫，在子宫内着床，并从母体中吸收养分，开始发育。在前8周时，还未成人形，还不能称为胎儿，应该称为胚胎。

胚胎的大小，在怀孕第3周后期长0.5～1.0厘米，体重不到1克，但肉眼已能看出其外形。从外表上，尚无法明显地区分胚胎的头部和身体，并且长有鳃弓和尾巴，这和其他动物的胚胎发育并无两样。此时眼睛和鼻子还没成形，但能看到下巴和嘴的原形，大体上已经有了胳膊和腿，只是因为太小还不能看清楚。

此时，胚胎表面覆盖着绒毛组织，原始的胎盘开始成形，胎膜也于此时形成。脑、脊髓等神经系统以及血液等循环器官的基础组织几乎都已出现，心脏、肝脏、脐带也开始发育。

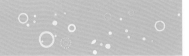

孕妈咪健康饮食

■孕1月应补充的营养素

首先，胎儿神经管发育的关键时期在怀孕初期第17～30天。此时，如果叶酸摄入不足，可能引起胎儿神经系统发育异常。如果女性从计划怀孕开始补充叶酸，就可有效地预防胎儿神经管畸形。

其次，孕妈咪应尽早补充铁，以预防缺铁性贫血及其所带来的不良后果。因为怀孕后，孕妈咪的血容量增加，铁的需要量就会增加一倍。如果不注意铁的摄入，就很容易患上缺铁性贫血，并可能致使胎儿也患上缺铁性贫血。

■一日营养食谱

早餐	**主食**：二米枣粥1碗，奶油馒头2个（50克1个）。 **副食**：葡萄或草莓100克。
午餐	**主食**：米饭2小碗，或挂面1碗（约干面条150克）。 **副食**：酸辣烩菜（小白菜150克、胡萝卜50克、青椒50克），煎焖刀鱼（新鲜刀鱼约200克，葱头50克），牛奶鲫鱼汤2小碗，苹果1个（约150克）。
晚餐	**主食**：米饭2小碗，或小花卷2个。 **副食**：清炖牛腩（牛肉约150克，土豆、胡萝卜各100克），酱香菜心（菜心200克），鸡蛋菠菜汤2小碗，香蕉2根。

■孕妈咪长期食素对胎儿有害

人大脑细胞的60%左右是由不饱和脂肪酸构成的，35%是由蛋白质构成的。B族维生素可以促进脑细胞兴奋。如果孕妈咪不注意饮食营养，长期食素，则会导致不饱和脂肪酸、蛋白质及B族维生素等营养成分摄取量不足，满足不了胎儿脑细胞生长的需要，进而影响脑组织发育，造成其智力发育不全；同时素食中所含的牛磺酸极少，人体自身合成的数量有限，但荤菜中大多都含有一定量的牛磺酸。若孕妈咪缺乏牛磺酸，胎儿出生后易患视网膜退化症，甚至可能失明。

■孕妈咪要多喝牛奶

牛奶含钙量高，每100毫升牛奶中约含钙120毫克，且特别容易被人体吸收。牛奶中的镁能使心脏和神经系统耐疲劳，锌能促进胎儿大脑发育，铁、铜和维生素A有美容作用，能使皮肤保持光洁，维生素B_2可提高视力，碘和卵磷脂能大大提高大脑工作效率，酪氨酸能促

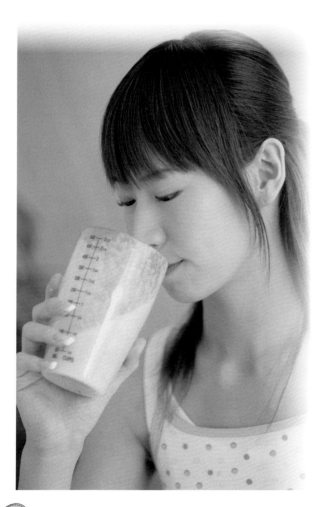

进快乐激素——血清素大量生长，促使孕妈咪保持良好的体力、脑力和情绪。而且牛奶还具有阻止人体吸收食物中有毒的金属铅和镉的功能，能降低胎宝宝吸收这类有毒物质的风险。

■可促进胎儿智力发育的食物

人的大脑主要是由脂类、蛋白质、糖类、B族维生素、维生素C、维生素E以及钙七种营养成分构成的，有人又把富含这七种营养成分的食物叫做益智食物。在胎儿大脑发育的几个关键时期，孕妈咪的饮食营养对胎儿的智力起着举足轻重的作用。因此，孕妈咪在此时应多吃一些益智食物，从而在一定程度上促进大脑细胞的发育。以下是根据我国人民的饮食习惯列举出的常见益智食品。

◎主食类

大米、小米、玉米、红小豆、黑豆、黑米、红米等。

◎副食类

核桃、花生、板栗、松子、芝麻、红枣、黑木耳、金针菜、海带、紫菜、鹌鹑蛋、牛肉、兔肉、羊肉、鸡肉、鸽子肉、鱼肉、田螺肉、草莓、金橘、苹果、香蕉、猕猴桃、柠檬、芹菜、菠菜、柿子椒、莲藕、西红柿、萝卜叶、胡萝卜等。

■孕妈咪宜多吃核桃油

中国营养学会提出，准妈妈既要注意膳食脂肪总量的摄入，也要保证脂肪酸的比例适宜。其中亚麻酸的摄入更为重要。亚麻酸仅存于大豆油、亚麻子油、核桃油等少数的油种中。其中核桃油不但含有亚麻酸和磷脂，并且富含维生素E和叶酸，孕期和哺乳期妈妈可多吃一些，能让宝宝更聪明。

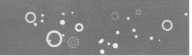

日常生活保健

■孕妈咪确认自己怀孕后该怎么办

如果已确认怀孕，孕妈咪一定要学会自我调节，认识到怀孕是自然的生理过程，不要有过多的心理负担，要保持心情舒畅，保证睡眠充足。

在怀孕早期应该到医院向医生咨询，同时做必要的检查，确保胎儿正常发育，了解孕期应注意的问题。如果不愿意在医院建围产手册，那么到医院咨询、进行妇产科检查是必需的。每次检查时，孕妈咪的家属应尽量陪同。

■孕妈咪不要洗热水浴

孕妈咪从怀孕起不要再洗热水浴（指水温超过42℃）。在怀孕的最初几周内，胎儿处于发育中的中枢神经系统，特别容易受到"热"的伤害。洗热水浴或进行蒸浴都将妨碍胎儿大脑细胞的生长。

据调查，凡妊娠早期（2个月内）进行热水浴或蒸浴者，所生婴儿的神经管缺陷（如无脑儿、脊柱裂）的概率比未进行热水浴或蒸浴者大约高3倍。此时孕妈咪应该洗温水浴（水温在35℃左右为宜）。

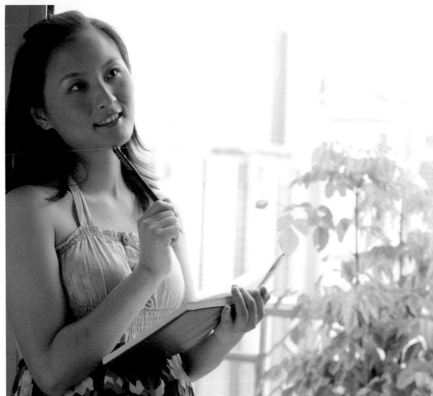

■怎样写妊娠日记

写妊娠日记可以帮助孕妈咪掌握孕期活动及变化，帮助医务人员了解孕妈咪在妊娠期间的生理及病理状态，为及时处理异常情况提供依据，可以减少因记忆错误而造成病史叙述不准确及医务人员处置失误。妊娠日记内容要简明确切，下列重要内容切不可遗漏。

1. 末次月经日期。医生根据该日期可以大致判断预产期。

2. 早孕反应何时开始、何时消失以及反应程度。

3. 第一次胎动的日期与以后每日的胎动次数。

4. 孕期出血情况，记录出血量和持续时间。

5. 若孕期患病，应加以记录，包括疾病的起始日期、主要症状和用药品种、剂量、天数、副作用等内容。

6. 如曾经有过情绪激烈变化或性生活，也应加以记录。

7. 产前检查的日期、胎位情况。

8. 一些生活习惯、外出旅行的情况、工作状况等也应加以记录。

■夫妇禁吸烟

吸烟的危害越来越受到人们的重视。夫妇双方或任何一方吸烟，都会影响胎儿的生长和发育。烟雾中含有一些致畸物质，如尼古丁、焦油、辐射物和多环烃类。尼古丁及其代谢产物，会改变催乳素和孕酮的分泌，破坏受精卵的着床过程；还会提高妊娠子宫的紧张度，增强子宫的收缩力，从而造成自发性流产。

孕妈咪在怀孕20周以前若能减少吸烟支数或停止吸烟，所生婴儿的出生重量可接近于非吸烟者所生婴儿的重量，但仍有先天性异常的危险。值得注意的是，不吸烟的孕妈咪如果与吸烟的人在一起，会吸入飘浮在空气中的焦油和尼古丁，同本人吸烟一样有危害。

■孕妈咪禁喝酒

孕妈咪饮酒过度，会造成流产、早产、死胎，且发生率明显高于不饮酒者，因为酒精是生殖细胞的毒害因子。受酒精毒害的卵子很难迅速恢复健康，酒精还可使受精卵不健全。酒后受孕可造成胎儿发育迟缓。西方有一种称做"星期日婴儿"的孩子，就是指假期夫妇狂喝滥饮后孕育的低能儿。

如果孕妈咪饮酒过量或长期少量饮酒，就会生出智力障碍、畸形、发育不全、体重过低、面部和小头畸形等障碍儿。哪怕每天只喝很少一点，也会对胎儿不利。因此，孕妈咪严禁喝酒。

■孕妈咪不宜喝咖啡

咖啡中含有咖啡因，会破坏维生素，导致维生素B_1缺乏症，表现为烦躁、易疲劳、食欲不振及便秘，严重的可发生多发性神经炎、心脏扩大、心跳减慢、肌肉萎缩或浮肿等症状。如果长期不适当地饮用咖啡，则会引起神经中枢兴奋，表现为不安和失眠。咖啡因还易引起不孕。有研究资料表明，摄入中等量的咖啡因，有降低女性生育能力的风险。

孕妈咪喝咖啡则会影响胎儿健康。因为咖啡有较强的兴奋性，可导致胎儿损伤或流产，产下的婴儿不如正常婴儿健壮，也不如正常婴儿活泼。

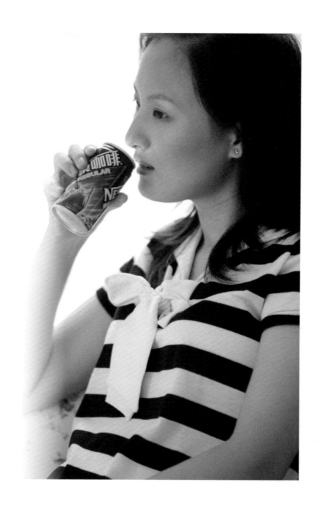

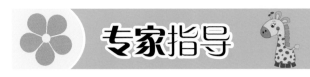

■孕妈咪忌服用安眠药

安眠药对胎宝宝有极为不良的影响。孕妈咪若是服用安眠药，药物就会通过胎盘被胎儿直接吸收。而胎儿对此类药物尚未具有消除能力，这样不但会抑制胎儿的呼吸功能，引起肝功能障碍，还会使血液中的红细胞增多，引发黄疸。孕妈咪如果在怀孕初期服用安眠药，会导致胎儿先天性异常，并使胎儿脑细胞的代谢功能失常。

■注意防畸

确定妊娠后，为避免致畸因素的影响，妊娠1个月要注意以下几点。

1.此时可以通过检查及时发现是否为异常妊娠，如宫外孕以及孕妈咪生殖器官是否畸形，有无肿瘤，以便正确处理，利于优生。

2.应避免外界不利因素的影响，如防止病毒感染，不要轻易用药，禁止X线、CT检查，避免长时间操作计算机和看电视等。

3.生活要有规律，做到按时休息、定时用餐、保证睡眠，避免过于劳累，午休时间最好增加30分钟至1小时。

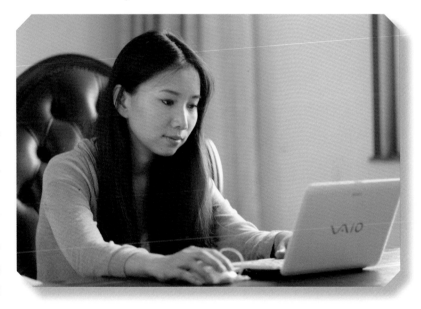

4.坚持口服叶酸片（从怀孕的1个月至妊娠后3个月），每天0.8毫克，以预防胎儿神经管畸形。

■预防腮腺炎

流行性腮腺炎是比较常见的传染病，儿童多发，孕妈咪也占有一定比例。引起腮腺炎的病原体主要是腮腺炎病毒，它是"细胞溶解性"病毒，不但会侵犯人的腮腺，还会侵犯人体的其他器官。它会感染妇女卵巢，导致卵巢炎症，并使卵巢细胞遭到破坏，甚至会通过胎盘感染胎儿。

研究发现，在妊娠期患流行性腮腺炎后的流产物中，有严重的坏死性绒毛膜炎和胎盘血管炎，在胎儿组织内还分离到腮腺炎病毒。现实中还发生因腮腺炎病毒引起胎儿畸形的事例。

因此，在妊娠的前3个月内，孕妈咪要特别注意预防腮腺炎，以免被腮腺炎病毒感染。

■孕妈咪感冒应对法

如果孕妈咪感冒了，应尽快控制感染。若高烧到39℃以上，且持续3天以上，应采取措施降低体温。可分以下两种情况来处理。

1. 如果孕妈咪感冒的时间是处在排卵以后两周内，用药就可能对胎儿没有影响。

2. 如果感冒的孕妈咪处在排卵以后两周以上，这一时期，胎儿的中枢神经已开始发育，就可能会对胎儿造成影响。如果出现以上情况，就需要与医生、家人共同商讨是否继续本次妊娠。

若孕妈咪在怀孕3～8周之后患上感冒，并伴有高热，将对胎儿的影响较大。病毒可透过胎盘进入胎儿体内，有可能造成胎儿先天性心脏病、兔唇、脑积水、无脑和小头畸形等。感冒造成的高热和代谢紊乱产生的毒素会刺激子宫收缩，造成流产，新生儿的死亡率也会因此增高。

■孕妈咪要谨防宫外孕

正常妊娠时，从受精卵发育成为胎儿的过程是在子宫腔中进行的。如果受精卵不在子宫腔中着床，而是在输卵管、卵巢、腹腔或子宫颈等处着床，习惯上称为宫外孕，医学上称为异位妊娠。

预防宫外孕的关键是：避免输卵管的损伤及感染，做好妇科保健工作，尽量减少盆腔感染等。容易发生宫外孕者，如果确定怀孕，最好在停经后6周内到医院做一次全面的早孕检查。总之，对宫外孕应早期诊断、早期发现、早期治疗，否则会给孕妈咪带来生命危险。确诊宫外孕时要立即住院治疗。

■孕早期用药原则

药物的致畸作用主要与药物性质、用药时胚胎发育阶段、胎儿对药物的敏感性、药物剂量的大小以及用药时间长短有关。妊娠的前3个月是胎儿各器官的分化、发育、形成阶段，应尽可能避免用药。在孕期必须用药时，应尽可能选择对胎儿无损害或影响最小的药物，尽量避免大剂量、长时间使用药物或多种药物一起使用。病愈或基本痊愈后要及时停药，以达到既去除母体疾病，又不损伤胎儿的目的。

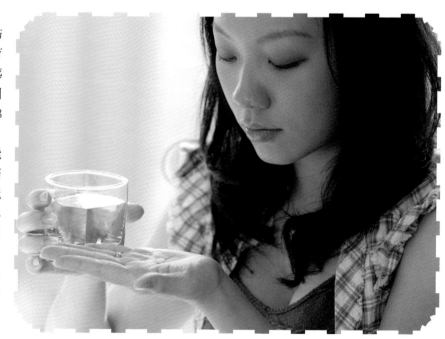

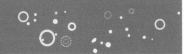

运动有方

■孕妈咪进行运动的好处

研究结果表明，胎儿的生长发育不仅与母亲的营养和健康有关，而且与运动也有密切的关系。因为运动能促进机体的新陈代谢及血液循环，增强心、肺及消化功能，锻炼肌肉的力量，从而使人保持健康的身体及充沛的精力。户外活动能使孕妈咪呼吸到新鲜空气，沐浴在充足的阳光中，还可避免维生素D的缺乏。

运动还能增加氧的吸入，提高血氧含量，加速羊水的循环，并能刺激胎儿的大脑、感觉器官、平衡器官以及循环和呼吸功能的发育。

■运动的安排要合理

锻炼虽然能给机体带来很多好处，但如果安排不合理就会适得其反。由于男女生理结构的不同，其选择运动锻炼的方式也应不同。对于女性而言，其力量小，耐力又较差，在运动时要对运动量、强度和时间进行合理的控制，以免对身体造成不必要的损伤；同时，女性的灵活性和柔韧性较强，因此可以选择瑜伽、慢跑、游泳、健美操、散步、骑自行车等来进行锻炼（瑜伽、健美操、骑自行车有一定风险，孕妈咪应注意），还可以在运动时配一些优美的旋律，使运动变得更有情趣。总之，在锻炼时应遵守循序渐进、持之以恒的原则，不要让身体太过疲劳。

■孕妈咪运动时的注意事项

孕妈咪孕期运动有禁忌。

1.不要提举重物或长时间蹲着、站着或弯着腰活动。这样过重的活动会压迫腹部或引起过度劳累，易造成流产或早产。

2.不要进行举重、打篮球、打羽毛球、打乒乓球等运动，这些运动不但体力消耗大，而且伸背、弯腰、跳高等动作幅度太大，容易导致流产。

3.常骑自行车的孕妈咪，到妊娠6个月以后，就不要再骑自行车，以免上下车不便，出现意外。

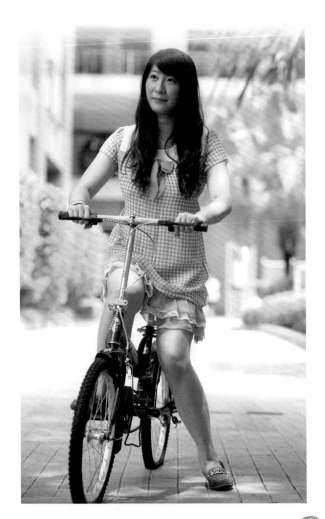

胎教方案

■胎教的意义

美国著名的心理学家通过对千余名儿童的研究，得出结论：人的智力获得，50%在4岁以前完成，包括胎教在内。也就是说，一个优秀人才所需具备的丰富想象力、深刻洞察力、良好记忆力、敏捷思维能力和动手能力等均可以在胎儿期通过胎教得到潜在的培养。

古今中外的大量事实也表明，科学的胎教对强健胎儿体魄、培养优良品德、促进智力发育具有重要意义。

■夫妻感情对胎儿的影响

如果一个家庭和谐幸福，妻子就会天天有好心情，这有利于为胎儿创造充满爱意的生长环境。处在这样环境中的胎儿，会发育得特别顺利，出生后往往健康聪明；反之，如果一个家庭夫妻不睦，妻子经常处于忧虑、抑郁、愤怒、怨恨的情感中，那对胎儿是十分不利的。

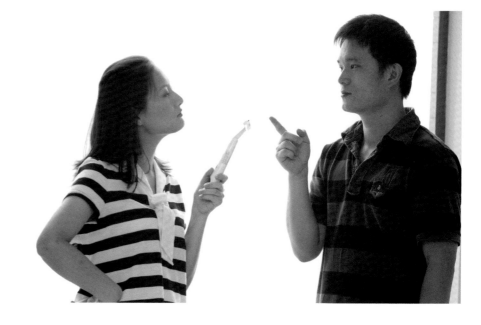

■母爱是胎教的基础

在10个月的等待过程中，母亲感受着胎儿的蠕动，关注着胎儿的成长，祈求着胎儿的平安，情感逐步得到升华，产生一种对胎儿健康成长极为重要的母子亲情。正是这种感情，使意识萌发中的胎儿捕捉到爱的信息，并转入胎教机制，为胎儿形成热爱生活、乐观向上的优良性格打下基础。

因此，每一个准妈妈都应充分认识神秘的大自然交给自己的使命，在妊娠每一天的活动中，倾注博大的母爱，仔细捕捉来自胎儿的每一个信息，母子之间进行亲切友好的交流，以一颗充满母爱的心，呵护萌芽中的小生命，这就是正确的胎教基础。

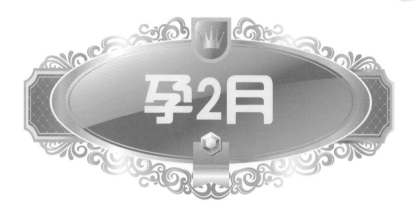

孕2月

 孕妈咪与胎宝宝变形记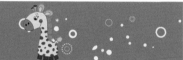

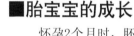

■孕妈咪身体的变化

在第2个月内，妊娠反应始终伴随着孕妈咪，身体慵懒发热、食欲下降、恶心呕吐、情绪不稳、心情烦躁、乳房发胀，乳头时有阵痛，乳晕颜色变暗，有些人甚至会出现头晕、鼻出血、心跳加速等症状。这些都是怀孕初期特有的现象，不必过于担心。但有些现象也会因为个人的体质或心理因素而有所差异，如一般人都是食欲不振，也有人却是食欲大增。

在第2个月，孕妈咪的子宫如鹅卵一般大小，比未怀孕时要稍大一点，排尿的次数也跟着增多，但腹部表面还没有增大的变化。

■胎宝宝的成长

怀孕2个月时，胚胎的细胞仍在快速地分裂，胎儿的器官进入形成期，受精后的15～56天是胚胎高度变化和形成的时期。

表现为5周时，头大但松弛无力地垂下，已有萌芽状态的手、脚、尾巴等。

7周时，胚胎身长约2.5厘米，体重约4克，胃、肠、肝等内脏及脑部开始分化。胚胎的心脏已经划分成左心房和右心室，并开始有规律地跳动。手、足、眼、口、耳等器官已形成，小尾巴逐渐消失。可以说已越来越接近人的形体，但仍是头大身小，眼睛就像两个黑点分别位于头的两侧。

到了8周末，胚胎身长已长到3厘米，用肉眼也可分辨出头、身体和手足。此时内外生殖器的原形能被辨认。因为胎儿所需的营养越来越多，这个时期绒毛膜更发达，胎盘形成，脐带出现，母体与胎儿的联系更加密切。

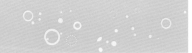

孕妈咪健康饮食

■孕2月营养搭配要求

在妊娠的第2个月，有些孕妈咪会因孕吐而吃不下东西，所以担心胎儿会营养不良。妊娠初期胎儿生长缓慢，母体体重却相对增长较快，对营养的要求不是很高，所以不要勉强自己进食，营养的摄入要结合体重的变化。假如为了胎儿勉强吃下含有钙质或蛋白质的食物，作用也不大，只要能尽量吃些清淡爽口的食物，就不致影响胚胎发育。

孕妈咪在这一时期的饮食营养，主要应以富含维生素B$_1$、维生素B$_6$、微量元素锌，以及易于消化、蛋白质丰富的食物为主。为了使食物得到充分的消化和吸收，还可以同时服用2～3片酵母片或10毫升胃蛋白酶合剂，每日3次口服。此外，也可食用一些开胃健脾、理气的汤水和热饮。

■一日营养食谱

早餐	**主食**：莲子大枣粥2小碗，小米面发糕1块（约100克）。 **副食**：酱牛肉75克，茶叶蛋1个，香蕉2根。
午餐	**主食**：米饭2小碗或金银小馒头2个（约面粉70克、玉米面30克）。 **副食**：红焖鲤鱼（鲤鱼约200克），杏仁炝西芹（西芹250克、杏仁30克），排骨冬瓜汤2小碗。餐后水果约150克。
晚餐	**主食**：蔬菜挂面2小碗或米饭2小碗（量均保持在150克左右）。 **副食**：虾酱炒豆腐（豆腐100克、虾酱15克），排骨炖白菜（猪排骨50克、白菜150克），小水萝卜汤2小碗（鲜水萝卜150克，香菜、紫菜等各适量）。餐后可吃苹果1个。

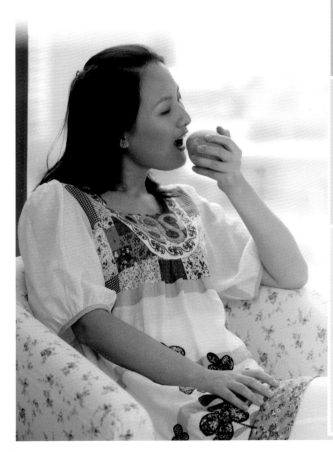

■孕妈咪早、晚进食有讲究

孕妈咪除日常工作外，更重要的一项任务，就是要供给胎儿营养。如果孕妈咪不吃早餐，不仅自己挨饿，也不利于胎儿的发育。晚饭则既是对下午劳动消耗的补充，又是对晚上及夜间休息时热量和营养物质需求的供应。但是，晚饭后人的活动毕竟有限，特别是睡眠时，只需提供较少的热量和营养物质，使身体维持基础代谢的需要即可。

■孕妈咪宜吃玉米

玉米中蛋白质、脂肪、糖类、维生素和矿物质的含量都比较丰富。所含的维生素可防止细胞氧化、衰老；所含的维生素B_6可以减少妊娠呕吐，增进食欲；玉米中含有的膳食纤维比较多，有利于防止便秘；玉米还含有硒、镁等微量元素，有抗癌作用。此外，玉米中还含有对胎儿智力发育有利的营养物质。因此，孕妈咪适宜吃玉米。不喜欢吃玉米的话，可以把玉米面、白面混合搭配来吃。

■孕妈咪宜吃茭白

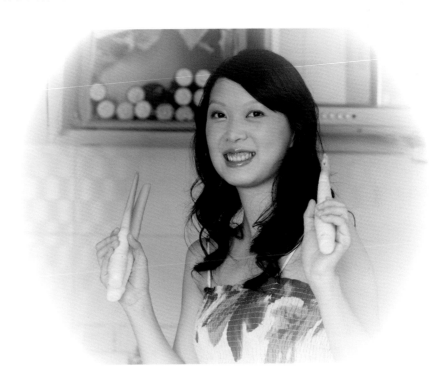

茭白别名茭瓜、茭笋、菰笋，是人们普遍喜爱的蔬菜。它含有丰富的蛋白质、碳水化合物、维生素B_1、维生素B_2、维生素C和钙、磷、铁、锌及粗纤维等营养成分，有清热利尿、活血通乳等功效。用茭白煎水代茶饮，可防治妊娠水肿。用茭白炒芹菜食用，可防治妊娠高血压及便秘。

■孕妈咪不宜吃油条

孕妈咪不可多吃油条，因为油条在制作时需要加入一定量的明矾，而明矾正是一种含铝的无机物，每1000克面粉的油条，大约用15克明矾。一般来讲，吃2根油条就会使人体摄取3克左右的明矾。这样明矾就会在身体里蓄积，天长日久，体内会积累高浓度的铝，而铝能通过胎盘侵入胎儿的大脑，会使其形成大脑障碍，增加智力低下儿的发生率。

日常生活保健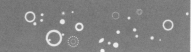

■孕期头发的养护

孕妈咪容易发生脱发，这是一种很自然的现象。此时，孕妈咪应常用洗发液洗头发、用梳子梳头发，保持头发干净。洗头时除了洗去污垢外，还应顺便按摩头皮。按摩时，以指腹揉、捏、敲、擦头皮，其动作要领是：揉时以"画圆"的方式进行，捏时力道不要太重，敲时以发旋儿为中心，做前后左右式移动，擦时以拇指由耳往下按。这样不仅可以加速头皮的血液循环，使头发有光泽，还让人觉得特别清爽、神采飞扬。此外，孕妈咪应该保持心情愉快，摄取均衡的饮食，吃得好、睡得香，头发自然也掉得少。

■孕早期不宜烫发和染发

最好不要在怀孕早期烫发、染发。因为烫发不但会使头发变得非常脆弱、缺乏弹性，而且易脱落。这个时期烫发，由于孕妈咪皮肤敏感度较高，容易对皮肤造成伤害，也会危害胎儿，甚至造成流产。此外，染发、脱色所用的药品，刺激性极强，事先必须做好皮肤适应测验。若要烫发或染发，应选在28周左右实施；同时，孕妈咪还应避免在太冷的冷气房中做头发。

■孕期洗澡要求

孕妈咪洗澡的方式与常人有所不同，千万不可马虎。那么，在孕期洗澡有哪些要求呢？

◎洗澡的方式

孕妈咪洗澡时最好选用淋浴的方式，不要用盆浴，尤其不要在公共浴池洗盆浴，更不要将下身泡在水里。因为怀孕后，阴道对外来病菌的抵抗力大大降低，盆浴或将下身泡在水里，都极易使脏水进入阴道，引起阴道炎或宫颈炎，引起早产。再者，孕妈咪由于身体笨重，进出浴缸不方便，容易使腹部受到撞击。在没有洗淋浴的条件时可以擦澡或用盆、水桶盛水冲洗。另外，孕妈咪不要过度擦洗乳房，以免引起早产。

◎适宜的洗澡时间

孕妈咪洗澡时间不要太长，每次不宜超过15分钟。因为浴室内空气不流通，湿度大，氧气含量

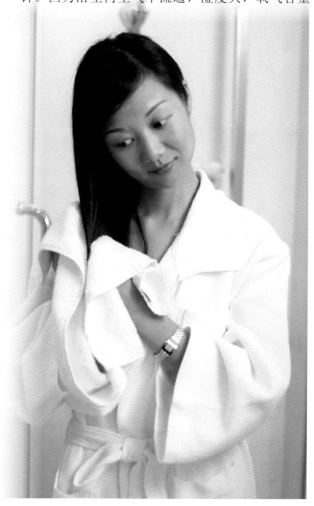

也少，待在里面时间过久会导致血管扩张，造成躯干、四肢的血液较多，而进入大脑和胎盘的血液暂时减少，不但会引起孕妈咪自身脑部缺血，发生晕厥，还会造成胎儿缺氧，影响胎儿神经系统的生长发育。

◎适宜的水温

孕妈咪应用适宜的水温洗澡，一般控制在38℃左右较好。水温太低或太高都会对皮肤造成刺激，从而影响孕妈咪身体的血液分布。此外，还应注意洗澡前后的温差不宜过大，冬天孕妈咪洗澡时不能立即进入高温的浴室中，夏天不能洗冷水澡，否则会刺激子宫收缩，造成早产、流产等严重后果。

■孕妈咪内衣的选择

孕妈咪选择内衣需考虑胸部与腰部的变化，布料应选择易清洗、高棉质的，可防止因皮肤变得敏感所带来的不适；同时，孕妈咪的分泌物会增多，所以内裤最好用触感与吸水性好的棉质的，且能够包住腹部与大腿，这样可防止因腹部着凉而引起早产或流产。另外，在腹部及大腿处要有松紧束缚。

■科学选用乳罩

戴乳罩除了有美观作用外，还有支托、稳定、保护乳房的作用。要选择大小合适的乳罩，既不要松松垮垮、过于宽大，也不要像个紧胸背心，使乳房受压，孕期乳房会增大，乳罩过紧会使乳房血液循环发生障碍，还可造成乳头内陷，不但影响哺乳，还特别容易发生乳腺导管炎。

选购乳罩前要先量好尺寸。测量时，先用皮尺通过测两个乳头处来量最大胸围，然后再量两侧乳房下面反折线处的最小胸围，市售的乳罩号码是最小胸围数。还要用最大胸围减去最小胸围，再除以2，即可求出乳房的近似高度。选购时，不仅要注意号码是否合适，还要看乳罩锥形隆起的高度是否

与自己乳房的近似高度相适应，圆锥能否容纳乳房。最好选用纯棉的、有软钢托的乳罩，可支持住日益增大的乳房，防止其下垂。还可以选择前扣式的，这样便于穿着和产后哺乳。

■孕妈咪在烹饪时的注意事项

1.寒冷刺激有诱发流产的危险，所以在冬春季节，孕妈咪在淘米、洗菜、做饭时，尽量不将手直接浸入冷水中。

2.厨房最好安装抽油烟机，因为油烟对孕妈咪尤为不利，可危害到胎儿。此外，炒菜使用的油温不要过高。

3.烹饪过程中，注意不要让锅台直接压迫腹部，保护好胎儿。

4.早孕反应较重时，不要到厨房去，因油烟和其他气味可使恶心、呕吐现象加重。

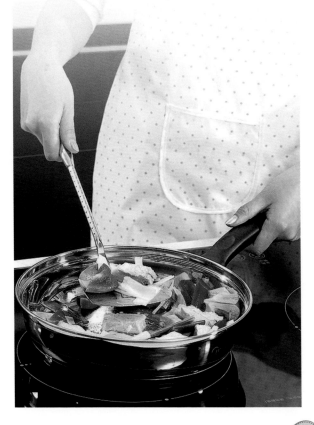

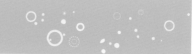

专家指导

■如何克服早孕反应

早孕反应一般对生活和工作影响不大，在妊娠12周左右会自行消失。不过，为了顺利度过早孕反应期，孕妈咪们应想些办法使反应减轻，下面几点可供参考。

◎消除心理负担

要保持心情愉快，多了解一些相关的医学知识，并尽量消除怀孕的心理负担，如对胎儿性别想得太多，担心怀孕、哺乳会使自己的体形发生变化，对分娩过分害怕等。闲暇时做自己喜欢做的事情，邀朋友小聚、散步、聊天都可以。整日情绪低落是不可取的，不利于胎儿的发育。

◎适量的运动

不能因为妊娠剧吐就整日卧床，尤其一些体质较差的人，环境稍微变化就会因为不适应而生病，这样只会让症状加重。应该适当做一些运动，如和家人散散步、做做孕妇体操等，从而改善心情，使早孕反应减轻。

◎选择喜欢的食物

孕妈咪由于早孕反应剧烈会引起食欲不佳，这时可以选择一些自己喜欢的食物来吃。这个时期胎儿还很小，不需要多少营养，平常饮食就已经足够了。每天还可以口服维生素B_1、维生素B_6、维生素C，配合适当休息。在很难受的情况下，还可以用橘皮煎水饮用或口含姜片，这样对缓解症状有一定效果。

◎厨房要通风

最困扰孕妈咪的大概就是因为在厨房做菜的味道刺激而呕吐！因此，烹饪食物时为了防止味道刺鼻，不妨戴上口罩，打开抽油烟机，并打开厨房的窗户使空气流通，这样可去除一些气味。

◎防止便秘

一般而言，女性比男性容易便秘，尤其是孕期更为严重。便秘会加重孕吐，有时因孕吐的反射作用，甚至会引起流产，所以当便秘持续2天以上时，就必须注意了。

■如何识别假孕

假孕患者多为结婚2～4年未怀孕的女性，她们急切盼望怀孕，在强烈的精神

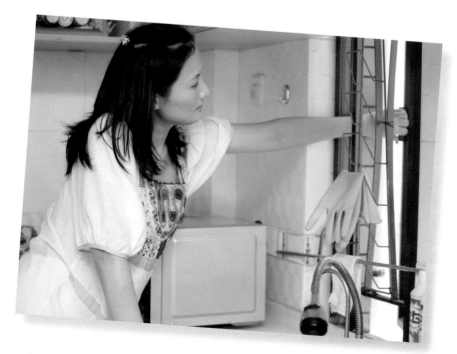

因素影响下，产生食欲不振、喜欢酸食、恶心、呕吐、腹部膨胀、乳房增大等一系列酷似早孕反应的症状和体征。从医学上来解释，这是有些女性婚后盼子心切，大脑皮层中会逐渐形成一个强烈的"盼子"兴奋灶，影响了中枢神经系统的正常功能，引起下丘脑垂体功能紊乱，体内孕激素水平增高，抑制了卵巢的正常排卵，最后导致停经。另外，停经之后，由于孕激素对脂肪代谢的影响，逐渐增多的脂肪便堆积在腹部，脂肪的沉积加上肠腔的积气，会使腹部膨胀增大。腹主动脉的搏动或肠管蠕动使患者认为这就是"胎动"。闭经、腹部增大和所谓的"胎动"会让患者误以为自己有孕在身。

■孕妈咪不宜做X线检查

　　X线是一种波长很短的电磁波，它能透过人体组织，使体液和组织细胞发生物理与生物化学变化，引起不同程度的损伤。不同波长的射线每次对人体照射的量虽然很小，但很容易损伤人体内的生殖细胞。

　　妊娠3个月以后，胎儿的大多数器官已经基本形成，X线检查对胎儿的危害虽然小了一些，但也会影响胎儿的性腺、牙齿和中枢神经系统的继续发育，使胎儿在子宫内发育缓慢，出生后智力低下。另外，有关专家还指出，早期胎儿被X线照射，还有可能在其10岁以内增加发生恶性肿瘤和血癌的危险。

■孕妈咪不宜做CT检查

　　CT是利用电子计算机技术和横断层投照方式，将X射线穿透人体每个轴层的组织，它具有很高的密度分辨力，要比普通X线强100倍，其对人体的危害也比X光大得多。孕妈咪若在怀孕的前3个月内接触放射线，可能引起小儿畸形、胎儿脑积水或造血系统缺陷、颅骨缺损等严重后果。如孕妈咪必须做CT检查，需要在腹部放置防X射线辐射的装置，以避免和减少胎儿畸形的发生。

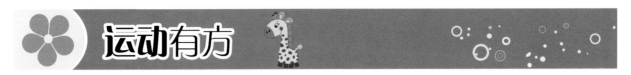

运动有方

■孕妈咪活动不宜太少

有的女性得知自己怀孕后活动大大减少，甚至停止做一切工作和家务活动，更别提运动了，就怕引起流产。其实，这样做完全没有必要，对母婴健康并不利。

孕妈咪活动太少会使胃肠蠕动减少，从而出现食欲下降、消化不良、便秘等一系列的反应，严重的还会使胎儿发育受阻。因此，在孕期还是应有适量的活动和运动，注意劳逸结合，每天散散步或做一些力所能及的家务活。

孕妈咪经常做合适的运动有益健康，不同的运动项目能带给孕妈咪不同的益处，比如孕妇体操对增进肌肉的力量、促进机体新陈代谢大有益处；游泳对胎儿的神经系统有利，能让孕妈咪全身肌肉得到活动，促进血液流通，增加心肺功能，减轻关节的负荷。

■运动的项目要合理

孕妈咪在怀孕初期可选择一些简单易行的运动项目，如散步、打太极拳、做孕妈咪操等。每一次运动的时间不宜超过15分钟，运动时要尽量补充水分，以免水分缺失，也不宜在炎热或闷热的天气下运动。孕妈咪不适合进行剧烈运动，像跳绳、打网球、打羽毛球、快跑、远游等，因为过度运动可导致子宫收缩，甚至流产。

■孕妈咪可以练瑜伽

孕妈咪练瑜伽可以增强体力和肌肉的张力，增强身体的平衡感，使身体的肌肉组织变得更柔韧、灵活；同时还可以改善睡眠，孕妈咪瑜伽和普通的瑜伽是不同的。孕妈咪练瑜伽时先暗示自己全身放松，然后柔和地开始深呼吸，再慢慢地、细细地、

自然地呼气，呼吸时尽可能让身心处于愉悦状态。

■孕妈咪适合跳舞

专家认为慢步交谊舞是孕妈咪一项很好的活动，孕妈咪在整个孕期都可以跳，这有利于身心的调节和健康。但是，应注意不要过于劳累，跳舞场所的空气要很新鲜，空气不流通或污染严重的地方孕妈咪最好不要去。

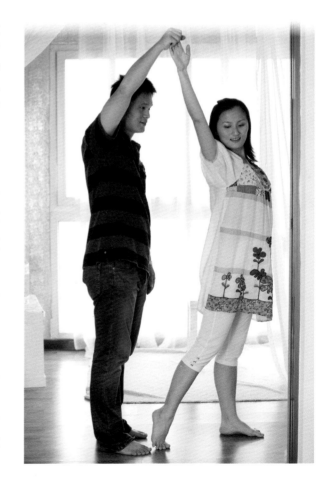

胎教方案

■准爸爸在胎教中的作用

准爸爸是情绪胎教的关键。孕妈咪一个人要负担两个人的营养及生活，非常劳累，心情很容易受到影响。此时，家人的关心和体贴显得格外重要。父爱像阳光雨露，滋润着孕期的母子。孕育着生命的宫内展现着无限的生机与希望，母亲就像是大地为胎儿提供着足够的养分。没有了阳光雨露的滋润，缺乏了爱的呵护，胎儿的心灵将是孤独、寂寞、痛苦的。

具体来说，准爸爸应为妻子分担一些事情，比如关心妻子孕期的营养问题，为妻子做可口的营养餐；陪妻子到幽静的公园、树林、田野中去散散步、做做早操；嘱咐妻子白天晒晒太阳，多说些关心的话。这样，妻子也会感到丈夫的体贴，自然会有好心情。

■意念胎教

在怀孕的第2个月，正是胎儿各器官进行分化的关键时期，孕妈咪可用意念胎教的方法使胎儿发育得更加完善。最常用的方法是脑呼吸胎教。具体方法是：首先熟悉脑各个部位的名称和位置，闭上眼睛，在心里按次序感觉大脑、小脑、间脑的各个部位，想象脑的各个部位并叫出名字，集中意识，这样做可提高注意力，能清楚地感觉到脑的各个部位。

刚开始做脑呼吸时，先在安静的气氛下简短地做5分钟左右，逐渐熟悉方法后，可增加时间。吃饭前，在身体轻快的状态下做更有效果。还可以通过脑呼吸和胎儿进行对话，想象一下胎儿及其身体各个部位，从内心感觉孩子。如能通过超声波照片来看的话，更容易想象。

■音乐胎教

怀孕第2个月时，胎儿的内耳已经形成，这时可以正式进行音乐胎教了。此时的孕妈咪由于早孕反应的影响，需要一些有镇静、舒缓心情、促进食欲等作用的音乐，在优美的音乐声中，孕妈咪因恶心、呕吐引起的不适得到缓解，这样也有利于胎儿的发育。

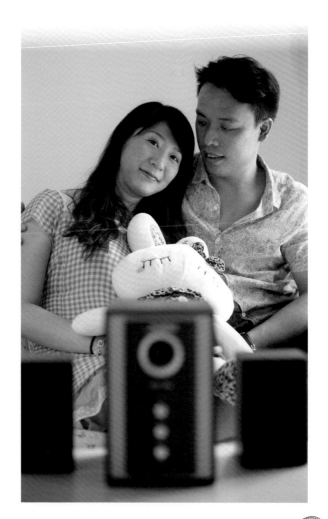

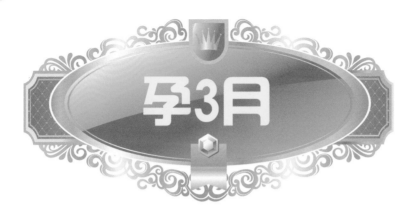

孕3月

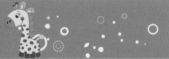

孕妈咪与胎宝宝变形记

■ 孕妈咪身体的变化

这个月是孕吐最严重的时期，除恶心外，胸部会有闷热等症状。妊娠反应在11周时逐渐减轻，不久则会消失。

由于胎儿在不断成长，子宫逐渐增至拳头般大小，会直接压迫膀胱，造成尿频。腰部也会感到酸痛，腿、足浮肿，有时还会出现脚后跟抽筋。孕妈咪体内激素分泌会改变，体内合成代谢会增强，分泌物也会增加，容易便秘或腹泻。乳房更加胀大，乳晕与乳头颜色更暗。此外，由于血容量增大，孕妈咪的肾脏功能会发生变化。

■ 胎宝宝的成长

孕3月底时，胚胎可正式称为胎儿了，其发育特点是骨架形成，人形毕现。此时胎儿的身长为7.5～9厘米，体重约为20克，与上个月相比，增长了3～4倍。胎儿尾巴完全消失，骨骼开始逐渐骨化变硬，手指和脚趾的指甲逐渐长出，躯体和下肢渐渐变长，头部的大小也很明显，而且脸形初具，眼睑、声带、鼻子已经明显，下颌和脸颊发达。而且已长出了眼皮。此时越来越像一个完整的人的脸形。

因皮肤还是透明的，所以可以从外部看到皮下血管和内脏等。心脏、肝脏、胃、肠等更加发达，肾脏也见发达，已有了输尿管，胎儿可进行微量排泄了。胎儿的外生殖器已经开始发育，但这时尚不容易分辨男、女。胎儿周围会充满羊水，其脐带也见长了，胎儿可在羊水中自由转动。

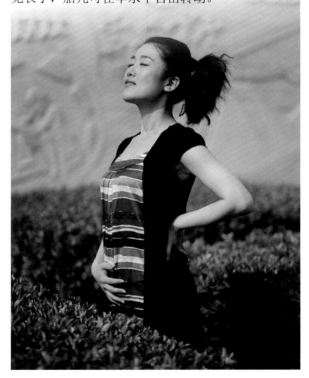

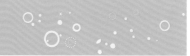

孕妈咪健康饮食

■孕3月的饮食原则

怀孕第3个月，根据胎儿的发育状况，孕妈咪的饮食应该品种丰富。食物要富含铁、磷、钙、维生素C、蛋白质、糖、植物脂肪等，这样才可满足胎儿生长发育和孕妈咪的营养需求。

■一天的饮食安排

早餐	**主食**：牛奶250毫升，果酱75克，面包约100克。 **副食**：虾仁清炒鸡蛋（鲜虾仁100克、鸡蛋2个），其他清淡烩菜1小碟（生菜量约250克）。餐后可加苹果1个（约150克）或香蕉2根（150～200克）。
午餐	**主食**：米饭2小碗或小花卷2个（均在150克左右）。 **副食**：糖醋排骨（猪排骨250克、番茄酱少许、白糖50克、醋20克），芹菜拌牛肉（熟牛肉100克、焯芹菜150克），清炖香菇鸡翅（鸡翅250克、鲜香菇100克）。餐后可吃橘子约150克。
晚餐	**主食**：荷包鸡蛋挂面2小碗或包子2～3个（面粉量均在100克以内）。 **副食**：鲜蘑菜心（鲜口蘑150克、菜心250克），豌豆瘦肉丁（鲜豌豆150克、猪瘦肉100克），鲫鱼清炖豆腐汤2小碗。餐后水果（约100克）。

■吃酸仍要讲究卫生和营养

孕妈咪不宜多吃腌菜和醋制品。这类食物虽然有一定酸味，但是其中的维生素、蛋白质、矿物质、糖分等营养几乎丧失殆尽，而且还会有致癌物质亚硝酸盐，食之对母婴均无益。

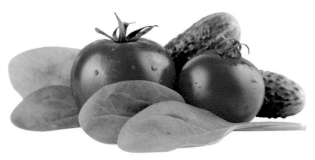

所以，喜吃酸食的孕妈咪，最好选择既有酸味又营养丰富的番茄、樱桃、杨梅、石榴、橘子、酸枣、葡萄、青苹果等新鲜水果，这样既能改善胃肠道不适症状，也可增进食欲，加强营养，有利于胎儿的生长，一举多得。

■准妈妈要适量摄入"脑黄金"

人的大脑有65%是脂肪类物质，其中多烯脂肪酸DHA与EPA是脑脂肪的主要成分。"脑黄金"就是DHA、EPA和脑磷脂、卵磷脂等物质的合称。对于孕妈咪来说，多摄入"脑黄金"有着重大意义。首先，孕妈咪摄入的"脑黄金"通过脐带供胎儿吸收，为胎儿的大脑和视力的发育提供营养，防止因DHA等物质的缺乏而造成胎儿大脑发育受阻和视力发育不良等。其次，"脑黄金"能预防早产。

■孕妈咪不可缺乏叶酸

叶酸是多种酶的辅酶，参加血红蛋白、核酸和蛋白质的合成。人体缺乏叶酸的原因有很多，摄入量不足、消化不良、需要量增加和代谢紊乱等都会造成叶酸缺乏。孕妈咪中约有20%患有叶酸缺乏症，孕早期如果缺乏叶酸，则可导致胎儿严重畸形。为此，孕妈咪必须适时、足量补充叶酸。

叶酸平时日需要量为400微克，孕期需供给800微克。叶酸最丰富的食物来源是动物肝肾，其次为绿叶蔬菜、酵母，牛肉、小麦及花菜也含一定量，而根茎类蔬菜、西红柿、玉米、洋葱及猪肉等则含量甚少。

■孕妈咪不宜多吃冷饮

孕期很多孕妈咪血热气盛，特别是在炎热的夏天，总觉得身上很热很燥，于是随意吃冷食、喝冷饮。其实多吃冷饮会使胃肠血管突然收缩，胃液分泌减少，消化功能降低，从而引起食欲不振、消化不良、腹泻，甚至引起胃部痉挛，出现剧烈腹痛现象；同时，诱发上呼吸道感染或扁桃体炎等。此外，胎儿对冷的刺激也很敏感，当孕期喝冷水或吃冷饮时，胎儿会在子宫内躁动不安，胎动会变得频繁。因此，孕妈咪吃冷饮一定要有节制。

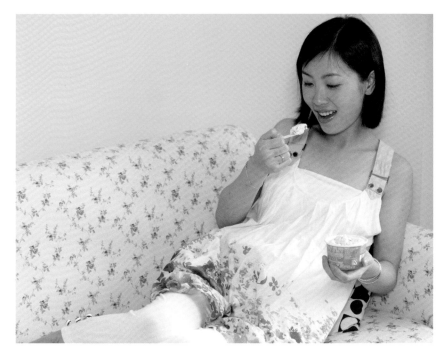

日常生活保健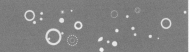

■看电视时应注意的事项

1. 孕妈咪每次看电视的时间不宜超过2个小时，中途要稍稍休息几分钟。

2. 看电视时离电视的距离应大于5个屏幕的对角线（即电视机的英寸数）。

3. 不要看一些紧张、惊险的动作片，应主要以娱乐消遣为主，以免影响孕妈咪的情绪。

4. 看电视时要开启门窗，保持空气流通，并且严禁周围有吸烟者，以免使孕妈咪被动吸烟。看过电视后，不要忘记洗脸。

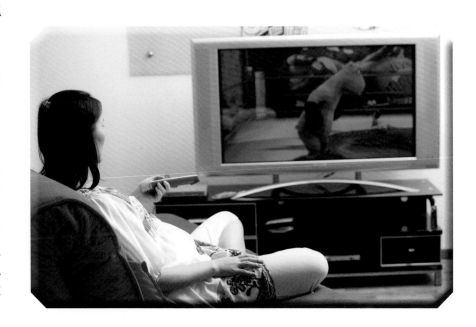

■孕妈咪不宜住新装修房

据有关专家检测，新装修房含对人体有害的化学物质多达500多种。如建筑材料、新家具、油漆、地毯散发的化学物质等，都会对室内环境造成严重的污染，还有陈旧衣物上的霉菌、植物花粉以及排出的二氧化碳等，都会对孕妈咪和胎宝宝的身体带来危害。所以，孕妈咪不宜住新装修房。若孕妈咪已经在新装修房中生活，则要经常开窗，保持空气流通。

■孕妈咪不宜养宠物

宠物虽然可爱，却会对孕妈咪的健康构成严重的威胁。弓形虫病是由戈地弓形虫引发的一种人畜共患疾病，经常会通过猫、狗传染给人类。它们排出的粪便中含有大量的滋生体，孕妈咪若不注意环境卫生与它们接触，或饭前、便后未洗手，或吃了未经煮熟的含有滋养体的肉和水，就会被感染。一旦孕妈咪感染了急性弓形虫病，不管本人是否出现症状，都会通过胎盘传给胎儿，造成流产、早产、死胎和胎儿畸形，亦可导致孩子在儿童期智力低下。被感染弓形虫后的妇女没有自觉症状。若家中养有宠物，夫妇在孕前应该到医院检查，经确认没感染宠物身上的病原体后才可怀孕。此后，也要严禁养宠物。

■孕妈咪要关注子宫的增长速度

胎宝宝在子宫内的生长速度是有一定规律的，它和子宫的高度都会随着妊娠月份而变化，孕妈咪的体重也会随之增加。妊娠期，有些孕妈咪的子宫增长过快，这可能是因为双胞胎、葡萄胎或羊水过多，应及时到医院进行检查；也有些孕妈咪的子宫增长过慢，这可能是因为胎宝宝发育迟缓或胎死宫内，也应该引起足够的重视。总之，孕妈咪子宫的增长速度是与妊娠月份相符合的，一定要关注。

■孕妈咪要注意脚的保健

妊娠3个月后，很多孕妈咪的脚从大脚趾下面部分开始浮肿，妊娠6个月后，整个脚都会浮肿，到了分娩前夕，浮肿现象更为严重，以致走路时难以平衡。所以，孕妈咪要注意脚的保健，尽量不要提过重的物品，不要穿高跟鞋，以减轻脚的负担。晚上睡觉前，准爸爸可以帮妻子按摩脚底，以促进血液循环；还可以用茶叶水浸泡双脚，这样有助于安神。

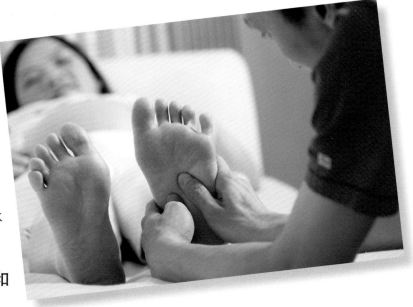

■如何减少孕妈咪排气和胃胀气

在妊娠早期，由于黄体酮增多引起水潴留，使胃肠松弛和扩张，孕妈咪会发现肚子似乎有些胀大，且经常出现排气和嗳气的现象，有时也会感觉胃胀气。

孕妈咪在一些不适宜的场合排气或嗳气会令人尴尬，但几乎是难以防止的。为了减少此类现象的发生，孕妈咪应避免便秘，以免加重症状，还应避免食用一些加重症状的食物，如油炸食物、葱类、豆类等，也要避免吃得过饱，否则会感到饱胀和不适；同时，孕妈咪吃饭也不要过快，因为吃得过快时会咽下空气，在肠道内会形成气袋而导致疼痛。

■孕早期保健须知

本月仍是胎儿发育的关键时期，要谨防各种病毒和化学毒物的侵害。本月还是最容易发生流产的一个时期，应停止剧烈的体育运动、体力劳动、旅行等。坚持工作的孕妈咪要注意量力而行，工作量不可太大。

本月末，应该到医院办理保健手册，以便今后定期进行产前检查。这时孕妈咪还可以参加"孕妈妈教室"等活动，学习一些妊娠生活中需注意的事项。

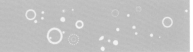

专家指导

■孕妈咪腹痛怎么办

孕妈咪在妊娠3个月左右时，容易发生下腹疼痛，这是因为妊娠3个月时子宫明显增大，造成盆腔韧带被牵拉，若是行走过多或体位变动时，则会引起下腹疼痛。在妊娠晚期于夜间休息时会出现假宫缩，也会引起下腹疼痛，但持续时间仅仅数秒，白天就好多了。要注意休息，不可过累，并在睡眠及休息时注意适当变换体位，此种腹痛就会缓解。

如果孕妈咪在腹痛的同时，腹部肌肉变硬，而且是持续性疼痛并伴有阴道出血，则有可能是发生胎盘早剥，要马上去医院检查诊治。

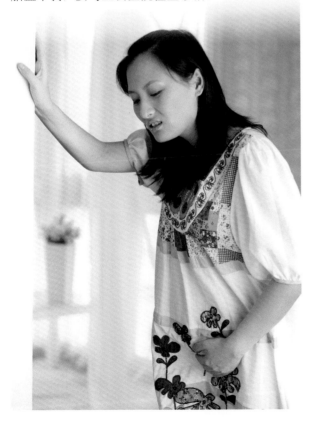

■孕妈咪为什么会觉得头晕

孕妈咪头晕主要是孕酮使血管壁松弛血管扩张，产生低血压所致。如果是妊娠高血压疾病引起的，则头部及眼底小动脉会痉挛性收缩，从而引起局部缺血、缺氧，而且常伴有头痛、浮肿等症状，这会严重威胁母婴的健康。因此，妊娠中、晚期出现头晕、眼花，不能等闲视之，一定要及时就诊。

■如何防止泌尿系统感染

孕妈咪在妊娠期特别是孕晚期很容易发生泌尿系统感染。其原因是女性的尿道不仅宽而且直，尿道开口又与阴道口、肛门紧密相邻，这使得阴道内和肛门的分泌物及排泄物极容易使尿道受到感染，再加上妊娠后输尿管会增大增粗，管壁的平滑肌松弛，子宫逐渐增大，从而压迫膀胱和输尿管，这些因素都很容易引起输尿管功能性和机械性阻塞，使得孕妈咪发生泌尿系统感染。若不及时治疗，会有导致流产、早产、胎儿发育不良、胎儿畸形等危险。因此，孕妈咪应该注意保持外阴部的清洁，睡觉时应采取侧卧位，这样可以减轻对输尿管的压迫。

■怎样防止流产

由于怀孕16周以前是最危险的时期，所以必须特别小心。孕妈咪必须注意以下各项。

1. 不要拿重的东西。
2. 避免精神上的压力。
3. 减少外出的次数。
4. 不要压迫下腹部。
5. 性生活要小心。
6. 拿取地板上的东西时，一定要先蹲下。

7. 避免激烈的运动。

8. 不要让下腹部着凉。

9. 上下楼梯要小心，以避免摔跤。

尤其是有过流产史及习惯性流产的人，应在医生指导下尽早使用一些黄体酮来安胎。

■便秘的防治

◎按时上厕所

可在晨起、早餐后或临睡前，不管有没有便意，都按

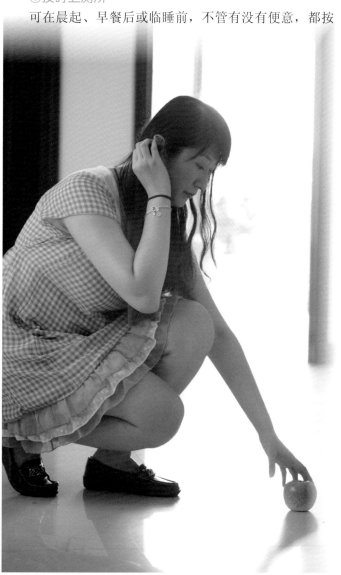

时去厕所，长期这样就会养成按时大便的习惯，从而慢慢改善便秘的状况。虽然有的人会因为旅行等生活环境的改变，又出现便秘现象，但只要再训练自己按时如厕，仍然可以改善便秘。

◎注意调理好膳食结构

有便秘症状的孕妈咪可以多吃一些含纤维素多的食物，如马铃薯、甘薯、扁豆、大豆、蔬菜、水果等。至于乳酪及牛奶等，也可以刺激大肠的蠕动、软化粪便，不妨多多食用。应少吃葱、蒜、辣椒、胡椒等刺激性食物。

◎适当进行一些轻微活动

这样可促使肠管蠕动增加，缩短食物通过肠道的时间，并能增加排便量。

◎饮水润肠

可在每天早晨空腹饮一杯开水或凉开水，这也是刺激肠管蠕动的好方法，有助于排便。

■唾液分泌过多怎么办

唾液分泌过多又称为多涎症，是因妊娠后孕妈咪的唾液腺增大所致，常见症状有唾液味苦且量多、舌苔变厚、颊部肿胀。

唾液分泌过多的孕妈咪应注意每天吃适量水果，因为水果可以减轻症状。在按照健康饮食原则的情况下，孕妈咪应尽量减少食用淀粉类食物和奶制品，可以适当吃一些薄荷糖、口香糖和小饼干，这样有助于减少唾液的产生。孕妈咪还应用薄荷香型产品刷牙或漱口，保持口腔清新，也可以含一片柠檬。

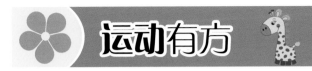 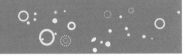

运动有方

■孕妈咪运动前要检查身体

有人担心运动会使母体血液集中到四肢的血管中去，导致子宫血液量减少，引起胎儿氧气不足。实验证明，一般程度的运动对子宫血液量几乎没有影响，只有剧烈的运动才会使子宫血液量减少约30%。检查母体及胎儿的心率也可发现，母体的心率随着运动而明显增加，而胎儿的心率则几乎没有变化。但患高危妊娠，尤其是同时还患有高血压、肾炎、贫血等病的孕妈咪由于子宫血流量明显减少，一般孕妈咪可以进行的运动对她们来说就可能会给胎儿带来危险，因此不宜经常运动。

所以，孕妈咪如果要运动，必须事先检查身体。那种认为进行运动就会平安分娩的想法是片面的，因为运动并非适合每位孕妈咪。

■运动前的安全措施

◎慎重选择运动项目

一定要选择那些可以和伴侣或者朋友一起参与的项目。那些剧烈的、易摔倒、易失去平衡或者易损伤腹部的项目，如骑马、翻滚、高山滑雪或参加篮球、排球赛等运动都不应参加。

◎保持体温正常

由于胎儿产生的热量通过孕妈咪的皮肤散发，故孕妈咪的体温比正常略高，这叫做"健康妊娠玫瑰热"。这种体温的升高表明在运动时孕妈咪将对高热敏感，易疲劳甚至脱水。

■孕妈咪运动时应穿宽松的衣服

孕妈咪运动时的服装最好以舒适、宽大、洁净为原则，可选择色调明快、柔和甜美的图案，简单易穿脱的式样。在运动的时候，短款的衣服便于行动，是比较好的选择。最好戴纯棉宽大乳罩，穿合脚的平底鞋，以免扭伤或伤害关节。

■做孕妈咪体操时应注意的事项

1. 孕妈咪体操可从怀孕8周左右开始，但如有流产先兆，则要遵医嘱。

2. 绝对不要勉强，以不疲劳为宜。

3. 在做体操前，要先排尿、排便。

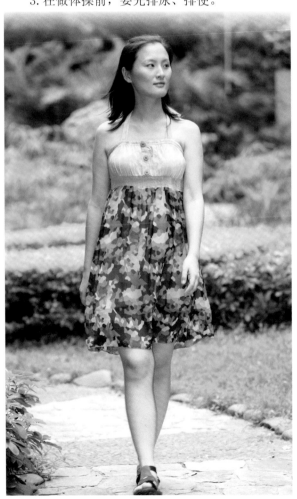

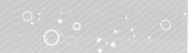

胎教方案

■情绪胎教

孕妈咪在怀孕早期情绪不好，会造成肾上腺皮质激素增高，有可能阻碍胎儿上颌骨的融合，造成腭裂、唇裂等畸形。因此，孕妈咪一定要注意排解不良情绪，这对于胎教来说也是十分重要的。通常，孕妈咪排解不良情绪的方法如下。

◎告诫法

如果知道不良情绪对母婴都有不利影响，那就要在妊娠期常常告诫自己不要生气，保持平衡淡然的心态，凡事想开点，多想想胎儿，多想想胎教的要求，尽力使自己情绪平和、心情舒畅。

◎疏泄法

不能让不良情绪郁结于胸，要注意疏导。如果孕妈咪遇到不幸的事，一定不要独自悲伤，要哭就痛痛快快地哭一场，但哭过之后心情就应平静下来。孕妈咪还要学会将压抑的情绪疏导宣泄，可找亲朋好友倾诉苦衷，以获得别人的帮助；也可写诗作画，借诗情画意宣泄情感，以解忧消愁。

◎转移法

有时转移自己的注意力，可以很好地消除烦恼。孕妈咪可多欣赏美丽的风景或图片，多读优生优育和有利于身心健康的书刊，多听悦耳轻快的音乐，以转移不良情绪。

◎改变形象法

孕妈咪在情绪不好时，不妨试着改变一下自己的形象，如变一下发型、化一化淡妆、买几套漂亮合身的衣服，都可使自己的心情变得愉悦。

◎反向思维法

任何事情都有两面性，只要善于从积极的方面去理解，就可减少消极因素。孕妈咪碰到令人不快的事情也不要成天忧愁，要学会反向思维，善于发现事物积极有利的一面。

总之，一个良好的心态、一份融洽的感情，都是孕妈咪达到优生优育的重要因素。只有这样，才能使生下的孩子更健康、更聪明。

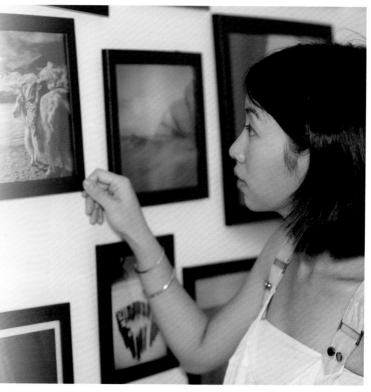

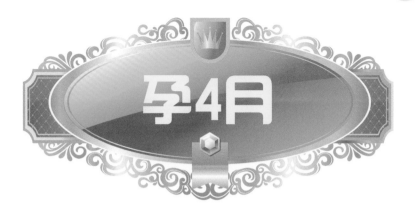

孕4月

 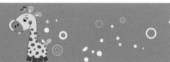 孕妈咪与胎宝宝变形记

■孕妈咪身体的变化

孕妈咪在这个阶段基础体温开始下降，一直到生产时都保持低温状态。这段时期稍能看出腹部的隆起，子宫明显增大，从而使子宫长出了小骨盆，在下腹部很容易摸到。乳房也明显变大，乳头及乳晕呈深褐色，此时应该随时保持乳头的清洁。此外，孕吐已经结束，孕妈咪的心情会比较舒畅，食欲大增，尿频与便秘也渐渐消失。

■胎宝宝的成长

在妊娠15周后期，胎儿的身长约为16厘米，体重约为120克。此时，胎儿的骨骼和肌肉发达，其胳膊、腿能稍微活动。尽管如此，母体还是感觉不到胎动。

此时胎儿已完全具备人的外形，由阴部的差异可辨认男女，皮肤开始长出胎毛，内脏发育已经大致完成，心脏跳动活跃，可用超声波听诊器测出心音。

胎盘在这时已形成，与母体的连接更为紧密，流产的可能性大大减少。由于胎盘长出，运输了母体供给胎儿的营养，胎儿的成长速度加快。胎膜也长结实了，羊水量也从这个时期开始急速增加。呼吸肌开始运动，这时胎儿已经具有吞咽和排尿功能。

胎儿的皮肤颜色发红、光滑透明，可透过皮肤看到血管。在胎儿皮肤颜色变红的同时，皮肤也增厚了，有了一定的防御能力，有利于保护胎儿的内脏器官。

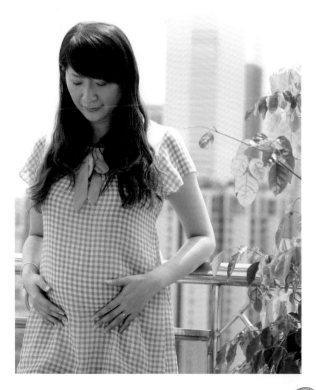

孕妈咪健康饮食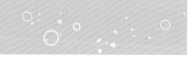

■孕4月饮食原则

此月除食物保持丰富的营养外，孕妈咪还应有良好的食欲，不偏食。此时胎儿发育所需的营养是多方面的，如果孕妈咪偏食、嗜食或乱用药物的话，就有可能造成胎儿发育所需的营养缺乏，从而出现神经系统发育不良、兔唇、先天性心脏病等，特别是对血液系统有较大的影响，因为此期胎儿开始生成成人血红蛋白。

■一天的饮食安排

早餐	主食：莲子糯米粥2碗，小馒头2个（量约100克）。 副食：炝菜1盘，五香蛋1个，酱瘦肉50克。餐后水果，苹果、梨均可。
午餐	主食：白米饭2小碗或白面豆沙卷2~3个（量在100克内）。 副食：青菜、鱼、肉等各一种，鱼汤或各种高汤为主的汤羹类2小碗。餐后水果约150克。
晚餐	主食：米饭2小碗或鸡蛋挂面1碗（约干面条150克）。 副食：清炖牛腩西红柿，炒西芹或炒菜花，蒸鸡蛋羹或其他汤类（如喝粥可根据自己的口味调整）。餐后水果，香蕉、苹果、梨均可（原则是能增加维生素，帮助消化）。

■孕妈咪不宜多吃菠菜

研究表明，菠菜里虽然含有铁，但并不是特别多，却含有大量的草酸，而草酸对锌、钙等微量元素有着不可低估的破坏作用。钙和锌是人体不可缺少的矿物质，如果被草酸大量破坏，就会使孕妈咪体内缺钙缺锌，从而导致孕妈咪食欲下降、味觉变弱。所以，孕妈咪过多食用菠菜对胎儿发育无疑是不利的。将菠菜入沸水中焯烫后再如常法烹饪，这样可去除一部分草酸。

■孕期慎吃辛辣调味品

辛辣调味品主要是指葱、姜、蒜、辣椒、芥末、咖喱粉等。有人认为孕妈咪最好不要吃辛辣的

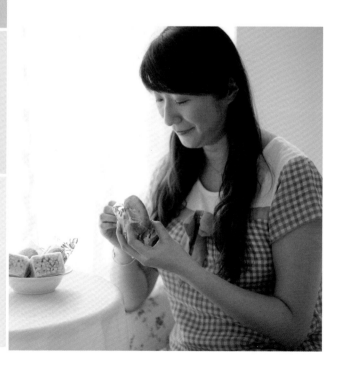

食物，但是辛辣的调味品可以刺激食欲，偶尔吃一吃也无妨。由于孕期必须严格控制食盐的摄取量，因此可以在食物中添加一些香料，但是绝对不能吃得过量。尤其是有妊娠毒血症倾向的孕妈咪，最好是避免吃刺激性的食物及调味品。

■孕妈咪要少吃山楂食品

众所周知，山楂是一种天然植物，有开胃消食的作用，甜酸可口，大多数人都爱吃。无论从生理需要还是营养学的角度来看，孕妈咪在妊娠期喜吃酸味食物都是有一定科学道理的。但是，千万要注意，无论是鲜果还是干片山楂，孕妈咪都不宜多吃。现已证明，山楂对孕妈咪的子宫有兴奋作用，可促使子宫收缩。倘若孕妈咪过量食用山楂食品，就有可能刺激子宫收缩，甚至导致流产。尤其是有过自然流产史或是怀孕后有先兆流产症状的孕妈咪，更要格外注意，不要食用山楂食品。

■孕妈咪不可多食甘蔗

孕妈咪不可多食甘蔗。因为甘蔗中含有大量蔗糖，在体内消化分解后，会使人体内糖浓度增高，当血糖超过正常限度时，则会使体内的酸性代谢产物过多，使孕妈咪血液变成酸性，容易导致胎儿发生畸形，即使分娩后婴儿正常，也有可能在成年后诱发糖尿病。

■孕妈咪不宜多吃水果

很多孕妈咪认为，多吃水果可增加营养，不会令人发胖，生出的小孩皮肤细腻白嫩，其实不然。水果中90％是水分，此外还含有果糖、葡萄糖、蔗糖和维生素。这些糖类很易被消化吸收，一个中等大小的苹果能产生100～200千卡的热量，相当于一碗米饭所产生的热量。果糖和葡萄糖经代谢还可转化为中性脂肪，不但会促使体重

迅速增加，而且易引起高脂血症。所以一般主张孕妈咪每天水果食量不应超过800克，而且在饭后1小时后吃才不至于影响食欲。贫血的孕妈咪不要多吃石榴、杏子等。

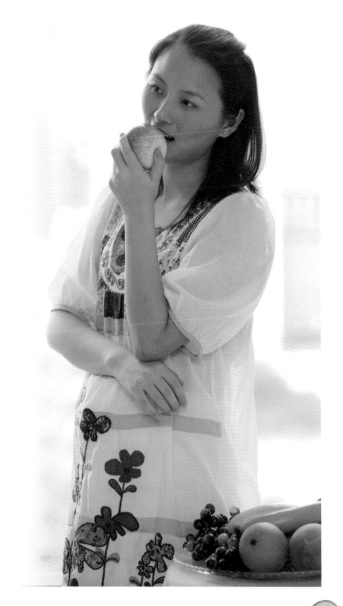

日常生活保健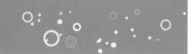

■孕妈咪不宜过多进行日光浴

日光中的紫外线是一种具有较高能量的电磁辐射，有显著的生物学作用。多晒太阳，能促使皮肤在日光紫外线的照射下制造维生素D，进而促进钙质吸收和骨骼生长。但是，过多地进行日光浴可使孕妈咪脸上的色素斑点加深或增多，出现妊娠蝴蝶斑或使之加重，而且日光中的紫外线还会对孕妈咪的皮肤造成损害，可能引发日光性皮炎（又称日晒伤或晒斑），尤其是初夏季节，人们的皮肤尚无足量黑色素起保护作用时更易发生。此外，由于日光对血管的作用，还会加重孕妈咪的静脉曲张。

■孕妈咪不宜长时间使用电扇和空调

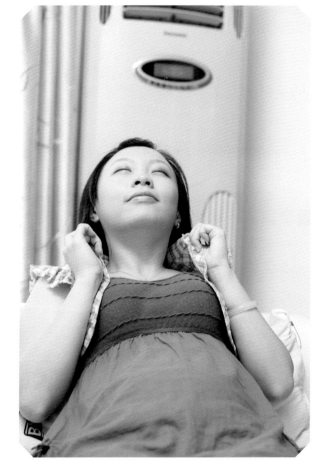

由于孕妈咪的新陈代谢十分旺盛，皮肤散发的热量也较多，基础体温比一般人高0.3～0.5℃，所以比一般人耐热能力差。在炎热的夏季，如果孕妈咪用电风扇久吹不停或长久使用空调，就会有头晕头痛、疲乏无力、饮食下降等不良反应出现。因为电扇和空调的风吹到皮肤上时，汗液蒸发作用会使皮肤温度骤然下降，导致表皮毛细血管收缩，血管的外周阻力增加而使血压升高；表皮血管呈舒张状态，血流量增多，尤其是头部因皮肤血管丰富，充血明显，对冷的刺激敏感，从而易引起头晕、头痛。

■孕期应避免噪声

研究显示，构成胎儿内耳一部分的耳蜗从孕妈咪妊娠第20周起开始发育，其成熟过程在婴儿出生1个月仍继续进行。当胎儿的内耳耳蜗处于发育阶段时，极易遭受噪声损害。大量低频噪声可进入子宫被胎儿听到，影响胎儿的耳蜗发育。胎儿内耳受到噪声影响，可使大脑的部分区域受损，严重影响大脑的发育，导致儿童期出现智力低下；同时，孕妈咪受噪声影响还可使胎心加快、胎动增加，并导致自身内分泌功能紊乱，诱发子宫收缩而引起早产、流产、新生儿体重减轻及先天畸形等。因此，孕期应尽量避免噪声的影响。

■孕妈咪不宜去人多的地方

孕妈咪应尽量避免去商场、农贸市场及公共汽车等公共场所。因为这些场所人多拥挤，稍不留神，孕妈咪的腹部就会受到挤压和碰撞，很容易诱发流产、早产或胎盘早剥。并且公共场所人群流量大，空气混浊，二氧化碳多而氧气少，若长时间处在这种环境中，孕妈咪会感到胸闷、气短，也会影响到胎儿的氧气供应。同时公共场所中的各种致病微生物的密度远远要高于其他场所，尤其是在传染病流行的时期和地区，再加上孕妈咪自身的抵抗力比没有怀孕时差一些，更容易遭受细菌、病毒的侵害，这对于孕妈咪及正处于生长发育过程中的胎儿来说都是比较危险的。

■孕妈咪不宜穿着邋遢

有些孕妈咪因为妊娠反应或其他原因，变得很懒散，常常衣冠不整，再加上脸色也变得苍白无华，整个人就显得邋里邋遢，这是非常不好的。在妊娠期更应该注意修饰打扮，因为这样不仅可以掩饰怀孕后体形的变化，还有利于身体健康和精神抖擞，有助于维持孕妈咪的良好心境，这对于自身及胎儿身心健康都是十分有利的。

孕妈咪的穿着窍门是把重点摆在胸部与领口部分，服装可以选择那些穿在身上能够体现出胸部线条美，使隆起的腹

部显得不太突出的样式，也可以适当地佩戴一些花饰进行装饰，或戴短而鲜明的项链等。服装的立体轮廓最好呈上小下大的A字形，在颜色的选择上，应以清爽、明快为原则，大红、大绿或花哨的图案会增加孕妈咪的臃肿感。此外，应选择方便穿脱的衣服。

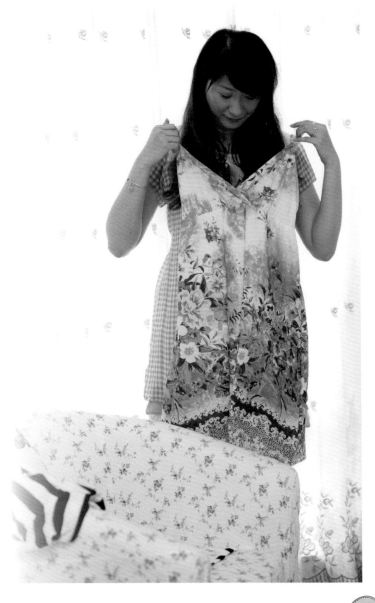

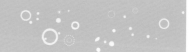

专家指导

■如何减轻坐骨神经痛

很多治疗方法都不适用于孕妈咪，如活血化淤的中成药或膏药会影响胎儿，佩戴腰围会限制胎儿活动，不利于胎儿发育等。孕妈咪可以采取以下措施来减轻坐骨神经痛。

1. 孕妈咪应注意不能劳累，要睡硬板床，休息时在膝关节下方垫上枕头，使髋关节、膝关节屈曲，以减少腰部后伸，使腰背肌肉、韧带得到充分休息。

2. 当孕妈咪发生疼痛时，可以用热水袋、热毛巾等来进行热敷。

3. 不要站立或坐太久，坐时可以将靠垫垫在腰部、背部或颈后位置，每工作1小时就应当活动活动，休息10分钟。

4. 每个星期可以在家练习几次瑜伽，还可以在家做做按摩操。

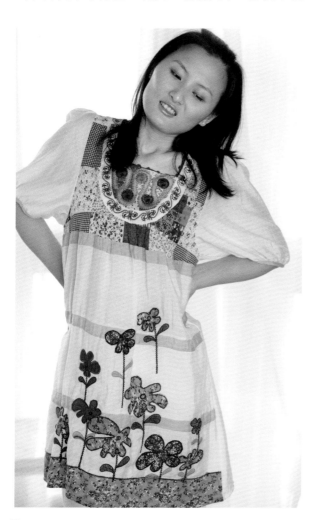

■孕妈咪阑尾炎的防治

孕妈咪一旦有腹部疼痛等可疑症状时，千万不能大意，应及时到医院检查。如果确诊为阑尾炎，就要马上考虑选择治疗方法。

妊娠期阑尾炎的治疗原则是：一经确诊，为防止炎症扩散，在给予大剂量广谱抗生素的同时，要尽快施行手术治疗。对高度可疑病人，也可行剖腹探查，目的是避免病情迅速发展。一旦并发阑尾穿孔和弥漫性腹膜炎，对母婴均会造成严重后果。阑尾炎手术后3～4天内应给予宫缩抑制药，以防引发流产或早产。若妊娠已近预产期，经医生诊治，应先行剖宫产，再行阑尾切除术。

■缓解呼吸急促的方法

妊娠后，由于体内黄体酮增加，呼吸频率加快，大多数孕妈咪偶尔会出现呼吸急促的现象，而在妊娠的最后3个月，呼吸急促则是由增大的子宫压迫膈和肺所引起的。当胎儿快要娩出时，这种现象就会有所改善。

当孕妈咪呼吸急促时，应放松精神，尽可能消除压力，感到气喘时也不要慌张，否则会使症状加重。孕妈咪应站直，呼吸一下新鲜空气，这样症状会有所改善。但如果呼吸急促时伴有胸痛，或手指、口唇呈紫色，则应立即到医院进行检查。

■孕妈咪不宜接种的疫苗

孕妈咪在妊娠期禁止接种风疹疫苗，因为风疹疫苗是减毒活疫苗，只能在育龄期提早注射。如果孕妈咪从未患过风疹，在孕期却接触了风疹病人，则最好终止妊娠。因为免疫球蛋白的预防效果不是很理想，而且风疹很容易引起胎宝宝畸形。

此外，水痘、卡介苗、乙脑、腮腺炎、口服脊髓灰质炎疫苗、流脑病毒性活疫苗、百日咳疫苗，孕妈咪都应禁用。

■孕妈咪不宜大量补充维生素类药物

有的孕妈咪生怕胎儿缺乏维生素，便每天服用许多维生素类药物。当然，在胎儿的发育过程中，维生素是不可缺少的，但盲目大量补充维生素只会对胎儿造成损害。医学专家指出，过多服用维生素A、鱼肝油等会影响胎儿大脑和心脏的发育，诱发先天性心脏病和脑积水。

孕妈咪如果维生素D摄入过多，则可导致特发性婴儿高钙血症，表现为囟门过早关闭、腭骨变宽而突出、鼻梁前倾、主动脉窄缩等畸形，严重的还伴有智力减退。孕妈咪在怀孕前期每天可摄取钙800毫克，后期和哺乳期增至1100毫克，不宜再

多。平时常晒太阳的孕妈咪可不必补充维生素D和鱼肝油。

■孕妈咪腹泻要及时治疗

如果妊娠后每日大便次数增多，便稀并伴有肠鸣或腹痛，这就是腹泻。腹泻对孕妈咪不利。腹泻常见的原因有肠道感染、食物中毒性肠炎和单纯性腹泻等。对于轻度单纯性腹泻，一般服用止泻药即可治愈，对孕妈咪不会造成多大损害。因肠道炎症引起的腹泻，大便次数明显增多，容易引发子宫收缩，引起流产；细菌性痢疾感染严重时，细菌内毒素还可波及胎儿，导致胎儿死亡。

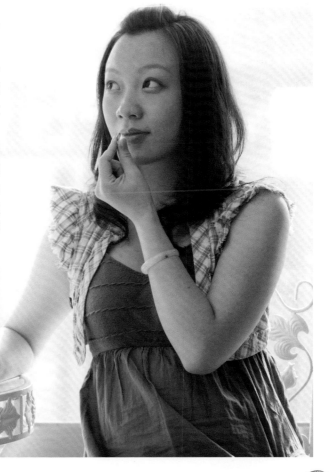

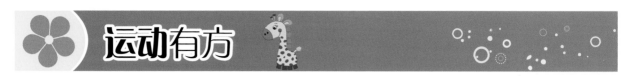

运动有方

虽然在孕期女性身体变笨重是不可避免的，但是即便如此，也要坚持做力所能及的健美操。做健美操可以使孕妈咪继续拥有美丽的皮肤、结实的臀部，并可为产后尽快恢复昔日的窈窕身材做好准备。

■平举体操

这个运动可以强化腋下至胸部的肌肉，预防乳房向两侧松弛。若在温水里练习，将会有更好的效果。

1. 挺直上半身，手臂平举于两侧，手肘与手臂成直角，吸气。

2. 一边吸气，一边让手肘保持向上，两手肘在脸的前方会合。重复此动作30次。

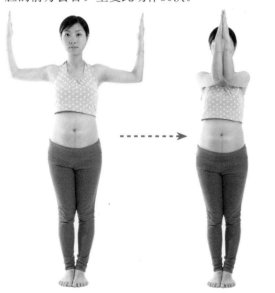

■腹肌运动

虽然游泳或散步等全身运动对于预防过胖有很好的效果，但若是防止妊娠纹及产后松弛，腹肌运动则不可缺少，也对安全生产有帮助。孕期不可做剧烈运动，但腹肌运动是允许的，最好每天都做。

◎第一组

1. 坐稳后，双手垂直于身体两侧撑住，双腿伸直。

2. 一边吸气，一边把右腿向腹部弯曲过来，而后一边吐气一边把脚伸直，左右交换重复做10次。

◎第二组

1. 两膝弯曲仰卧，双手放在腹部。

2. 一边吸气一边把脖子抬起，抬到不能再勉强的程度把气吐出来，使脖子放下恢复原状，重复做10次。

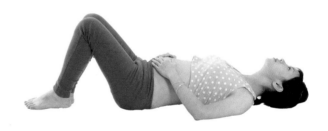

■会阴肌肉运动

仰卧，双上肢紧靠躯干两侧，双膝屈起，尽量使（会阴）肌肉收缩，好像制止大便一样，保持一会儿，然后放松。重复此动作20次，每做5次便稍作休息。此运动可在整个孕期进行。

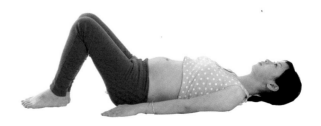

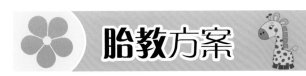

胎教方案

■情绪胎教

从怀孕开始，母子信息的沟通就已经建立。对胎儿心理负面影响最大的，莫过于孕妈咪的心情郁闷和不良情绪。当孕妈咪紧张、焦虑、愤怒、悲伤时，都会对胎儿造成不良影响。因此，情绪胎教是贯穿整个孕期的重要胎教。

孕妈咪一定要保持良好的情绪，这期间可以多看可爱婴儿的照片，想象自己会生出漂亮可爱的宝宝，倾听一些舒缓柔和的音乐，放松自己。只要能使孕妈咪高兴，就不失为一种良好的胎教。如果孕妈咪能够保持心情平静开朗，身体情况便能维持良好状态，同时也能减轻妊娠期的负担。如此一来，胎儿就能在舒适的环境中健康地成长了。

■音乐胎教

音乐胎教是胎教的一种重要方式，其作用不可替代。音乐胎教既能促进胎儿的听力和大脑发育，又能陶冶孕妈咪的情操，令孕妈咪心情愉悦。

胎教音乐的节奏宜平缓流畅，可以不带歌词，曲调应选悠扬动听、轻柔抒情的，乐曲的情调应温柔甜美。准爸爸低声唱歌、大提琴独奏曲或低音歌声和乐曲等，胎儿最容易接受。另外，孕妈咪亲自哼唱歌曲也会有很好的效果。

■对话胎教

妊娠第4个月的胎儿，已经产生最初的意识。如果胎儿通过听觉和触觉感受到来自父母的呼唤，这对促进胎儿的身心发育具有十分有益的影响。根据胎儿的这种特性，父母就应抓住这一时机与胎儿进行对话，这是一种积极有益的胎教手段。

对话可从本月开始，要求父母双方共同参与，每天定时和胎儿对话，每次时间不宜过长，1分钟足够。对话的内容可以是问候，也可以是聊天，还可以是讲故事，或是唱童谣。最好每次都以相同的名词开头和结尾，循环往复，不断强化，这样效果会很好。

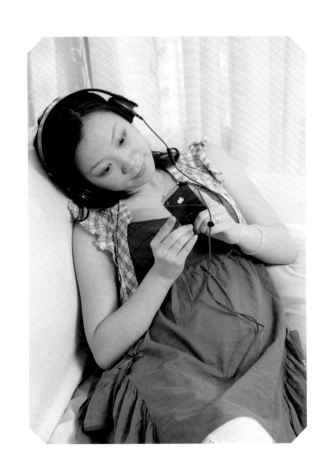

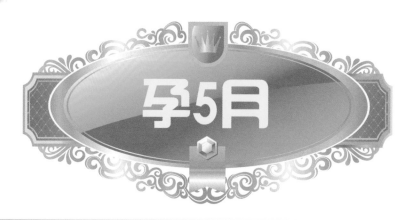

孕5月

孕妈咪与胎宝宝变形记

 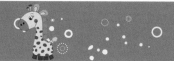

■孕妈咪身体的变化

此时，母体的子宫如成人头般大小，已经相当大了，子宫底的高度位于耻骨上方15～18厘米处。肚子已大得使人一看便知是一个标准的孕妈咪了。胸围与臀围变大，皮下脂肪增厚，体重增加。

如果前一个月还有轻微的孕吐情形，此时会完全消失，食欲依然不减，身心皆进入安定时期。

此时已经可以感觉胎动，腹部会发生蠕动声音，会出现肚子不舒服的现象。观察胎动是了解胎儿发育状况的最佳方法，孕妈咪应将初次胎动的日期记下，以供医生参考。

此外，这个时期孕妈咪食欲旺盛，体重增加，又由于胃肠被子宫压迫，饭后有时会感到胃里的东西不易消化。

■胎宝宝的成长

此时胎儿的生长速度非常快，身长约为25厘米，体重为250～300克，头约为身长的1/3。全身长出细毛（毫毛），鼻和口的外形逐渐明显，头发、眉毛、指甲等已齐备。皮肤逐渐呈现出美丽的红色，皮下脂肪也开始形成，心脏的跳动也有所增强，力量加大。骨骼、肌肉进一步发育，手足运动更加活跃。

这时，神经系统已经比较发达，并且开始有了一些感觉。羊水达400毫升左右，胎儿已会吞咽羊水。

孕妈咪健康饮食

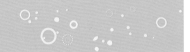

■孕5月的饮食原则

怀孕的第5个月，也是胎儿大脑开始形成的时期，所以孕妈咪在这个时期应该注意从饮食中充分摄取对脑发育有促进作用的营养物质，以利于胎儿脑组织的发育。核桃、花生、松子、板栗等，这些坚果具有加速脑细胞的分裂、增殖的作用，孕妈咪应该从此时起大量食用。

此时胎儿各部位的器官组织在不断地完善和发育，因此需要大量的、多样的营养素。孕妈咪的饮食必须保证充足的蛋白质、糖、脂肪、水分、维生素D、钙、磷、铁等营养物质。

■孕妈咪要少食热性的食物

孕中期孕妈咪易燥热上火，所以要少食热性的食物，可食用养血清热凉补的食品，如菊花茶、新鲜果汁及富含铁与高钙的食物。偶尔也可进食一些养胎食物，可根据孕妈咪的不同体质选一些不同的食疗方。

体虚的孕妈咪，夏季可以吃一些非凉性的蔬果，如樱桃、莲雾、酪梨、木瓜。在盛夏中午，可食用西瓜、哈密瓜、水梨、竹笋等凉性食物，但是到了晚上就不宜吃这些了，以免引起腹泻或痰多易咳。不要过度贪吃冰品或凉性食物，以免造成胎儿

■一天的饮食安排

早餐	**主食**：牛奶250克，奶油面包或小牛肉包子5个（量约150克）。 **副食**：清淡烩菜，五香鸡腿。时令水果100克。
午餐	**主食**：米饭2小碗，白面豆包（量约150克）。 **副食**：芹菜炒牛肉（精牛肉200克、芹菜100克），瘦肉焖香菇（猪瘦肉150克、鲜香菇250克、木耳100克），蔬菜营养汤2小碗。葡萄150克。
晚餐	**主食**：米饭2小碗或小花卷2～3个（量约150克）。 **副食**：鸡蛋炒菠菜（菠菜250克、鸡蛋2个），青椒肉丝（青椒250克、猪瘦肉100克），汤或粥2小碗。

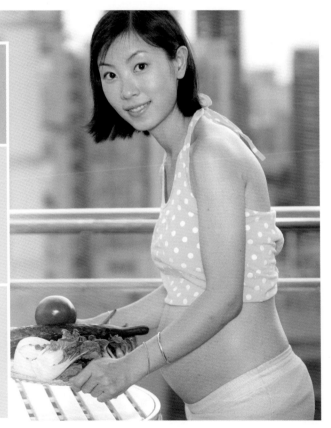

虚寒的体质。

■孕妈咪应多食酵母片

酵母片是在制作啤酒时，由发酵液中滤取酵母，洗净后加入适量蔗糖，干燥粉碎后制成的，内含丰富的B族维生素、烟酸、叶酸等营养物质。这些营养物质不仅对孕妈咪的身体健康起着积极的作用，而且有利于胎儿的生长发育。

首先，其中的维生素B_2不但可促进胎儿视觉器官的发育，并可为胎儿的皮肤提供营养，使其细腻柔嫩，防止皮肤疾患，还可促进消化液的分泌，增强孕妈咪的食欲，进而促使胎儿健康成长。其次，B族维生素和叶酸是胎儿形成血红蛋白、刺激红细胞增生的重要成分，并能增强胎儿及出生后婴儿的免疫功能，保证孕妈咪的良好情绪和胎儿神经系统的良好发育。

■孕妈咪需要补充更多的铁

妊娠期缺铁不仅会导致孕妈咪出现缺铁性贫血，还会导致胎儿生长迟缓、智力发育受阻等。所以孕妈咪要补充足量的铁来满足自身和胎儿的需求，但通过普通的膳食来补充是很困难的，孕妈咪每天应服用适量的铁剂。常用的口服药是硫酸亚铁，每次0.3～0.6克，每日3次；也可服用10毫克10%枸橼酸铁胺，每日3次，或葡萄糖酸亚铁、右旋糖酐铁等。服用铁剂的同时最好加服100毫克维生素C，可有利于铁的吸收。

■孕妈咪不可缺钙

孕妈咪对钙的需求量很高，由于胎儿生长发育需要钙，哺乳母亲体内的钙也要通过乳汁输送给婴儿。如果孕妈咪长期缺钙或缺钙程度严重，不仅可使母体血钙降低，诱发小腿抽筋或手足抽搐，还可导致骨质疏松，进而引发骨质软化症；胎儿也可能发生先天性佝偻病和缺钙抽搐。

因此孕妈咪可以适当增加钙的摄入量，还可以在医生的指导下服用钙片，最好同时服用一些维生素D，因为维生素D有利于钙的吸收。

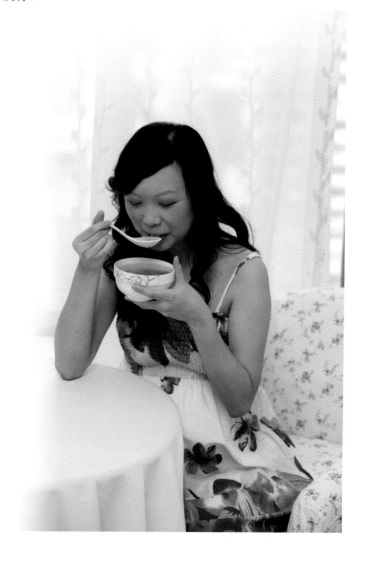

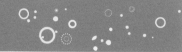

日常生活保健

■孕妈咪居室不宜摆放过多花草

孕妈咪的卧室里摆放的花草不宜过多，因为有些花草会引起孕妈咪和胎宝宝的不良反应。如接触万年青、五彩球、洋绣球、仙人掌、报春花等后容易引起过敏反应。一旦孕妈咪的皮肤触及它们，或其汁液沾到皮肤上，就会发生急性皮肤过敏反应，出现痛痒、皮肤黏膜水肿等症状。还有一些具有浓郁香气的花草，如茉莉花、水仙、木兰、丁香等会引起孕妈咪嗅觉不灵、食欲不振，甚至出现头痛、恶心、呕吐等症状。所以，孕妈咪的卧室最好不要摆放过多的花草，特别是芳香馥郁的盆花。

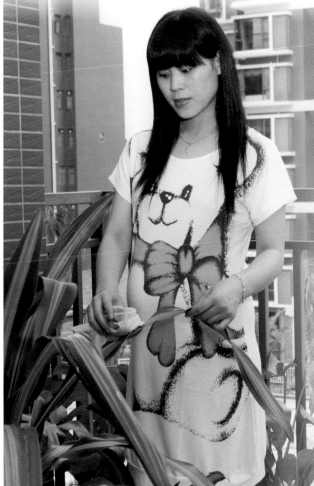

■孕妈咪不宜多闻汽油味

飞机、汽车及摩托车等机动车辆所使用的动力汽油对人体的危害较大，因为这些动力汽油为了防震防爆，都加入了一定量的四乙基铅，故又称为乙基汽油。乙基汽油燃烧时，四乙基铅即分解出铅，随废气排放到大气中。据调查，空气中的铅有60％来源于汽油，人通过呼吸吸到体内的铅会在血液中沉积，进而对人体，包括孕妈咪腹中的胎宝宝产生危害，可引起铅中毒和先天性发育畸形。而且四乙基铅毒性剧烈，短时间内吸入高浓度四乙基铅的蒸汽或皮肤大量接触吸收后，均可能发生急性中毒。倘若不慎误服，则会通过消化道吸收而引起严重中毒反应。

■孕妈咪不宜久坐久站

孕妈咪不宜长时间站立或坐着。这是因为妊娠期增大的子宫压迫盆腔内静脉，阻碍下肢静脉的血液回流。如果孕妈咪久坐久站，势必加重阻碍下肢静脉的血液回流，使静脉曲张更为严重。只要孕妈咪注意平时不要久坐久站，也不要负重，就可避免下肢静脉曲张。另外，妊娠时激素的变化可使得静脉管壁变薄，血管周围肌肉的支持保护作用减弱也是出现下肢静脉曲张的原因。

■孕妈咪不宜经常操作电脑

电脑的电磁辐射、电脑室的铅污染对人体均可产生不良影响，长期操作电脑的人常会有头昏、头痛、眼肌及肩臂疲劳、食欲下降等反应。如果孕期经常操作电脑，不仅有上述不适，还可导致流产、早产、死胎、胎儿发育异常。

因此，孕妈咪尽量少在电脑前留恋，即使使用电脑时应与电脑保持一定的距离，并与他人操作的电脑保持两臂以上的距离。操作时，还要特别注意室内应经常开门窗，并在工作1小时后到室外或窗前活动一下，呼吸新鲜空气，这样可以减少电磁波给母婴带来的危害。

■ 多胎孕妈咪的保健

一般情况下，一次妊娠只怀一个胎儿，但有时一次妊娠会怀上两个或两个以上的胎儿，叫多胎妊娠，此时的孕妈咪的负担更大，要注意下列事项。

1.由于多胎孕妈咪的血容量比单胎者明显增多，极易发生贫血。因此，孕妈咪在妊娠期应尽可能多吃些营养食品，特别是多吃含铁量高的食物，并要根据血红蛋白的情况及时补充铁剂，以预防和治疗贫血。

2.多胎孕妈咪由于身体负荷重，易发生不适和合并症。因此，更应该定时做产前检查，而且要比一般孕妈咪适当增加检查次数。孕妈咪也要警觉，发现任何不适应立即求助医生。

■ 孕妈咪工作的时间不宜过长

一般来说，妊娠到了5个月时容易疲倦，但这仍因年龄、生产次数、生活状态等而有所不同，所以不能一概而论。然而工作过于激烈是造成疲倦的原因之一。因此，孕妈咪在工作时应劳逸结合，最好工作半个小时至一个小时就走动走动，做做保健操等，否则就会神经过于紧张，容易疲劳。

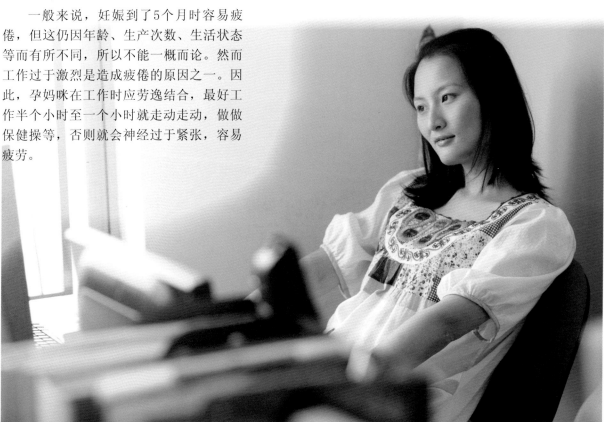

专家指导

■胎动的计数方法

胎儿有时候比较活跃，有时候则比较安静，从妊娠28周以后，每天胎动的形态大致维持一定。孕妈咪可在每天上午8～9点、下午1～2点、晚上8～9点，各计数胎动1次，每次计数1个小时。每次计数时，孕妈咪最好取半卧位或侧卧位，双腿以放舒适为度，两手轻轻按放在腹壁上，呼吸要平稳，情绪要放松，排除一切干扰和杂念，3次测得的胎动次数相加后再乘以4，就是当日12小时的胎动数。要准确无误地记录下来。如果每天测3次有困难，且只能测一次，最好选择在晚上测，但时间要固定。

12小时的胎动总值在30～40次表示胎宝宝生长状态良好，若少于20次就意味着胎宝宝在子宫内缺氧，10次以下则要引起高度重视。还有一种子宫内缺氧的表现，就是孕妈咪在一段时间内感到胎动超过正常次数，动得特别频繁，此时应立即去医院检查。如果孕妈咪感觉到胎动显著减少甚至停止时，这往往意味着胎宝宝有危险，也应立即入院检查。

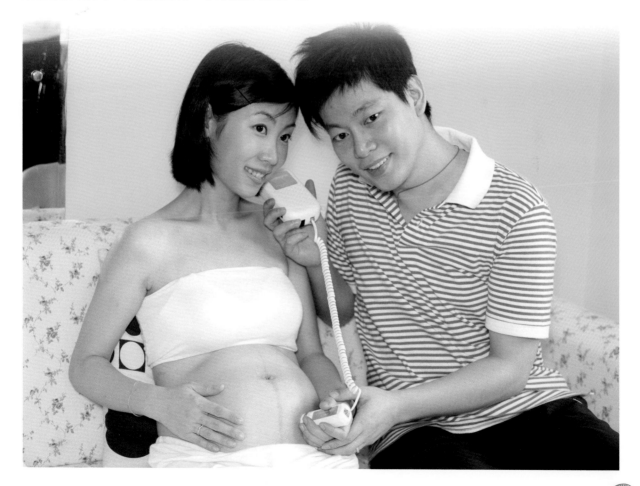

■预防妊娠纹的方法

1. 女性在孕前就应注意身体锻炼，特别是腹部的锻炼，如仰卧起坐、俯卧撑等。女性经常做这种锻炼，大多在孕期不会出现妊娠纹，即使有也较轻微。

2. 孕妈咪刚出现妊娠纹时，可在妊娠纹部位涂抹妊娠纹美容护肤品，不仅能帮助皮肤恢复弹性，而且这类产品的主要成分是油脂，不会对孕妈咪和胎儿有不良影响。但要注意必须购买正规厂家专为孕妈咪设计的产品，因为它会充分考虑到孕妈咪的安全。

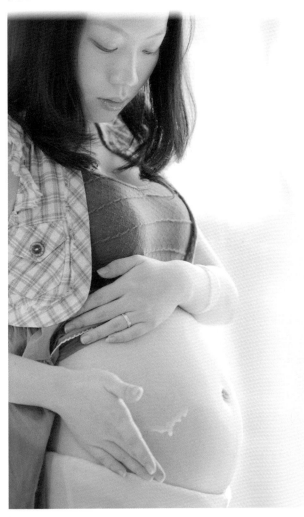

3. 孕妈咪要远离甜食和油炸食品，应摄取均衡的营养，以便改善肤质。

4. 要控制体重的增长。一般情况下，孕妈咪整个孕程体重增长应控制在11～14千克，每个月增加的体重不宜超过2千克。

■孕妈咪慎做牙齿治疗

在妊娠期间因身体产生了一系列的生理变化，孕妈咪的牙龈很容易充血、水肿，牙龈乳头会明显增生，牙齿容易出现状况。但是孕期却慎做牙齿治疗。即使牙齿出现紧急状况，也只能做暂时性的症状治疗，拔牙或任何侵入性治疗最好延至产后再进行。这是因为妊娠期对各种刺激的敏感性增加，在孕早期，即使轻微的不良刺激也有可能导致流产或早产。孕晚期胎宝宝的发育进入了关键时期，很多药物以及麻醉剂不能使用。所以，妊娠期如果必须采取拔牙治疗，拔牙时间也应选在妊娠3个月以后、7个月之前，并在拔牙前做好充分的准备工作。拔牙时所用麻醉剂中不可加入肾上腺素。麻醉要安全，以防因疼痛而反射性引起子宫收缩，导致流产或早产。

■孕期B超检查的时间安排

一般情况下，正常的妊娠B超检查次数最好不要超过3次。第一次B超检查时间最好安排在孕18～20周，在这一期间，胎儿的各个脏器已发育完全，B超检查可查看到每一个重要的脏器有无异常等，还可确定怀的是单胎还是多胎，对母亲身体的影响也较小。第二次B超检查时间最好安排在孕28～30周，此时做B超的目的是了解胎儿发育情况，是否有体表畸形，还能对胎儿的位置及羊水量作进一步了解。最后一次B超检查的时间最好安排在孕37～40周，此时做B超检查的目的是确定胎位、胎儿大小、胎盘成熟度、有无脐带绕颈等，进行临产前的最后评估。

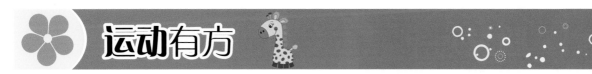

运动有方

■骑自行车

适当骑自行车有助于腰部及腿部肌肉的锻炼。骑车时，应保持身体平衡，车子的座位不宜过高，以避免摔伤。

■伸展运动

伸展运动是锻炼开始和结束的重要组成部分。它能够帮助孕妇缓解某些常见的妊娠不适，如腿脚抽筋等。但是，在做伸展运动之前，先要柔和地活动肢体，以温暖肌肉。伸展运动分以下几部分。

◎上臂的伸展

两脚分开与肩同宽，收腹，向上伸右臂，后屈右肘关节，手指伸达两肩胛骨之间。左手放在右肘关节上，轻轻向后拉右肘。坚持一段时间，直到右侧背部感到有牵拉感为止。然后复原，再用左臂重复进行同样的动作。

◎胸部的伸展

坐在地板上，两腿轻松交叉，手放在肩部，使腹部肌肉拉紧，脊柱伸展，两肘关节向后拽，两肩胛骨向中线靠拢。坚持一段时间，直到胸部有牵拉感为止。如有需要，可反复进行。

◎腿部的伸展

坐在地板上，双腿前伸，把右脚放在左膝上。轻轻屈左膝，向躯体侧滑动右脚，保持腹部肌肉拉紧。保持一段时间，直到右大腿和右侧臀部感到有牵拉感为止。然后复原，再用另一侧重复进行同样的动作。

■慢跑

孕妈咪进行慢跑是允许的，但如果是高危孕妈咪，最好不要参加。慢跑时，应该限制时间和距离，衣服和鞋袜应该舒适，活动后要保证充足的休息。在慢跑过程中，如果出现腹痛、阴道流血等现象，应立即停止运动，原地休息片刻，不能缓解时要立刻去医院诊治。

■散步

散步是孕妈咪最好的运动方式，也是最基本、最简单的运动方式。散步的最佳时间是在上午10点以前及下午2点以后，避开阳光强烈的时间，宜选择在空气清新的绿地、公园等处，时间和距离以自己的感觉来调整，以不觉劳累为宜。散步不宜走太快，以免造成疲劳或对身体震动太大而影响胎儿。

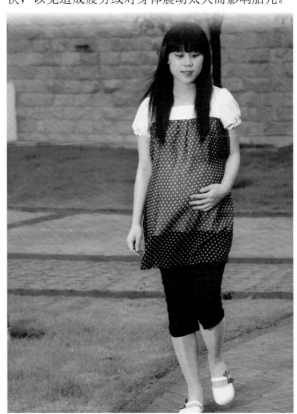

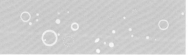

胎教方案

■游戏胎教

从这个月起，可以开始同胎儿玩"踢肚游戏"了。 当发现胎儿踢肚子时，孕妈咪轻轻拍打几下被踢部位，一两分钟后，胎儿会在拍打部位再踢。此时孕妈咪可以改变部位，在另一处轻轻拍打腹部几下，注意改变的部位离上一次被踢部位不要太远。一两分钟后，胎儿也会跟着踢改变后的部位。这样的游戏每天进行2次，每次数分钟，有助于孩子出生后站、走的发展，使孩子身体灵敏、健壮。

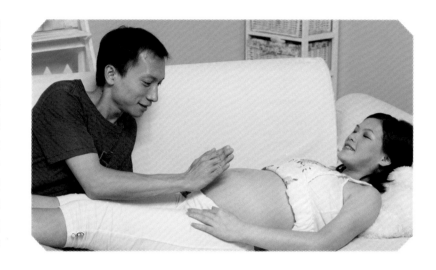

■语言胎教

这个时期的胎儿可以听到外界的声音，因此父母可以给宝宝讲故事，甚至念儿歌，但注意只讲一个故事，只念一首诗，每天重复，看看宝宝在腹中有无反应（例如踢动双腿），没有反应也无妨，语言胎教的目的是要刺激胎儿对声音和语言的感应。

讲故事的方式有两种，一种是由孕妈咪任意发挥，讲随意编就的故事，最好始终是以胎宝宝为主人公的故事；另一种是读故事书，最好是图文并茂的儿童读物。可选择那些内容活泼、篇幅短小的民间故事、童话故事等，故事的主人公正面形象也可换成胎宝宝的名字，这样更能进入故事氛围之中，效果更好。讲故事时，孕妈咪应选取一个自己感到舒服的姿势，精力要集中、吐字要清楚、声音要和缓，应以极大的兴趣绘声绘色地讲述故事的内容。

■修养胎教

修养胎教最好的方法是读书，读一些优美的文章，孕妈咪从中可以感受到大自然母亲般的胸怀，从书中对人世间一切美好事物的描写中体会到世界的温馨。这不仅可以使孕妈咪本身得以充实，同时也熏陶了胎宝宝，让他也感受到这诗一般的语言、童话一样美的仙境。而且，这还会刺激胎儿快速地生长，使其大脑的发育优于其他胎儿。孕妈咪读书要注意，那些单纯为了吊人胃口的庸俗小报，惊险离奇的凶杀、武侠读物等，会使读者感到压抑、紧张、卑劣，处于一种不良的情绪，对于胎儿的身心发育也极为不利。因此，孕妈咪在读书时要有所选择。

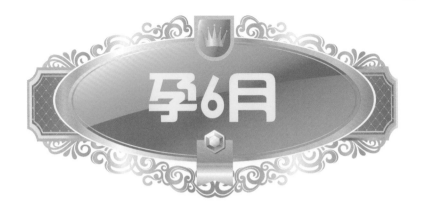

孕6月

 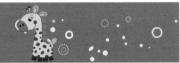

孕妈咪与胎宝宝变形记

■孕妈咪身体的变化

此时孕妈咪子宫底高度为18～20厘米，肚子越来越凸出，接近典型孕妈咪的体形，体重急剧增加。由于子宫的压迫，容易出现疲劳，有时背肌、腰部会疼痛。

乳房不但外形饱满，而且用力挤压时会有稀薄的淡黄色乳汁（初乳）流出。此时，几乎所有的孕妈咪都能清晰地感觉到胎动。

■胎宝宝的成长

妊娠6个月时，胎儿身长约30厘米，体重600～700克。身体逐渐匀称，骨骼也相当结实，还可以清楚地看到胎儿浓浓的头发、眉毛、睫毛等。皮下脂肪的沉积进展不大，因此还很瘦，全身都是皱纹，皮肤呈黄色。胃肠会吸收羊水，肾脏排泄尿液。此时用听诊器可听出胎儿的心音。

从这时起，在皮肤的表面开始附着胎脂。胎脂是从皮脂腺分泌出的皮脂和剥落的皮肤上皮的混合物。胎脂的用途是给胎儿的皮肤提供营养、保护皮肤，这个作用一直持续到分娩；同时在分娩时起润滑作用，使胎儿能顺利通过产道。

胎儿在6个多月时就有了开闭眼睑的动作。从6个月起，胎儿就带着积极的情绪生活，不满意时也会发点小脾气。因此，胎儿并不是传统科学描述的那种消极的、无思维的小生命。研究表明，胎儿在子宫里不仅有感觉，而且还能对母亲相当细微的情绪、情感差异做出敏感的反应。

孕妈咪健康饮食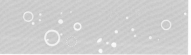

■孕6月的饮食原则

这个月胎儿发育已趋向成熟，骨骼的发育需从母体摄入大量的钙，因此孕妈咪的食谱应安排富含钙的高能量饮食，还要适量增加铁质，如硫酸亚铁、富马酸铁、维生素C、钙片等都可服食。同时也要做到饮食有规律，即三餐要定时、定量、定点。最佳的吃饭时间应为早餐7～8点，午餐12点，晚餐6～7点，吃饭时间以30～60分钟为宜。进食时，心情要愉快，态度要从容，要注意尽量不受外界干扰。此外，这段时期孕妈咪容易便秘，应该常吃富含纤维素的蔬菜水果。牛奶是一种有利排便的饮品，应多饮用。便秘严重时，最好请教医生如何改善。

■孕妈咪吃鱼好处多

鱼肉中含有的二十碳五烯酸是人体必需的脂肪酸，机体自身是不能合成的。它具有多种药理活性，可以抑制促凝血素A2的产生，使血液黏度下降，使抗凝血酶Ⅲ增加，这些活性都可以起到预防血栓形成的作用。同时，二十碳五烯酸在血管壁上能合成前列腺环素，可使螺旋动脉得以扩张，以便将足够的营养物质

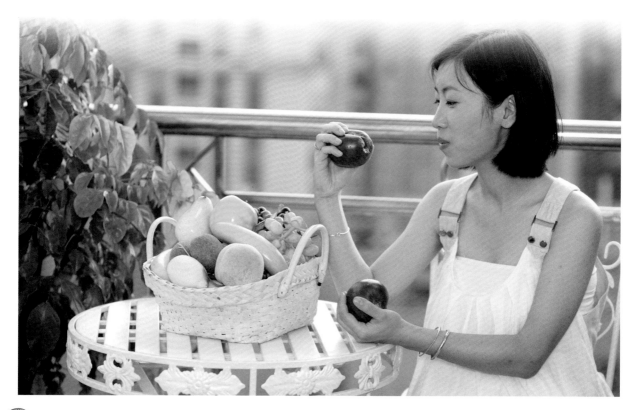

输送给胎儿，促进胎儿在母体内的发育。另外，鱼肉中还含有较多磷、氨基酸，这些物质会对胎儿中枢神经系统的发育起到良好的作用。

所以，在孕妈咪的膳食中增加些鱼类食物，尤其是海产品类，无论对胎儿还是对孕妈咪本身，都是十分有益的。

■一天的饮食安排

早餐	**主食**：排骨面2小碗或排骨包3个（量均在150克左右），牛奶250克。 **副食**：虾仁菠菜（烩、炒皆可），酱牛肉或其他酱瘦肉100克。水果可选苹果2个（约200克）。
午餐	**主食**：米饭2小碗或小花卷2～3个（量约200克）。 **副食**：叉烧肉100克，清炒虾仁（鲜虾仁150克、黄瓜丁100克），丝瓜炒火腿（丝瓜200克、火腿50克），黄豆鲫鱼汤2小碗。水果可选甜柚100克。
晚餐	**主食**：米饭2小碗或豆沙枣泥包3个（量约150克）。 **副食**：木耳炒肉（猪瘦肉100克、水发木耳300克），青椒炒猪肚（猪肚100克、青椒100克），猪骨萝卜汤2小碗。水果品种可根据自己的口味选择，约200克。

■孕妈咪宜吃菜花

孕妈咪经常吃菜花有利健康。菜花含有丰富的维生素K、蛋白质、脂肪、糖类、维生素A、B族维生素、维生素C及钙、磷、铁等营养素。

菜花除了营养价值高之外，还有很好的药用价值，常吃可防治疾病。它能增强肝脏的解毒能力及提高机体的免疫力，预防感冒，防治坏血病等疾患。用菜花叶榨汁煮沸后加入蜂蜜制成糖浆，能够止血止咳、消炎祛痰、润嗓开音，而且还能预防新生儿颅内出血、皮下出血、上呼吸道感染。孕妈咪常吃些菜花，能够预防产后出血及增加母乳中维生素K的含量。

■孕妈咪如何选择饮品

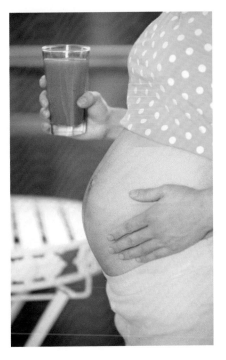

水是生命之源，人体不可缺水。水可从饮品或食物中补充，身体内代谢时产生的"内生水"也可用来补充所需。

孕妈咪不要喝生水，以防腹泻或被传染其他疾病。咖啡及浓茶具有较强的兴奋性，应该少饮用。矿泉水中含有许多微量元素，可以经常饮用。市场供应的许多饮料含糖分高，不宜多饮。在夏天，西瓜是较好的食物，既可补充水，也可补充一些矿物质，又可消暑解热，孕妈咪及产妇都可以吃。

孕妈咪不论喝什么饮品，均不宜选择冰镇时间过长的，太冷的饮品对消化道有刺激，过急或大量喝进去可使胃肠血管痉挛、缺血，以致出现胃痛、腹胀、消化不良等。

日常生活保健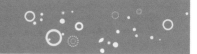

■孕妈咪夏季的生活调理

在夏季，孕妈咪首先要做到勤洗澡。洗澡时最好用温水淋浴，不宜坐浴，水温以28～30℃为宜，这是散热防暑的好方法。要勤换衣，特别是内衣要常换洗，保持身体清爽。内衣要选择通气性、吸湿性好的纯棉织品。衣服最好是较宽大不贴身的，这可以保持凉爽。

卧室要注意空气流通，睡觉时应盖上薄被或穿好睡衣，不可受凉风吹，以免引发热伤风，影响健康。用电风扇吹风时，宜用近似自然风的一档风，并适可而止。还要注意饮食，适当地吃些凉爽可口的食物，或者少吃多餐，并多饮一些清凉饮品，可消暑。

此外，孕妈咪要尽量减少外出，避免阳光直射，必须出门时应带遮阳伞或戴遮阳帽。

■孕妈咪应如何安排自己的睡眠

孕妈咪孕早期除有常见的食欲不振、恶心呕吐等反应，还会有嗜睡现象，妊娠3个月左右就能恢复正常。

怀孕4～6个月是孕妈咪身体负担较轻的阶段，在这期间除了避免重体力劳动以外，多数孕妈咪都可照常工作、学习和起居，睡眠时间每晚要保证八九个小时，中午加1小时午睡。到怀孕最后1个月，由于子宫明显增大，各器官负担加重，为了避免出现高血压、浮肿、腰腿痛等现象，更需要充分的睡眠和休息。但临近产期，有些孕妈咪容易精神紧张甚至引起失眠。有时不规律宫缩、胎动也会干扰入睡，使得孕妈咪虽然有充分的时间却得不到有效的睡眠。孕妈咪白天活动，晚间又欲睡不能，精神、体力消耗大，一旦临产，会因疲乏而发生宫缩无力、产程延长等异常情况。

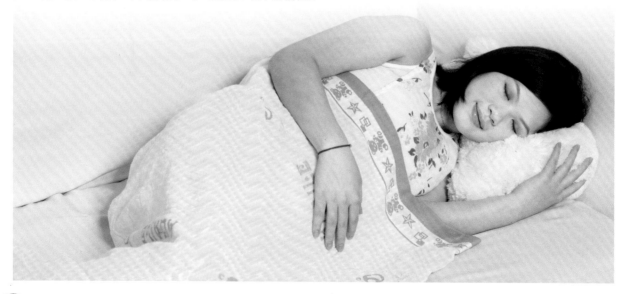

■孕妈咪冬季的生活调理

冬天天气寒冷，人们经常紧闭门窗，不注意换气，因此造成室内空气污浊，氧气不足。这不但容易导致孕妈咪的呼吸系统、心血管系统疾病发生，还会对胎儿的发育产生不良的影响。

在冬季，孕妈咪不能因天气冷就不外出，应该坚持在阳光充足、天气比较温暖的下午散步，促进血液循环，又可呼吸新鲜空气。同时，穿衣服要做到既保暖又轻便，不可穿得过多，又不可受寒，所以宜穿轻便保暖的衣服，并注意根据天气变化增减衣服。冬季雪天或有冰冻时，孕妈咪行动要特别小心，防止摔跤。

■孕妈咪床上用品和床具的选择

孕妈咪使用的被套和床单不宜是化纤混纺织物，被褥也应该是全棉布包裹棉絮，枕头以平肩高为宜，这样可以避免由于大脑血流量降低而引起脑缺氧。

孕妈咪的睡床最好是棕绷床或硬板床，棉垫不宜过硬也不宜过软，上铺9厘米厚的棉垫或褥子为宜，如果床铺过硬则缺乏身体的缓冲力，睡觉时容易做梦，也容易醒。

孕妈咪不宜睡席梦思床或沙发床。因为孕妈咪的脊柱较正常状态腰部前曲更大，长期睡席梦思床及其他高级沙发床会使脊柱的位置失常，压迫神经，增加腰肌的负担，既不能消除疲劳，又不利于生理功能的发挥，并可引起腰痛。

睡席梦思床或沙发床还不利翻身。正常人在入睡后睡姿是经常变动的，一夜辗转反侧可达20～26次。专家认为，辗转翻身有助于大脑皮质抑制的扩散，提高睡眠效果。然而，席梦思床太软，孕妈咪深陷其中，不容易翻身。

■孕妈咪如何进行面部按摩

妊娠期每天进行脸部按摩也是非常重要的，既能加快皮肤的血液流通，促进皮肤的新陈代谢，又能预防皮肤病，保持皮肤的细嫩，使皮肤的机能在产后早日恢复。

面部按摩的要领如下：用洁面膏洗掉脸上的污垢，再用毛巾将水擦干，在脸上均匀地搽上冷霜膏，然后用中指和无名指从脸的中部向外侧进行螺旋式按摩，按摩完后，拧一条热毛巾擦拭净。

■孕妈咪如何洗脸

妊娠期洗净脸很重要，早晚两次，使用平时常用的洁面用品，揉出泡沫仔细地洗，洗干净以后抹上护肤品。

夏天是容易出汗的季节，要增加洗脸次数。勤洗脸，不仅是为了去掉油垢，也可神清气爽。由于激素的作用，孕妈咪脸上容易长雀斑，一般在产后就好了，不必十分介意。受紫外线照射也容易长雀斑，所以不要受到强烈阳光的照射，散步或外出时要戴帽子，在脸上抹些防晒霜，以保护皮肤。

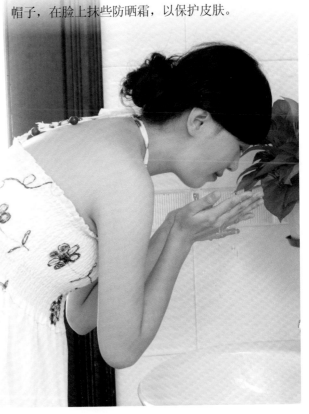

专家指导

■ 小腿抽筋的预防和缓解方法

到了妊娠六七个月时，由于孕妈咪体重逐渐增加，双腿负担加重，有些孕妈咪常常发生小腿抽筋现象。该症状实质上是由于小腿后部腓肠肌痉挛性收缩而产生的剧烈疼痛。

胎儿在子宫内生长发育，是通过胎盘从母体血液中获得各种养料的。钙为胎儿骨骼生长所必需，胎儿越成熟，所需要钙的量就越大，到了怀孕中晚期，孕妈咪每天钙的需要量很大。如果孕妈咪饮食

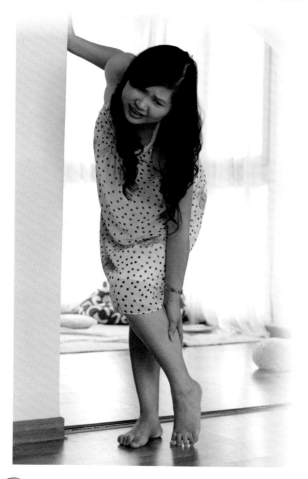

中的钙不足，以及维生素D含量不足或缺乏日照，就会引起母体血液中钙的含量降低，降低到一定程度时就会使神经系统对刺激的敏感性提高，从而引起小腿抽筋。另外，若孕妈咪受寒、休息不好，也可引起小腿抽筋。

为了避免发生腿部抽筋，孕妈咪应该每天到户外适当地活动，接受日光照射，不要使腿部肌肉过度疲劳，也不要穿高跟鞋，睡觉前可以按摩腿和脚。

抽筋引起小腿局部剧烈疼痛时，只要将脚趾用力扳向头侧或用力将脚跟下蹬，使踝关节过度屈曲，腓肠肌拉长，症状便可迅速缓解。为了防止夜晚小腿抽筋，可在睡前用热水洗脚，平时行走不要过多。如小腿抽筋现象较严重，应去医院就诊。

还可借补充含钙食物来减轻抽筋的症状。含钙丰富的食物有牛奶、豆浆、海产品等。常喝汤也是补钙的一种较好方式，如骨头汤、海味汤、蛋花汤、木耳或银耳汤等。

■ 胃灼痛的防治

妊娠中后期，孕妈咪常常会觉得胃部有烧灼感，尤其是在弯腰、用力、咳嗽时特别严重。这是因为随着孕妈咪体内孕激素的逐渐增多，使食道下段控制胃酸返流的肌肉变得松弛，而且子宫也会慢慢变大，从而对胃部造成一定的挤压，导致胃液极其容易地返流到食道下段，对食道下段的黏膜造成一定的损伤。

妊娠期胃灼痛跟孕妈咪的饮食有很大的关系，因此为避免这种情况发生，孕妈咪每餐进食不宜过多，尤其是不要在很饥饿时才去吃东西，不要吃加重食道肌肉松弛的食物，如浓茶、咖啡、含巧克力的饮料等，也不要吃过冷或过热的食物，以免刺激食道黏膜。此外，进食后，孕妈咪不能立即躺下。若有烧灼

感，孕妈咪睡觉时可以将头部垫高15～20厘米，抬高上身的角度，这样能有效缓解症状。

■如何防治贫血

孕期贫血以缺铁性贫血最为常见，这是因为妊娠期胎儿生长发育和血容量增多，红细胞增加时，红细胞中血红蛋白的合成也需要铁，当身体对铁质的需要量超过饮食摄入量时，就会引起贫血。

防治妊娠期贫血，首先要补充足够的营养物质，做到不偏食、不挑食，以满足孕妈咪本身及胎儿的营养需要。动物的肝脏、绿色蔬菜、蛋、豆类、瘦肉、水果中均含有丰富的蛋白质、铁、维生素。还要及时治疗慢性失血，如痔疮、牙龈出血、鼻出血、钩虫病等疾病。如有慢性消化不良时，要及时治疗，以促进营养物质的吸收。

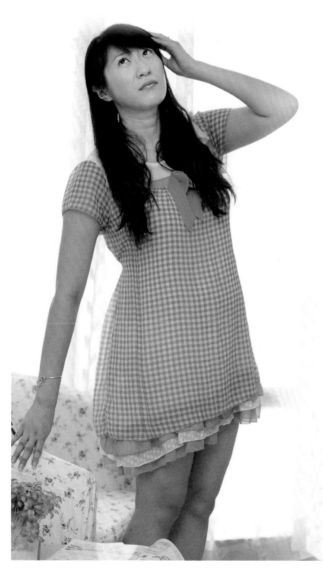

■如何避免孩子出现兔唇

在医学上，兔唇又称为唇裂，这种先天性畸形的小儿比较常见。兔唇除了和遗传有关外，还和孕妈咪内分泌失调、孕期营养不足、环境污染、病毒感染等有关。为了避免新生儿出现兔唇，孕妈咪应做到以下几点。

1. 合理安排饮食，注意早孕反应期间的营养补充，防止偏食。

2. 保持愉快的心情，避免一切不良情绪给胎儿带来影响和受到外界刺激。

3. 孕妈咪要避免受到像风疹病毒、流感等感染。

4. 孕妈咪和准爸爸都要禁止抽烟喝酒，不要滥服药物。

■孕期怎样防治婴儿湿疹

婴儿湿疹是一种常见的皮肤病，一般以剧烈的瘙痒、多种形态的皮肤损害、反复发作为特点。婴儿湿疹大多发生在出生后1～3个月，6个月后逐渐减轻，大多数婴儿到一岁半后可逐渐自愈。科学研究证实，人体所必需的脂肪酸，如亚油酸、亚麻酸和花生四烯酸等，只能靠食物供给，人体无法自身合成。而这些脂肪酸主要存在于植物油中，动物油中含量极少。人体缺乏脂肪酸，可引起皮肤粗糙、头发易断、皮屑增多等，婴儿则易患湿疹。所以，为了预防婴儿湿疹，孕妈咪宜多吃植物油。

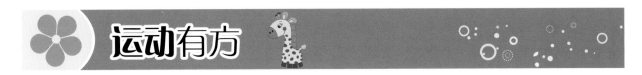

运动有方

■孕期该怎样运动

孕期运动要因人而异，适可而止，切不可进行高强度的运动，或急于求成，劳累过度。要知道，任何过量的运动都可能给孕妈咪和胎宝宝带来危险。一般早孕反应消失后便可开始运动，并逐渐增加运动量，每次活动时间以20分钟为宜，以运动后身心不感到疲劳与紧张为度。孕妈咪可以根据自己的爱好选择不同的运动，如散步、打太极拳等。如果孕妈咪平时不喜欢运动，只要每天做10分钟的体操并选择一个空气新鲜的地方步行半小时至1小时就足够了。

■孕妇体操

◎胯部摆动

直立，双手叉腰，向前、后、左、右推动胯部，或是扭动胯部做圆周运动。其目的在于锻炼腹肌、背肌，为胎儿长大时增加腹部承受能力做准备。

在整个孕期应经常做这种体操。运动要适宜，感到疲劳时立即休息，以保证舒服轻松为宜。

◎伸脚运动

仰卧在床上，左膝屈起，右腿伸直，收缩腰侧肌肉，使右脚沿着床向上绷，然后放松，将右脚沿床沿向下滑，做5次。然后右膝屈起，左脚伸直，并重复右脚的动作，做5次后便稍作休息。

◎双肩环绕

双手放在肩头，手心向下，分别向前后环绕，练到肌肉微微发酸为止。此种运动方法可以锻炼胸肌和乳腺，为产后哺乳做准备。

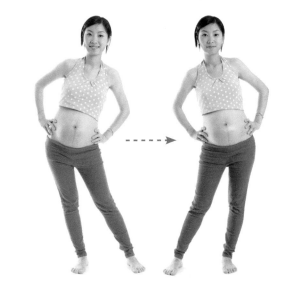

胎教方案

■音乐胎教

本月应继续做好音乐胎教，除了听录音磁带或唱片中的乐曲外，孕妈咪每天可以自己哼唱几首歌曲。要轻轻哼唱，最好选择抒情歌曲或儿歌，唱歌时要心情舒畅，富于感情，向胎宝宝倾诉满腔爱意。

由于胎儿对准爸爸的声音比较敏感，所以准爸爸在胎教中的作用是很大的。准爸爸可以练习音符发音，反复轻声教唱若干遍，在每个音的中间停顿几秒，想象胎儿在"学唱"。

■语言胎教

这个月的胎儿，听觉器官已经发育得比较完善，对外界的声音刺激变得敏感，并且已经有了记忆和学习的能力。因此，孕妈咪要时刻牢记胎儿的存在，而且要经常与之谈话，这是一项十分重要的行为。先给孩子取个乳名。父母每当和胎儿对话时，要先叫他（她）的名字，当孩子出生后呼唤这个名字，婴儿回忆起这熟悉的呼唤以后，可产生一种特殊的安全感。

语言胎教内容应该丰富多彩，以简单、轻松、明快为原则，可以把生活中发生的一些事情告诉胎儿，通过和胎儿一起感受、思考和行动，使母子间的纽带更牢固，并培养胎儿对母亲的信赖感及对外界的感受力和思考力。

■抚摸胎教

妊娠的第6个月，可以在孕妈咪腹部明显地触摸到胎儿的头、背和肢体，此时进行抚摸胎教对胎儿的发育有很好的促进作用。孕妈咪本人或者丈夫用手在孕妈咪的腹壁轻轻地抚摸胎儿，引起胎儿触觉上的刺激，以促进胎儿感觉神经及大脑的发育。

抚摸胎教是促进胎儿智力发育、加深父母与胎儿之间情感联系的有效方法。

具体方法是：孕妈咪排空小便，躺在床上，全身尽量放松，在腹部松弛的情况下来回抚摸胎儿，可以用一个手指轻轻按下再抬起。开始时，有的胎儿能立即做出反应，有的则要过一阵才有反应。如果此时胎儿不高兴，他会用力挣脱蹬腿反抗，碰到这种情况，就应马上停止。

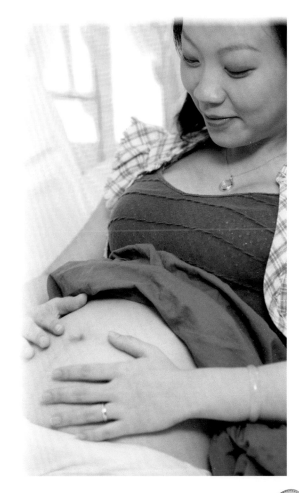

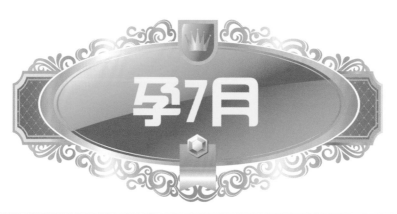

孕7月

 孕妈咪与胎宝宝变形记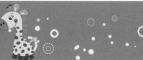

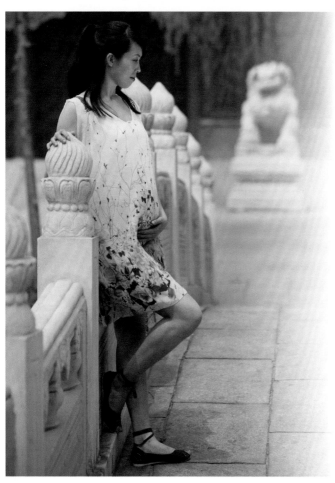

■孕妈咪身体的变化

此时子宫底高度上升到肚脐以上，达21～24厘米，不仅下腹部，连上腹部也大起来，感到肚子相当沉重。子宫对各种刺激开始敏感，胎动亦渐趋频繁，偶尔会有收缩现象，乳房更加发达。

子宫越来越大，压迫下腔静脉，因此会出现静脉曲张、便秘和痔疮。

走路时，增大的腹部容易引起后背和腰部的疼痛。因受激素的影响，髋关节松弛，有时股部会颤抖，步履艰难。也有的人会有腿肚子抽筋、眼花等症状。

■胎宝宝的成长

这个时期，正常胎儿身长为36～40厘米，体重为1000～1200克。由于皱纹很多，相貌就像老人。全身都被细毛覆盖着，上下眼睑已形成，眼睛能睁开，鼻孔开通，容貌可辨，但皮下脂肪尚未充足，皮肤呈暗红色。

这时，胎儿脑部逐渐发达。男胎的睾丸还未降至阴囊内，女胎的大阴唇也尚未发育成熟。胎儿的气管和肺部还不发达，还不能完全具备在体外生活的适应能力。

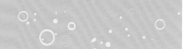

孕妈咪健康饮食

■孕7月的饮食原则

这个时期胎儿需要大量的蛋白质，以使皮肤充满脂肪。孕妈咪则需要各种营养，特别是含铁丰富的食物来减轻贫血的症状。此时，孕妈咪应注意保持良好的胃口。饮食最好选择富含植物纤维和有润肠作用的食物，这样可以缓解由于子宫压迫直肠而引起的便秘，如各种蔬菜、香蕉、地瓜等。进入妊娠晚期后，应该控制饮水量，每天保持在1升以内为好。如果不喜欢饮水，可以选择一些含水量多的水果；同时要食用一些含碘丰富的食物，如各种海产品，其他营养如胡萝卜素、核黄素、锰、锌、铜、镁、硒等微量元素也要适量补充。

■一天的饮食安排

早餐	**主食**：营养菜粥2小碗，芹菜馅包子3～4个（量约150克）。 **副食**：肉片百合、西芹。香蕉2根（约200克）。
午餐	**主食**：米饭2小碗或金银卷2～3个（玉米面、白面相掺，量约150克）。 **副食**：肉末烧茄子（茄子250克、瘦肉150克），麻酱菠菜（菠菜250克），鲜鱼汤2小碗。可根据条件选择水果（量约200克）。
晚餐	**主食**：米饭2小碗或蔬菜肉丝挂面1碗（量约150克）。 **副食**：黄瓜炒鸡蛋（黄瓜250克、鸡蛋3个），醋熘白菜（白菜250克），骨汤或粥2小碗。石榴1个。

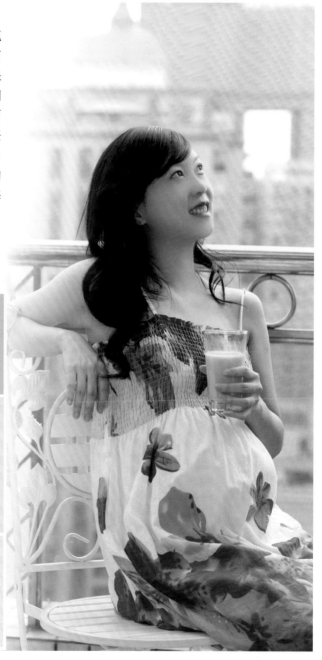

■孕妈咪不可缺膳食纤维

膳食纤维是食物中不被人体胃肠消化酶所分解的、不可消化成分的总和。膳食纤维按其溶解度可分为两类：可溶性膳食纤维和不溶性膳食纤维。可溶性膳食纤维包括树胶、果胶、藻胶、豆胶等；不溶性膳食纤维包括纤维素、木质素等。

膳食纤维可起膨胀作用，能保持水分、使胶体形成、改善胃肠微生物菌落，且产热低。这样就可增加排泄物的体积，缩短食物在肠内的通过时间，可降低血胆固醇水平，减少动脉粥样硬化，还可减少胆石症的发生、治疗糖尿病。

■孕妈咪要重视胎儿的牙齿发育

儿童牙齿的好坏不仅取决于后天的牙齿卫生，先天的牙齿营养基础也不容忽视。营养缺乏会导致牙齿发育障碍，影响牙齿结构完好。因此，孕妈咪要注意摄取胎儿牙齿发育所需的营养。

牙齿的不同组织所需的营养物质是不一样的。牙齿基质所需的重要营养是蛋白质，因此，要多吃鸡、鱼、肉、蛋、豆腐等食品；牙釉质发育需要维生素A、镁、磷等，这些物质有助于牙齿的钙化，要多食用牛奶、鱼肝油、肉骨头、带鱼、猪肉和豆腐；氟离子有助于提高牙齿抗酸能力，海虾、海带、麦面中含有较多的氟。

■孕妈咪忌常吃火锅

孕妈咪不宜常吃火锅，因为火锅主料大多为羊肉、牛肉、猪肉，甚至狗肉，这些肉片中都可能含有弓形虫的幼虫。

有关部门检查测定，羊群中弓形虫的感染率为61.4%。弓形虫的幼虫往往藏匿在受感染的羊肉细胞中，而吃火锅时的短时间加热并不能杀死寄生在肉片细胞内的弓形虫幼虫，进食后幼虫在肠道中穿过肠壁随血液扩散至全身。孕妈咪受感染时多无明显不适，但幼虫可通过胎盘感染到胎儿，严重的会

发生小头、大头（脑积水）、无脑等畸形。

■孕妈咪忌食甲鱼和螃蟹

甲鱼又称鳖，具有滋阴益肾功效，属于高档补品。甲鱼做成的菜肴味道非常鲜美，但是甲鱼性味咸寒，有着较强的通血络、散淤块作用，因而有一定堕胎之弊，尤其是鳖甲的堕胎之力比鳖肉更强。

螃蟹也因其味道鲜美而深受很多人的青睐。但其性也属寒凉，有活血祛淤之功效，尤其是蟹爪，有明显的堕胎作用。倘若孕妈咪在怀孕早期食用则容易造成出血、流产。

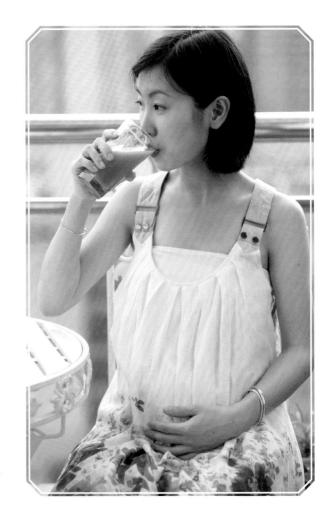

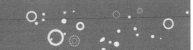

日常生活保健

■孕妈咪不宜戴隐形眼镜

很多患近视的人都喜欢戴隐形眼镜，因为隐形眼镜方便，又不影响美观。但医学研究发现，孕妈咪角膜的含水量比常人高，尤其是怀孕末期，造成

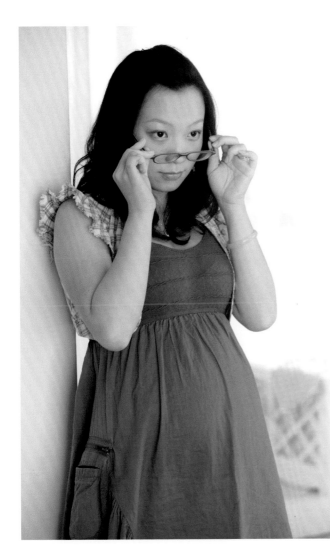

角膜透气性差，此时如果戴隐形眼镜，容易因为缺氧而使角膜变肿。软式隐形眼镜（紧贴于角膜）比硬式隐形眼镜更糟。同时，孕妈咪角膜的曲度也会随着怀孕月龄及个人体质而改变，使近视的度数增加或减少。如果勉强戴隐形眼镜，容易因为不适造成眼球新生血管膜生长或长到角膜周围，甚至导致上皮剥落。此时，一旦隐形眼镜不洁滋生细菌，将会因为感染造成角膜发炎、溃疡，甚至失明。

■孕妈咪提物时应注意的事项

孕妈咪提拿物品时，注意不要从高处提起重物，要张开双脚、双膝，慢慢蹲下，同时尽量保持背部挺直，先把物体拿到靠近身体处，再提着慢慢站起来。如果手提多样物品，应让两手的重量差不多，若身体一侧承重过大，不容易保持身体平衡，且容易引起腰部不适。孕妈咪也要注意不能提太重的物品。

■乘车时如何避免出现呕吐

乘车时，由于汽油味很浓，会给孕妈咪带来不适感。这时孕妈咪可以准备一部随身听，一边乘车一边欣赏一些轻松的音乐，转移自己的注意力；也可以事先准备一些能立即食用的食物，不舒服时食用一些食物会减轻不适感。最好随身携带上小毛巾和塑料袋，关键时刻能派上用场。在车上如果实在感到不舒服，就不要勉强忍耐，应该下车休息一下。

■孕期如何缓解疲劳

1. 当孕妈咪觉得疲劳时，可以坐在椅子上，挺直背脊做深呼吸，这样可以恢复平静。腹式呼吸法的正确姿势是背部挺直紧贴在椅背上，膝盖立起，全身放松，双手轻放在腹上，想象胎儿目前正居住在一个宽广的空间内，然后用鼻子吸气，直到腹部鼓起为止。吐气时稍微将嘴撅起，慢慢地用力将体内空气全部吐出，吐气时要比吸气更为缓慢且用力。可以经常练习，每天3次以上，要持之以恒。早上起床前、中午休息时间、晚上睡觉前各做一次，尽量放松全身。

2. 孕妈咪可以和家人或朋友聊聊天、说说话。聊天不仅可以释放和减轻心中的种种忧虑，还可以获得一些知识，这是一种排解烦恼、有益身心健康的好方法。它可以转移孕妈咪的注意力，让孕妈咪忘却身体的不适。

3. 孕妈咪还可以到室外散散步，甚至一边欣赏一些优美抒情的音乐，一边感受大自然的美妙，这样可以调节孕妈咪的情绪，从而达到缓解疲劳的效果。

■孕妈咪能否乘坐飞机

乘坐飞机旅行的优点是快，适宜长途旅行，几个小时的旅程不会使孕妈咪感到不便，对胎儿也没有影响。但有人乘飞机容易晕吐，所以怀孕早期最好避免乘坐。一般航空公司规定，孕妈咪怀孕7个月后不要乘坐飞机，以免早产或在机舱里分娩。此外，患有高血压、心脏病的孕妈咪也最好不要乘坐飞机。

■孕妈咪要少驾驶汽车

孕妈咪驾驶汽车有发生早产、流产的危险，原因有三。

◎驾驶姿势的影响

驾驶时身体向前倾会使子宫受到压迫，这对胎儿不利。

◎车身震动引起的不良影响

驾驶时难免会因为道路不平而引起震动，这不但会直接影响到胎儿，同时也会刺激自律神经，使

孕妈咪血压升高、心跳加快等。

◎易出现意外

孕妈咪身体笨重，反应慢，易出现意外。

■孕妈咪不宜忽视午睡

孕妈咪的睡眠时间应比平常多一些，如平常习惯睡8小时，妊娠期以睡到9小时左右为好。增加的这1个小时的睡眠时间最好加在午睡上。睡午觉主要是可以使孕妈咪精神放松，消除劳累，恢复活力。特别是孕妈咪感到消化不良、食欲不佳或血液循环不好时，更应该注意午睡。午睡时，选择适宜自己的睡姿，脱下鞋子，把双脚架在一个坐垫上，抬高双腿，然后全身放松，这样休息效果更好。

午睡时间长短可因人而异、因时而异，半个小时到一个小时，甚至再长一点均可，总之以休息好为主。平常劳累时，也可以躺下休息一会儿。

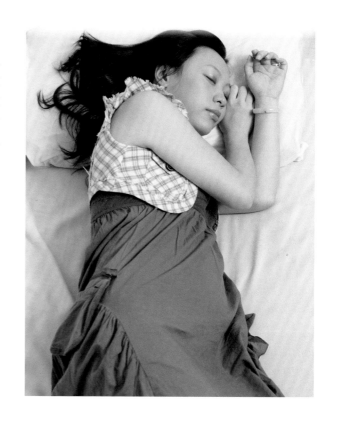

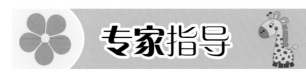

专家指导

■孕妈咪尿频应注意的事项

怀孕初期，随着子宫的增大，会渐渐压迫位于子宫前方的膀胱，出现尿意频频。到了怀孕后期，由于胎儿的头部又压迫膀胱，所以又会有尿频的感觉。此种尿频现象不伴有尿急和尿痛，尿液检查也无异常，属于妊娠期的生理现象，不必担心，也不需要治疗。但是睡前最好不要喝太多的水，因为这会增加夜间如厕的次数而影响睡眠。同时孕妈咪感到有尿时，不管排尿多少，只要有尿意就要去厕所排尿，千万不可憋尿，憋尿对孕妈咪和胎儿都不利。

■口腔保健的方法

为了保证口腔卫生，孕妈咪要掌握口腔保健的方法。首先，孕妈咪要坚持早、晚刷牙，可以适当地使用一些含氟牙膏，每次进餐或吃水果后都要漱口，及时清除口腔内的食物残渣，防止细菌在口腔内繁殖。其次要保证营养平衡，补充充足的蛋白质、维生素和一些矿物质，多吃鸡蛋、肉类、豆制品和富含维生素的水果和蔬菜等，这样不仅可以防止牙病的发生，而且对胎儿牙齿和骨骼的发育也有好处。另外，当牙龈出血时，可局部外涂1%的碘甘油，或用2%的食盐水、1：5000呋喃西林溶液漱口，并可口服维生素C。

■羊水过多的治疗

羊膜为胎儿的附属部分，羊膜腔内的液体称为羊水。羊水是维持胎宝宝生存的要素之一，从胚胎开始形成之前，羊水就将子宫壁撑开，给宝宝提供生长发育所需的自由空间。它保护着胎儿免受挤压，防止胎体粘连，保持子宫腔内恒温、恒压。

正常羊水约为1000毫升，过多或过少均对胎儿的发育不利。羊水量超过2000毫升称为羊水过多。羊水过多的孕妈咪常发现腹部增大迅速，行走不便，有时腹壁皮肤发亮。羊水过多的孕妈咪容易发生早产，所以孕妈咪一旦发现腹部增大明显则应立即去医院检查，以明确是否为羊水过多，胎儿有无畸形及有无其他并发症如双胎、妊娠高血压疾病等。如症状不重，胎儿无畸形可继续妊娠，但应注意休息，低盐饮食，或在医生指导下用药，即可顺利分娩。如症状严重，可从腹部做羊膜腔穿刺，放出一部分羊水，以暂时缓解症状，并应预防感染。如有胎儿畸形，应终止妊娠，经阴道做高位破膜。

■母子血型不合的孕妈咪该怎么办

母子血型不合的孕妈咪可在妊娠期采取下列措施。

1.按医嘱服中药：黄疸茵陈冲剂以及一些活血化淤理气的药物可以对血中免疫抗体的产生起到抑制作用。

2.提高胎儿抵抗力：在妊娠第24、30、33周各进行10天左右的综合治疗，每日静脉注射25%的葡萄糖40毫升，加1000毫克维生素C，同时口服30毫克维生素E，每日3次；间断吸氧，每日3次，每次20分钟。

3.在适当时机终止妊娠：妊娠越近足月，产生的抗体越多，对胎儿的影响就越大。因此，在妊娠36周左右就可酌情终止妊娠。

■孕妈咪水肿的处理

妊娠期出现的水肿是怀孕引起的生理反应，不用害怕。一般情况下，轻微水肿只要注意休息，坐、卧时将双腿抬高，经常对腿部进行按摩，少吃含盐过高的食物，就可以减轻和消失。如果是因为营养不良引起的水肿，孕妈咪则需要进行饮食调养，每天要保证摄入足量的鱼、肉、蛋、禽等食品，特别是冬瓜和西瓜，均具有利尿消肿的功效，作为妊娠水肿的食疗效果较好。若下肢水肿严重，或伴有头

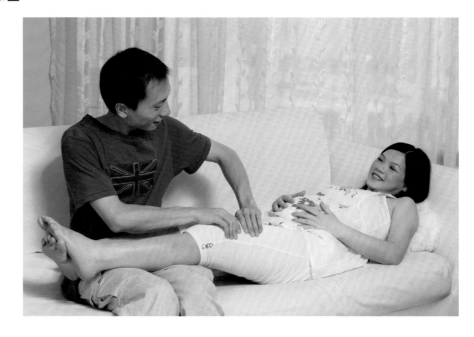

晕、恶心、呕吐等，则要考虑是否患了其他疾病，如妊娠高血压疾病，需要到医院做进一步诊治。

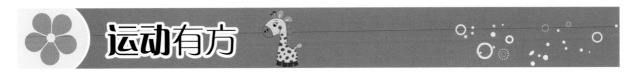

运动有方

■按摩的注意事项

孕妈咪经常进行按摩好处多多，不过在按摩时需要注意以下事项。

1. 选择适宜的按摩体位，要根据妊娠月份、胎孕情况选择体位，千万不能挤压腹部，以免引起胎腹不适感或损伤，要自主呼吸，不可屏气。

2. 按摩者要注意手的光滑、润泽性，还要注意手的清洁卫生，勤修指甲。孕妈咪不要佩戴首饰，以免损伤皮肤。

3. 按摩手法应轻柔适宜、先慢后快、先轻后重，要达到轻而不浮、重而不滞。

4. 按摩完毕后，应略休息一下，一般10～15分钟即可。气候炎热时，体质虚弱、晚期妊娠者可适当延长时间，以养息气机，也便于观察。

■脊背按摩

此种按摩方法主要可治疗背部疼痛、胸闷肋痛、腹胀气逆。

方法：从两侧肩颈部开始，用双掌分别沿着孕妈咪的脊侧背肌按揉至两臀骶部，反复按摩10～20次。

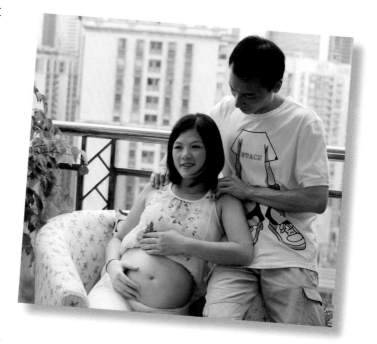

■大腿按摩

此按摩方法可以帮助孕妈咪缓解腿部浮肿。

方法：孕妈咪平躺于床上，双腿放平，按摩者双手环扣在孕妈咪膝盖以上的位置，然后从上至下推按。

■脚踝按摩

此按摩方法可以促进孕妈咪脚部的血液循环。

方法：一手握住孕妈咪的脚踝，另一手握托脚底部，轻缓用力旋摇屈伸踝关节，然后用拇指和食指相对用力捏趾上、下部，分别循序捋理。

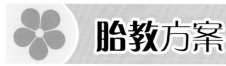 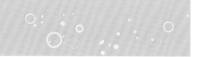

胎教方案

■音乐胎教

　　有专家研究发现，古典音乐能提供给胎儿良性的听觉刺激，对胎教有相当的益处。如果用古典音乐和父母亲的轻声细语轮流对胎儿定期实施声音刺激，可以促进胎儿感觉神经和大脑皮质感觉中枢的发育。除了听古典音乐以外，还可时常听些大自然的声音，如鸟鸣、水声、风声等自然的声音。另外，孕妈咪也可听些自己喜欢的流行歌曲或歌谣。如果会唱的话尽量唱给胎宝宝听，觉得好听的音乐要反复听，这样可以使胎儿加深印象，促进胎儿记忆力的发育。在听音乐的同时，还可以做腹式呼吸，这样的胎教会收到双倍的效果。

■语言胎教

　　此时的语言胎教不仅是同胎儿讲话，还要在此基础上给胎儿讲故事，教胎儿学习语言和文字。孕妈咪可以制作一些卡片，把数字和一些笔画简单、容易记忆的字制成颜色鲜艳的卡片，卡片的底色与卡片上的字分别采用对比度鲜明的不同颜色，如黑和白、红和绿等。总之，应鲜艳醒目，使人一目了然。训练时母亲应精力集中、全神贯注，两眼平视卡片上的文字，一边念，一边用手沿着字的轮廓反复描画。每天抽出一定的时间定时进行，不断重复、反复强化。久而之，将有助于条件反射的形成，对胎儿有益。

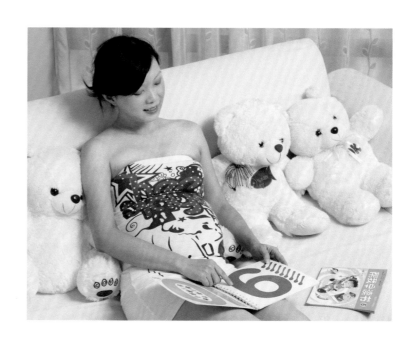

■视觉胎教

　　到妊娠7个月时，胎儿的视网膜才具有感光的功能，对光开始有了反应。

　　这个时候，孕妈咪可以每天定时用手电筒微光紧贴腹壁一闪一灭照射胎头部位，每次持续5分钟。具体做法是每天选择固定时间，用4节1号电池的手电筒通过孕妈咪腹壁照射胎儿头部。这种训练有利于胎儿的视觉功能健康地发育成长，同时还有助于胎儿强化昼夜周期的分辨，并可促进其动作行为的发育，这对其出生后视觉敏锐、协调、专注、阅读都将产生良好的影响。注意切忌用强光照射，每次照射时间也不宜过长。

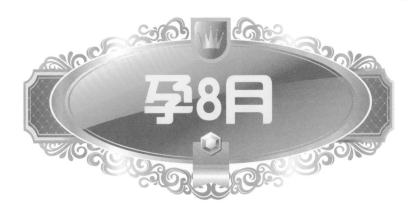

孕8月

孕妈咪与胎宝宝变形记

■孕妈咪身体的变化

此时孕妈咪子宫底高27～29厘米，由于横膈上升，心脏、肺活动受限，胃肠被挤压，孕妈咪有时会气喘或感觉胃胀，没有食欲。经常出现腰背及下肢酸痛现象。在仰卧时，会因子宫的压迫而感到不舒服。

孕妈咪腹部皮肤紧绷，皮下组织出现断裂现象，从而产生紫红色的妊娠斑。下腹部、乳头四周及外阴部等处的皮肤有黑色素沉淀，妊娠褐斑也会非常明显。部分人的腹部还会长出妊娠纹，呈淡红色或紫色不规则平行的裂纹。

■胎宝宝的成长

此时，胎宝宝的身长为41～44厘米，体重为1600～1800克。胎儿身体发育已算完成，肌肉发达，皮肤红润，皮下脂肪增厚。体形浑圆，脸部仍然布满皱纹。神经系统逐渐发达，对体外声音有了反应。这时胎儿动作更灵活，力量更大，有时会用脚踢子宫壁。

从这时起，羊水量不再像以前那样增加了。迅速成长的胎儿身体紧靠着子宫，一直自由转动的胎儿到这个时期，位置也固定了。一般头部自然朝下。

这段时期，胎儿已基本具备生活在子宫外的能力，但孕妈咪仍须特别小心。

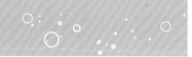

孕妈咪健康饮食

■ 孕8月的营养原则

从这个月开始，胎儿的身体长得特别快，细胞体积迅速增加，大脑的增长达到高峰。肺部迅速发育，体重每月增加700～1000克，营养对于胎儿的影响较前两个月更为重要。若孕妈咪营养摄入不合理，将直接影响胎儿的发育以及分娩，如营养摄入过多，就会使胎儿长得过大，造成难产。由于胎儿的推挤，孕妈咪内脏全部上移，胃部也有受压感，所以易感到食欲不振。这段时间极易患上妊娠高血压疾病，因此尽量少吃含盐多的食品。除此之外，这个月的饮食安排还应以含钙质丰富的食物为主，同时多吃含纤维素多的蔬菜、水果，少吃辛辣食物，以减轻便秘和痔疮的症状。

■ 一天的饮食安排

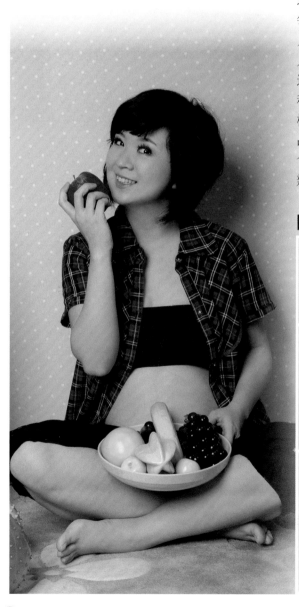

早餐	**主食**：麦片粥1小碗，蟹黄包2个（量约150克）。
	副食：各类清淡蔬菜，炒鸡蛋或瘦肉类。餐后水果可吃猕猴桃2个（约200克）。
午餐	**主食**：米饭2小碗，掺面小馒头2个（量约150克）。
	副食：竹笋炒肉（猪瘦肉50克、鲜竹笋或水发竹笋250克），清炖羊肉（羊肉250克），萝卜大骨汤2小碗。餐后水果香蕉2根（约200克）。
晚餐	**主食**：米饭2小碗或鸡蛋骨汤面2小碗（量均约150克）。
	副食：肉片西兰花（西兰花150克、青椒50克、瘦肉100克），清蒸海鱼（海鱼250克、姜丝少许），虾仁炒冬瓜（冬瓜200克、鲜虾仁100克），紫菜鸡汤。餐后水果可根据自己的口味选择（量约200克）。

■每天饮食的品种

专家建议，这个时期每天饮食的品种和量如下：主食（大米、面粉、小米、玉米和杂粮）370～420克，蛋类（鸡蛋、鸭蛋、鹌鹑蛋）50克，牛奶250毫升，肉类和鱼类150克，动物肝脏50克（每周1～2次），豆类60克，蔬菜500克，水果500克，烹调用油20毫升。

■防治妊娠黄褐斑的食疗方法

有研究表明，黄褐斑的形成与孕期饮食有着密切关系。如果孕妈咪的饮食中缺少一种名为谷胱甘肽的物质，皮肤内的酪氨酸酶活性就会增加，从而出现黄褐斑。下面介绍一些对防治黄褐斑有很好疗效的食物。

◎各类新鲜蔬菜

各类新鲜蔬菜含有丰富的维生素C，具有消退色素的作用。其代表有马铃薯、卷心菜、菜花等。瓜菜中的冬瓜、丝瓜等对孕妈咪也具有一定的美白功效。

◎猕猴桃

猕猴桃中富含食物纤维、维生素C、B族维生素、维生素D、钙、磷、钾等微量元素和矿物质。其维生素C能够有效地抑制皮肤内多巴醌发生氧化作用，能使皮肤中深色氧化型色素转化为还原型浅色素，从而干扰黑色素的形成。但要注意脾胃虚寒的孕妈咪不可多吃，否则易腹泻。

◎柠檬

随着孕妈咪体内过氧化物的逐渐增多，极易诱发黑色素沉着，而柠檬中所含的枸橼酸则能有效防止皮肤色素沉着。孕妈咪食用柠檬或使用柠檬制成的沐浴液洗澡，就能使皮肤润泽光滑。

◎大豆

大豆中所富含的维生素E可破坏自由基的化学活性，不仅能抑制皮肤衰老，而且还能防止色素沉着于皮肤。孕妈咪若经常食用用大豆熬制的甜汤，就能有效地消除黄褐斑。

◎谷皮类食物

谷皮类食物中富含维生素E，能有效抑制过氧化物质产生，从而起到干扰黑色素沉淀的作用。

◎西红柿

西红柿具有保养皮肤、消除雀斑的功效。它丰富的番茄红素、维生素C能抑制黑色素形成，孕妈咪可常食用。同时，还可以将面部洗干净后用西红柿来敷面，每次敷20分钟左右，能够有效地帮助孕妈咪去除黄褐斑。但需注意，西红柿性寒，孕妈咪不宜空腹食用，否则易造成腹痛。

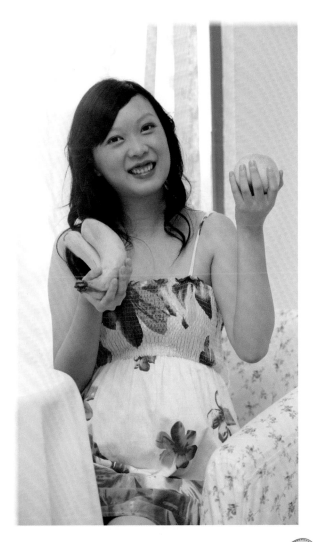

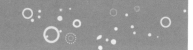

日常生活保健

■孕妈咪应尽量少用复印机

孕妈咪如果长时间与复印机接触，就会感到头痛、头晕，过敏体质的孕妈咪还会咳嗽、哮喘等。这是由于复印机的静电作用，使空气产生臭氧，而且复印机在启动时还会释放一种有毒气体，这样就会使孕妈咪出现一些不适症状。因此，孕妈咪应尽量减少与复印机打交道，即便使用，可以将它放置到通风、避光的地方。

■孕妈咪行走坐立的姿势

妊娠早期，孕妈咪身体没有明显的变化，随着妊娠周数增加，腹部逐渐向前凸出，身体重心位置发生变化，骨盆韧带出现生理性松弛，容易形成腰椎前倾，给背部肌肉增加了负担，易引起疲劳或发生腰痛。孕妈咪若在坐、站立、行走时保持正确的姿势，可以减少这些不舒服症状的发生。

◎坐的姿势

孕妈咪坐椅子时要先稍靠椅子前边，然后移动臀部至椅背，深坐椅中，股和膝关节呈直角，大腿呈水平状，这样坐不易发生腰背痛。

◎站立姿势

站立时，两腿平行，两脚稍微分开，这样站立，重心落在两脚之间，不易疲劳。但若站立时间较长，可将两脚一前一后站立，并隔几分钟换一下位置，使重心落在伸出的前腿上，以减少疲劳。

◎行走姿势

行走时背要直，不弯腰，不驼背，不过分挺胸，不用脚尖走路。抬头，紧收臀部，保持全身平衡，稳步行走，可随时利用扶手或栏杆走路。

◎起床的姿势

从仰卧的姿势起来时，先采取侧卧位，再到半坐位，然后起来。禁止使用腹肌以仰卧的姿势直接起身。

◎躺下的姿势

要侧身躺下，大腿和手臂向上弯曲，另一只手臂放在体侧。如果在膝部和大腿下面垫上一个或几个枕头，那么，孕妈咪会觉得这种姿势更为舒适。

◎上下楼梯的姿势

上下楼梯时不要猫着腰或过于挺胸腆肚，只要挺直脊背就行。要看清楼梯，一步一步地慢慢上下。只用脚尖是很危险的，特别是怀孕晚期，隆起的肚子遮住视线，看不见脚下，要注意千万不要踩偏，脚踩稳了再移动身体。如有扶手，一定要扶着走。

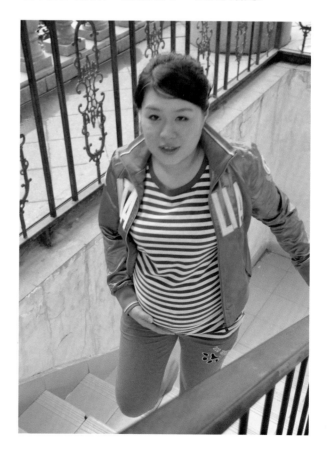

■孕妈咪应尽量少乘坐电梯

乘坐电梯时，在电梯启动或停止时，很多人都会感觉到头晕，孕妈咪的感觉则更为强烈。有些体质敏感的孕妈咪还会出现出汗、心慌等不适症状，甚至有孕妈咪因为乘坐高速电梯而导致流产的例子。这是因为电梯在启动或停止的瞬间，人的血压和脑压改变引起的。

因此，孕妈咪应少乘坐电梯，特别是高速电梯，多走走楼梯，而且一旦电梯出现故障对母婴极为不利。

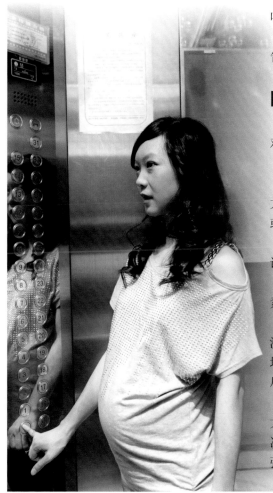

■孕妈咪远行的注意事项

孕妈咪到妊娠晚期不宜远行，主要是因为行程劳累，再加上车船远行，一路颠簸和晕船、晕车等，很容易引发早产。在车船上分娩困难多，也很危险，如果必须远行，如回家乡去生孩子，则一定要注意以下问题。

1. 不要临近预产期时才开始动身，最好提前1～2个月动身，以防路途中早产。

2. 出发前最好随身带些临产用的东西，如纱布、酒精、止血药品等，若有医护人员护送最为理想。

3. 应考虑目的地的气候条件，带好必要的衣物，以防受凉受寒。

4. 选好交通工具，尽量防止晕车、晕船，因为恶心、呕吐易诱发子宫收缩，导致早产。

5. 途中出现腹部阵痛、阴道出血等分娩先兆时，应立即报告车船上的工作人员，以采取紧急措施。

■妊娠期乳房保健的注意事项

众所周知，母乳是婴儿的理想食品。因此，在孕期必须对乳房进行很好的保健。

1. 睡眠时不要俯卧，俯卧会使乳房受到挤压。

2. 不宜穿过紧的衣服。因为怀孕后，乳房进一步发育长大，若穿过紧的衣服或者束胸，则会压迫乳房而妨碍其发育或者造成腺管的阻塞，使产后乳汁排出不畅，造成乳腺炎。

3. 如果在孕期乳房出现异样疼痛和外形改变，应及时就诊。

4. 孕期禁用丰乳霜和减肥霜。因为其中含有一定的激素或药物成分，此时使用会使乳房的正常发育受到影响。

5. 防止乳房出现一大一小的情况。怀孕期间，由于雌激素增多，乳腺导管出现增生，血量供应增加，乳房内基质增多，脂肪沉积，乳房此时的体积和重量都会增大。睡觉时尽可能不要经常性地侧向固定的一边，要均匀地两边侧睡。

6. 保持乳房结实。由于孕期脂肪的沉积、乳房的增大，容易造成产后乳房下垂。为减弱其下垂，可每星期做一次胸膜，就是将面膜膏涂于乳房及胸肌上，令乳房和胸肌增强收缩力。

专家指导

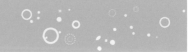

■妊娠晚期腹痛的鉴别

随着胎儿的不断长大，孕妈咪腹部的负担也会增加，此时，孕妈咪容易出现腹痛，要注意鉴别。

一些孕妈咪下腹两侧经常会有钝痛的感觉，尤其在早晚上下床之际。这种疼痛一般是因为子宫圆韧带受拉扯而引起的痛感，属正常现象，并不会对怀孕过程造成危险。但是，如果下腹感觉到规律的收缩痛，就要怀疑是不是由于子宫收缩引起的，应该尽快到医院就诊，检查是否出现早产。若的确属于早产前兆，应在子宫口尚未打开前赶快到医院就诊，只要找出早产的原因，就可以顺利安胎。如果延误了就诊时机，等到子宫口已开了3厘米以上时，想安胎就很难了。

■妊娠糖尿病患者应如何安排饮食

1. 不要食用含糖量高的食物，否则会导致血糖过高，加重孕妈咪的病情或生出巨大儿。

2. 适当地增加碳水化合物的量，蛋白质的供给也要充足，要与妊娠期相同的正常孕妈咪的每日蛋白质的进食量基本相同或略微高一点。

3. 每天进食4～6次，睡觉前必须进食1次，以保证供给胎儿的需要，防止夜间发生低血糖。还要多食用一些豆制品，增加植物蛋白质。

4. 每天吃一个含糖量较少的水果，以柚子、苹果、橘子、猕猴桃为主，也可吃一些西红柿、黄瓜，吃水果的时间应安排在两餐之间。

■如何避免胎儿长得太大

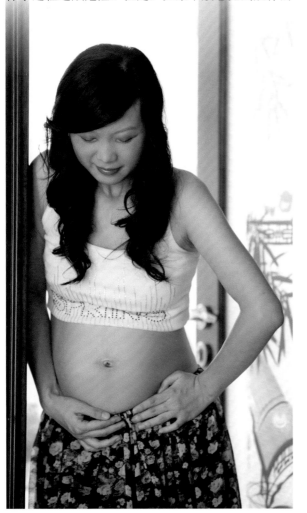

孕妈咪在妊娠8～10个月时，胎儿的身体长得特别快，胎儿的体重通常都是在这个时期增加的。分娩时，如果胎儿过大，即便宫口全开，也会有困难。这段时间孕妈咪体重的增长每周不应超过500克。孕妈咪的饮食安排应注意以下几点。

1. 孕妈咪要少吃过咸的食物，每天饮食中的盐应控制在6克以下，不宜大量饮水。

2. 孕妈咪应适当限制食糖、甜食、油炸食品及肥肉的摄入，油脂要适量。

3. 孕妈咪应选体积小、营养价值高的食物，如动物性食品，避免吃体积大、营养价值低的食物，以减轻胃部被增大的子宫顶得胀满感。

■孕妈咪鼻塞的处理

　　大约有20%的孕妈咪会出现鼻子呼吸不畅和鼻出血现象，尤以最后3个月多见。这常会使孕妈咪误认为是患了感冒，因而担心胎宝宝是否会受到影响。实际上，妊娠期鼻堵塞不一定是患了感冒，其中大部分是由于内分泌系统的多种激素刺激鼻黏膜，使鼻黏膜血管充血肿胀所致。此时不用担心，

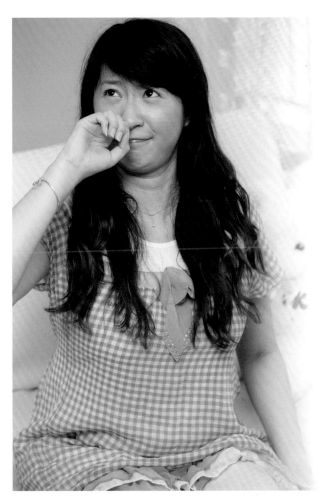

这种现象常在分娩后消失，不会留下后遗症。因此孕妈咪不用紧张，否则会加重鼻塞的症状。孕妈咪在鼻子不通气、流鼻涕时，可用热毛巾敷鼻，或用热蒸汽熏鼻部，这样可以缓解症状。孕妈咪不要擅自使用滴鼻药物，如麻黄素、滴鼻净等。特别是患有高血压的孕妈咪，使用麻黄素类药物会加剧血压升高。即使使用激素类、抗组胺等抗过敏药也应遵医嘱，以免服用后影响胎儿的正常发育。

■孕妈咪鼻出血的处理

　　发生鼻出血时，孕妈咪可用手捏鼻翼，便能很快止住血。如果仍未止住，可在鼻孔中塞一小团清洁棉球，紧压5～10分钟，并捂住鼻柱。若是鼻出血较多或经常反复出现，则应及时去医院检查，因为这种情况大多伴有妊娠高血压疾病、妊娠血管瘤等，如能早期诊断和早期治疗，则可预防孕妈咪和胎儿发生严重的不良后果。

■早产的预防

　　孕妈咪应定期进行产前检查，应对早产要从预防着手。

　　1.有心、肾疾患或高血压病的患者在妊娠前就应到医院检查，以决定是否可以妊娠或何时妊娠为宜。一旦怀孕，要按期进行产前检查，做好保健工作，以减少并发症的发生。

　　2.要积极治疗妊娠期并发症，尤其要做好妊娠高血压疾病的防治工作，减少早产发生。宫颈内口松弛者应于怀孕16周左右做宫颈内口缝合术。

　　3.孕期要注意起居饮食，适当增加营养，不食用有刺激性的食物。平时要注意劳逸结合，既要适当参加劳动，又要避免劳累过度，不使身体过于疲劳，尤其要注意避免腹部受撞击。

　　4.要保持良好的心态，消除心理压力，因为心理压力越大，早产的发生率就越高。特别是心理紧张、抑郁和焦虑，这些都和早产有着密切关系。

运动有方

妊娠进入第8个月，孕妈咪的运动应以散步、做些力所能及的劳动为宜，要比前几个月适当地减少运动量，如果感到累了，应马上休息。

■做产前运动的好处

妊娠晚期，孕妈咪应该做好分娩辅助动作的训练，学习各种分娩知识，以便在分娩时配合医护人员，顺利分娩。分娩能否顺利进行，很大程度上取决于产妇是否懂得用力、休息、呼吸这三方面的方法，所以孕妈咪应该从这几方面进行训练。

■锻炼骨盆底肌肉的方法

仰卧在床上，垫高头部，双手平放在身体的两侧，双膝弯曲，脚底平放于床面，像要做控制排尿一样，分5次使盆底肌肉完全收缩，然后再分5次使盆底肌肉逐渐放松。每组重复10次，每天至少3～5次。

■腰椎运动

孕妈咪蹲在地上，双手支撑身体，头垂下，两肩及背部随着头部一起向下，使脊背弓起。然后头部抬起，两肩及背部又随着头部一起挺起，使脊背向下弯。重复做10次。此种运动不仅可以帮助孕妈咪减轻腰痛，还可以帮助其顺利生产。

■下蹲运动

进行下蹲运动，可以使骨盆关节灵活，增加背部和大腿肌肉的力量和会阴的皮肤弹性，以利于顺利分娩。

具体方法是：两脚稍分开，面对一把椅子站好，保持背部挺直，两腿向外分开并且蹲下，用手扶着椅子，在觉得舒服的前提下使这种姿势尽量保持得长久一些。如果感到双脚底完全放平有困难，可以在脚跟下面垫一些比较柔软的物品。起来时，动作要缓慢一些，扶着椅子，不要贪快，否则可能会感到头昏眼花。

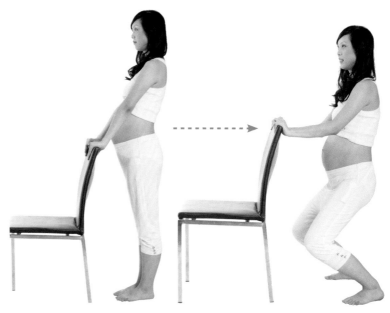

胎教方案

■音乐胎教

可以每星期举办一次"胎教音乐会"，让孕妈咪听听钢琴的演奏，每次听40分钟，然后测量胎动，观察胎动数有何变化，有些曲子会引起剧烈的胎动。

音乐的三要素为旋律、节奏、和音。胎儿虽然能听见声音，但这时只能听懂"节奏"，只有在出生3个月后，才能听懂"旋律"与"和音"。跟孕妈咪心脏节奏相似的莫扎特的曲子，可以让胎儿有安全感。放莫扎特的曲子或爵士乐时，有些胎儿也会跟着活动。

■意念胎教

这个月的孕妈咪在闲暇之余应多想想胎儿。孕妈咪可以悠闲地躺在躺椅上，想象孩子在各种环境下的音容笑貌，还可以想象孩子长大后会是什么样子，个高还是个矮，是胖一些还是瘦一些，是活泼好动还是文静等。这样久而久之，孕妈咪的意念就会无形中传递给胎儿，从而塑造出心目中完美的宝宝。

■抚摸胎教

8个月的胎儿活动有力，反应灵敏。这时可以温柔地抚摸或轻拍胎儿，和胎儿玩游戏。动作可较以前大一些。孕妈咪仰卧或侧卧在床上，呼吸均匀，全身放松。孕妈咪可用双手从不同的方向抚摸胎儿，右手轻轻压，左手轻轻放；或者用双手手心紧贴腹壁，轻轻地做旋转抚摸动作。可以左旋转，也可以右旋转，这时胎儿就会做出一些反应，如伸胳膊、蹬腿等。

■数学胎教

在与胎儿讲话、给胎儿读画册和讲故事、教胎儿学文字的基础上，孕妈咪还可以教胎儿学数学，如加减算法和认识图形。在教胎儿学算术和认识图形的时候，要充分发挥想象力，将数字和图形变成立体的形象，这样会使胎儿学起来饶有兴趣。如数字"1"可以想象成竖起来的一支笔或筷子；数字"2"可以想象成一只活生生的小鸭子等。做算术也是一样，讲加减法时可以拿来两个相同的物品，加法时两个放一起"1+1"，等于"2"；减法时再拿走其中的一个"2-1"，等于"1"，这样就将具体的、有立体感的形象，导入语言刺激中了。

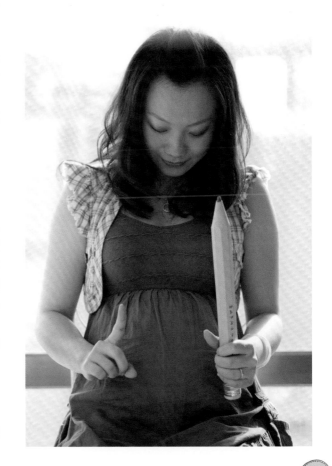

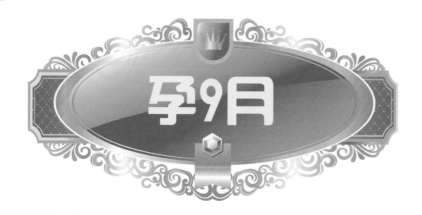

孕9月

孕妈咪与胎宝宝变形记

■孕妈咪身体的变化

该月末，孕妈咪子宫底高30～32厘米，横膈进一步抬高，心跳加快、气喘，胃胀更加明显。分泌物更加增多，这时胎儿的头部迫近骨盆的入口，使得腰部备受压迫，所以排尿次数也更加频繁，而且排尿后仍会有尿意。

孕妈咪体重持续增加，全身倦怠，腰腿容易疲劳，阴道和子宫下部逐渐变软，白带增多，乳头有时泌出稀薄的乳汁。这个月是孕妈咪感到最不舒服的一段时期。

■胎宝宝的成长

此时正常胎儿的身长为47～48厘米，体重为2400～2700克。可见完整的皮下脂肪，身体圆滚滚的。脸、胸、腹、手、足等处的胎毛逐渐稀疏，皮肤呈粉红色，皱纹消失，指甲也长至指尖处。男婴的睾丸下降至阴囊中，女婴的大阴唇开始发育。也就是说，生殖器几乎已完备。

到这时，胎儿肺和胃也都很发达。已具备呼吸功能，胎儿喝进羊水，能分泌少量的消化液。尿也排泄在羊水中。因此，胎儿若在这个时期娩出，有在暖箱中生长的能力。

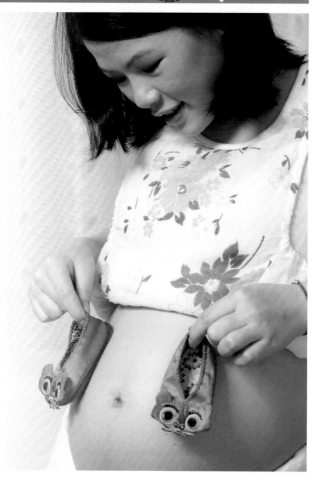

孕妈咪健康饮食

■孕9月营养搭配要求

由于胎儿越来越大，挤压胸腔、腹腔，孕妈咪会倍感疲惫，胃口大减。因此，此时在饮食上应以少食多餐、清淡营养为原则。这一时期内，孕妈咪的营养应以丰富的钙、磷、铁、碘、蛋白质、多种维生素（如维生素E、B族维生素类）为主，同时应进食含植物纤维素较多的蔬菜和水果，以缓解便秘和痔疮。

■孕妈咪不宜过多饮水

水是人体必需的营养物质。孕妈咪和胎儿都需

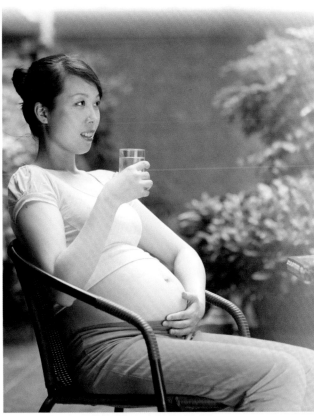

要水分，因此，孕妈咪比孕前的饮水量明显增加。

但是，孕妈咪饮水量也应有一定限度，并不是多多益善，以每日不超过2000毫升为宜。如果孕妈咪水分摄入过多，就无法及时排出，多余的水分就会滞留在体内，引起或加重水肿。

■孕妈咪应多吃海洋食物

在这个月里，应吃一些营养丰富的海洋食物。海洋动物食品被营养学家称为高价营养品，它们富含脂肪、胆固醇、蛋白质、维生素A和维生素D，与眼睛、皮肤、牙齿和骨骼的发育关系非常密切。研究表明，海鱼中含有大量的鱼油，并且这种鱼油具有利于新陈代谢的正常进行。海鱼还可以提供丰富的矿物质，如镁、铁、碘等元素，能很好地促进胎儿生长发育。

除此之外，海洋动物食品还具有低热量、高蛋白的特点。100克鱼肉可提供成人蛋白质供应量的1/4～1/3。而提供的热量却低于100千卡，所以多吃没被污染的海洋动物食品，是有益无害的。

■孕妈咪不宜滥服鱼肝油

鱼肝油含有丰富的维生素A和维生素D，是治疗维生素缺乏症的药物。许多孕妈咪认为鱼肝油含维生素丰富，对胎儿有益，便大量服用，殊不知过多服用鱼肝油，会导致胎儿畸形。

国外遗传和生理学专家在研究和调查中发现，那些用维生素A、维生素D治疗皮肤病的孕妈咪，很多生下了畸形婴儿。因为大量食用鱼肝油后，孕妈咪体内的维生素D会过量，会引起胎儿主动脉硬化，不仅会影响其智力的发育，还会导致肾损伤及骨骼发育异常。为使后代健康成长，孕妈咪在服用鱼肝油时一定要慎重。

■孕妈咪可以多吃的黑色食物

◎黑芝麻

黑芝麻含有的维生素E居植物性食物之首，有益肝、补肾、养血、润燥、乌发、美容等作用。

◎黑豆

黑豆保健效果更强于黄豆，其突出的优点是蛋白质含量高且质量好。

◎黑米

黑米的营养价值比一般白米高，蛋白质含的必需氨基酸也较多，还含有多种维生素和锌、铁等必需微量元素。黑米能滋阴补肾，补胃暖肝，明目活血，健身功效显著。

◎海藻、海带、紫菜

它们含有特别丰富的碘，钙、镁、铁含量也很丰富，有利尿、消肿、清血热、降血压等功效。

◎乌鸡

乌鸡含有丰富的优质蛋白质，脂肪中含有不饱和脂肪酸。中医认为乌鸡有养阴退热、补肝益肾等功效。

◎黑木耳

黑木耳含有蛋白质、脂肪、糖类和钙、磷、铁以及胡萝卜素、磷脂等多种营养素，能排除人体毒素，防治高血压。

■一日的饮食安排

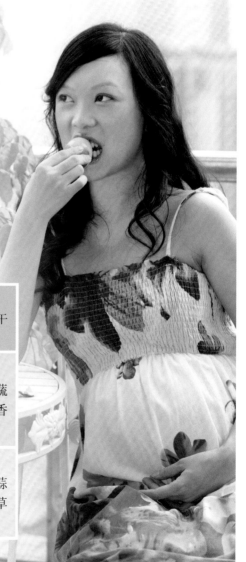

早餐	**主食**：米粥2小碗，豆沙包1～2个（量约100克）。 **副食**：各种清淡拌菜1盘，鸡蛋1个，酱牛肉100克。上午水果以开胃为首选，如桃、梨子等。
午餐	**主食**：米饭1小碗或馒头2个（量均约150克）。 **副食**：粉丝煨牛肉（牛肉150克、粉丝150克），炒时蔬（时令蔬菜2～3种），骨汤类的汤羹2小碗。下午水果香蕉2根。
晚餐	**主食**：白米饭2小碗或挂面1碗（量约150克）。 **副食**：虾子豆腐（豆腐100克、瘦肉50克、虾子20克、青蒜50克），豌豆苗炒肉（瘦肉50克、豌豆苗150克），豆腐草鱼汤2小碗。晚上水果可根据自己的口味选择。

注：在此基础上，中间可适当加餐。

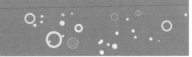

日常生活保健

■孕晚期不宜长时间坐车

妊娠晚期，孕妈咪的生理变化很大，对环境的适应能力降低。长时间坐车会给孕妈咪带来诸多不便。

1.长时间坐车，车里的汽油味会使孕妈咪恶心、呕吐，继而导致食欲降低。

2.长时间颠簸影响孕妈咪休息，可引起疲劳和精神烦躁。

3.长时间坐车，下肢静脉血液回流减少，会引起或加重下肢浮肿，行动更加不便。另外，乘车时多较拥挤，孕晚期孕妈咪腹部膨隆，受到挤压或颠簸容易导致流产、早产等。

4.车内空气污浊，各种致病菌较多，增加了孕妈咪感染疾病的概率。万一在车上发生流产、早产等意外，将会给孕妈咪及胎儿带来生命危险。

因此，孕妈咪在孕晚期应尽量避免长时间坐车。

■多胎妊娠在孕晚期应注意的事项

1.加强对饮食的调节。多胎的孕妈咪需要更多的热量、蛋白质、矿物质、维生素等营养素，以保证多个胎儿的生长发育。因此，孕妈咪应多吃些富于营养的食品，如肉禽类、豆制品和动物内脏等，适当补充钙、铁等元素和维生素以预防发生贫血和妊娠高血压等疾病。

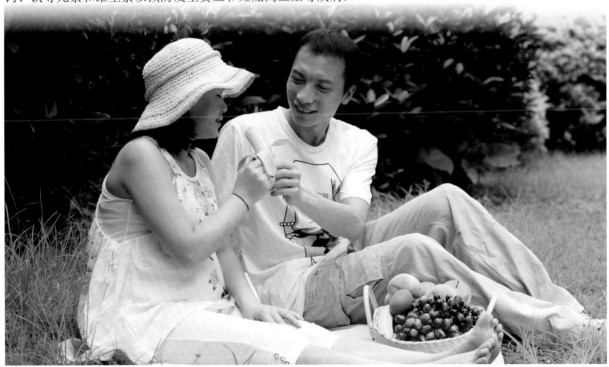

2. 早产的诱发因素主要是休息不当和房事不节制。因此，多胎妊娠的孕妈咪更要特别注意，妊娠28～30周后应多卧床休息，宜采取左侧卧位，可以增加子宫血流量，减轻胎儿对宫颈的压迫和扩张。不宜采取坐位、半坐位及平卧位。

■多胎孕妈咪分娩前的准备

多胎妊娠期平均比单胎妊娠期缩短约22天，约有半数胎儿的体重在2500克以下。由于多胎导致子宫过度膨大，往往难以维持到足月而会提前分娩，所以，孕妈咪应提前为胎宝宝的出生做好准备，住院待产，以保证出现意外情况时能及时处理。有的多胎妊娠可经阴道分娩，但有的由于子宫过度膨大致使宫缩乏力，或胎位异常，或存在并发症而需剖宫产。

■孕妈咪忌熬夜

孕晚期的孕妈咪要注意绝不可以熬夜。生活无规律的女性，至少在这一时期要改变生活方式。因为人体有所谓的生物钟，白天按计划运行，到了夜晚则安静地睡觉。但是受到文明发达的影响，违反自然规律的夜猫型的人越来越多。不过，胎儿是依循其固有的规律成长的，所以，要尽可能配合大自然的规律，帮助胎儿树立正确的生物钟。

■孕妈咪摔跤了怎么办

如果孕妈咪不小心摔跤了，此时首先要看孕妈咪摔的程度重不重，是哪个部位受到了碰撞，如果是全身很重地摔倒在地上，就会使胎儿受到巨大的震动，即使没有撞到腹部，胎儿也可能受到影响。若摔倒后发生腹痛以及阴道出血，则需要马上送往医院进行检查，因为摔倒主要容易使胎盘和子宫壁分开，发生胎盘早期剥离，从而引起宫内缺氧，严重时可能导致胎儿死亡。如果没有腹痛及阴道出血，孕妈咪则应该听听胎心，观察胎动是否有异常表现，若发现胎动十分频繁，孕妈咪也应该到医院进行检查。

■为宝宝准备物品

这个时期准爸爸应该和准妈妈一起为宝宝布置一个充满阳光的卧室，并且为宝宝准备一张舒适的床铺，床的四周应有至少50厘米高的床栏，两侧可以放下，栏杆之间距离不宜过大，也不宜过小，以防夹住宝宝的头和脚。床的四周要求为圆角，无突出部分。如果条件允许的话，不妨尽量买可以用到2～3岁的大型婴儿床，比较经济实惠。但是，为了节省空间，也可以购买折叠式婴儿床。

新生儿的衣服一定要选用柔软、手感好、透气性和保暖性好、易于吸水的棉织品，颜色宜浅淡，这样容易发现污物，样式可选用最常用的斜襟样式，衣服要宽大些，便于穿脱，至少准备3件以上。另外，还要购买一些婴儿用品，如童车、奶瓶、尿布、婴儿护肤品等。

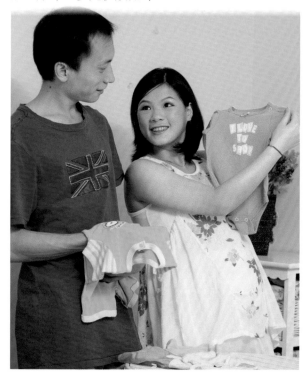

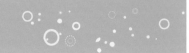

专家指导

■触摸胎位是否正常

胎位是否正常，一般是通过检查胎头的位置来确定。因为胎头是球状，相对较硬，是胎儿全身最容易摸清的地方。在妊娠28周前，胎儿尚小，而羊水相对较多，胎儿活动空间大，经常活动，所以胎位会经常发生变化，但在32周以后就比较固定了。

在正常胎位时，胎头应该在下腹部中央，即耻骨联合上方，孕妈咪摸到圆圆的、较硬、有浮球感的就是。孕妈咪若在上腹部摸到胎头，而在下腹部摸到宽软形状的即为臀位；如果在侧腹部摸到呈横宽走向的东西则为横位，这两种都属不正常胎位。若胎位不正常，孕妈咪每天要采取胸膝位，每次15～20分钟，早晚各1次。胎位纠正过来后，还需坚持做自我检查，以防再次发生胎位不正。

■静脉曲张症状的缓解

静脉曲张表现为孕妈咪小腿、大腿及外阴处静脉扩张突出，蚯蚓样的扭曲血管布满皮肤上。当静脉曲张发生在外阴时，孕妈咪一坐便会疼痛，而且站立的时间越长就越感到不舒服。那么，孕妈咪如何缓解静脉曲张的症状呢？

1.妊娠早期已有静脉曲张患者，应尽量避免长时间站或坐，多休息，坐时两腿避免交叉；卧床时要抬高下肢及臀部，以促进静脉回流。

2.下肢用弹性绷带包扎，严重的外阴部静脉曲张用泡沫橡皮垫支撑，可减轻静脉曲张程度。

在妊娠期尽量不做大隐静脉结扎术或切除术，因为易复发。在分娩时要重点防止曲张的静脉破裂，减少出血。此外，孕妈咪应注意不要碰撞静脉曲张部位，以免受伤出血。要尽可能改善静脉血回流，避免静脉血淤积的因素是处理孕妈咪静脉曲张的原则。

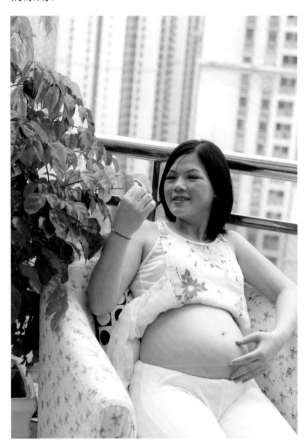

■如何预防子宫内感染

孕妈咪的子宫一旦受到感染，便会出现体温升高、白细胞增多、心率加快、子宫体有压痛等不适症状。早期感染时如果采取及时的治疗，对孕妈咪及胎儿一般没有太大的影响，但由于感染发生在宫腔内，早期感染时孕妈咪可能没有任何症状，往往容易造成误诊。

感染严重时，如不及时治疗，则病菌可经过胎盘进入母体血液内，导致孕妈咪出现败血症、中毒性休克等；同时，羊水中的细菌进入胎儿体内后，胎儿可能会发生子宫内肺炎、败血症、脑膜炎等。有的新生儿看上去虽然没有任何异常，但到婴儿期时，就可能出现上述感染现象，而且有50%以上的发病胎儿和新生儿发生死亡，即使存活，也可能会留下神经系统后遗症。

为了预防子宫内感染，当妊娠末期时，孕妈咪应严禁性生活，要注意适当休息、保持良好情绪和摄取足量的营养。当发现阴道有液体流出时，切不可粗心大意，应尽快到医院检查，以便采取及时的防治措施。

分娩前，孕妈咪还要注意尽量避免过多的肛门与阴道检查，因为一些不洁的检查工具可能会造成子宫内感染，同时也可减少检查对于子宫体造成的刺激。

■孕妈咪为什么会漏尿

到了妊娠晚期，由于子宫越来越大，从而压迫膀胱，加上骨盆底肌肉的无力，导致孕妈咪一旦咳嗽、打喷嚏或者大笑时就会有尿液漏出。解决这种情况的最好方法就是尽量控制盐分和水分，经常排小便，避免提重物，还要经常进行骨盆底肌肉的锻炼。

■胎盘功能不全的预防

1. 妊娠期孕妈咪要合理安排膳食，要保证每日摄取足够的蛋白质、维生素、植物纤维、钙、铁等营养物质，保持良好的胃口，多吃一些新鲜的水果和蔬菜。

2. 孕妈咪要注意劳逸结合，不要过度疲劳，也不要过于懒散。每天要坚持到室外散散步，这样可以促进全身血液循环。

3. 在家中要按时计算胎动次数和监测胎心率，并做好记录，密切关注胎宝宝的健康状态。

4. 严格按照医生的要求，定时做产前检查，尤其是患有心脏病、妊娠高血压或肾病的孕妈咪。

只有坚持按照上述要求来做，才能及时发现胎盘功能异常的情况，从而让医生采取必要措施。

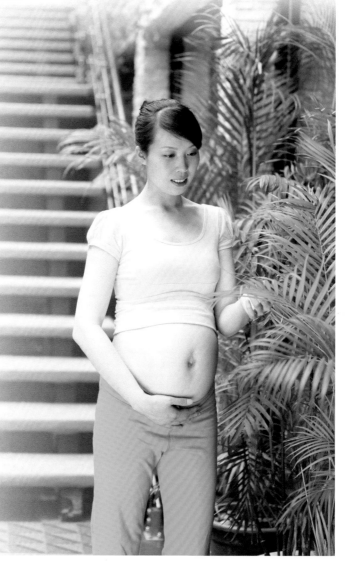

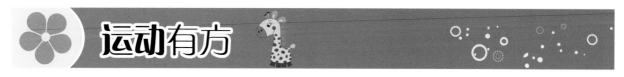

运动有方

■脚部运动

通过脚尖和踝关节的柔软活动，增强脚部的血液循环，而且对强健脚部肌肉也是行之有效的。

坐在椅子上，腿和地面呈垂直状态，两脚并拢，脚掌平放在地面上，脚尖使劲向上跷，待呼吸1次后，再恢复原状。

把一条腿放在另一条腿上，上侧脚尖慢慢地上下活动，约2分钟后两腿位置互换，同样的要领练习2分钟。每日数次，每次4分钟左右。

■扭转骨盆运动

这项运动能够加强骨盆关节和腰部肌肉的柔软性。

仰卧，双肩要紧靠在床上，屈膝，双膝并拢，带动大小腿向左右摆动，要慢慢有节奏地运动。然后，左腿伸直，右膝屈起，右脚平放在床上，右腿的膝盖慢慢地向左侧倾倒。待膝盖从左侧恢复原位后，再向右侧倾倒，以后左右腿可交替进行。

最好在早晨、中午、晚上各做5～10次。

■振动骨盆运动

该项运动除了松弛骨盆和腰部关节外，还可使产道出口肌肉柔软，并强健下腹部肌肉。

先仰卧床上，后背紧靠床面，屈双膝，脚掌和手掌平放在床上。腹部呈弓形向上凸起，默数10下左右，再恢复原来体位。然后四肢着地，低头隆背，使背部呈圆形。抬头挺腰，背部后仰。上半身缓慢向前方移动，重心前后维持不变，一呼一吸后复原。反复多做此动作，早晚各做5～10次。

■盘腿坐运动

这项运动可以松弛腰关节，伸展骨盆的肌肉，

可使分娩时婴儿容易通过产道，顺利生产。

盘腿坐好，精神集中，挺直背部，收下颌，两手轻轻放在膝盖上（双手交叉按膝盖也可以），每呼吸1次，手就按压1次，反复进行。按压时要用手腕按膝盖，一点一点用力，尽量让膝盖一点点接近地面。

运动时间可选在早晨起床前、白天休息时或晚上睡觉前，每次各做5分钟左右。

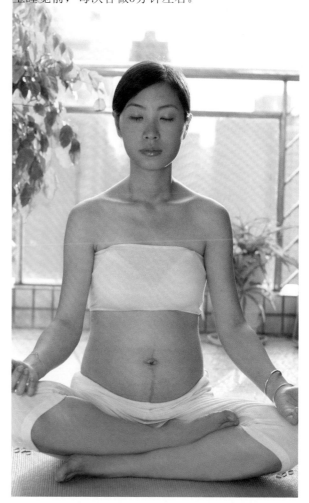

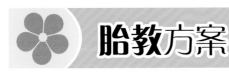

胎教方案

■情绪胎教

　　这时期，一些孕妈咪往往担心胎儿是否健康，能否顺利分娩。如果情绪高度紧张，就容易导致心理上的不平衡，甚至使整个养胎与胎教的成果功亏一篑。因此要求孕妈咪要保持乐观的精神状态，愉悦地期盼与小宝宝见面。当孕妈咪有焦虑、紧张等不良情绪时，试着去做些自己感兴趣的事情，转移自己的注意力。

■音乐胎教

　　此时孕妈咪因为临近分娩，可能会产生烦躁不安、情绪紧张的心理，因此应尽量选择柔和、节奏舒缓、优美动听的音乐，可以是古典音乐，也可以是流行歌曲。

　　最好使用专用传声器，也可用耳机或外接扬声器，把传声器放置在腹部正上方，声音在60分贝左右，相当于收音机中等声音。如使用录音机放音乐，录音机可放在离孕妈咪1米左右的位置；如是扬声器，可对着腹部，腹部最好无衣服遮盖，声音稍强但不可太大，在65～75分贝。

■语言胎教

　　9个月的胎儿虽说已具备了听力，但还不是通过耳朵而是通过大脑来接受语言的，此时，准父母与胎儿的对话内容应以理解性和系统性语言为主。这一类词难度较大，如眼、嘴、热的、冷的、彩色、好香等一个字一个字地说，准父母要有兴趣，耐心地教。另外，准父母也可以选些浅显的古诗、纯真的儿歌、动人的名人经历讲述给胎儿听，这些对胎儿都是有益处的。

■视觉胎教

　　这个月也要坚持继续对胎儿进行视觉胎教，当胎儿醒着（胎动）时，用手电筒的微光一闪一灭地照射孕妈咪腹部。视觉胎教可以训练胎儿昼夜节律，即夜间睡眠、白天觉醒，促进胎儿视觉功能及脑的健康发育。训练可选择在每天早晨起床前与每晚看完新闻联播及天气预报之后进行，以便日后养成孩子良好的作息习惯。

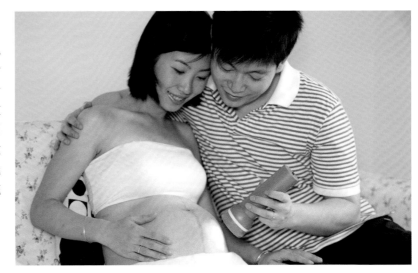

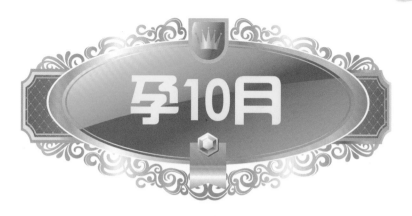

孕10月

 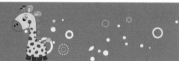 孕妈咪与胎宝宝变形记

■孕妈咪身体的变化

此时孕妈咪子宫底高30～35厘米。由于胎儿下降，腹部凸出部分有稍减的感觉，胃和心脏的压迫感减轻，食欲增加，呼吸也顺畅了一些，但因为下降的子宫压迫膀胱，尿频、便秘更为明显，而且阴道分泌物也更增多起来，产道也变得柔软有弹性。

如果子宫出现收缩的情况，且这种情况每日反复出现数次，就是临产的前兆。子宫收缩时，把手放在肚子上，会感到肚子发硬。

■胎宝宝的成长

这阶段胎儿身长为50～51厘米，体重为2900～3400克。皮下脂肪继续增厚，体形圆润。皮肤没有皱纹，呈淡红色。骨骼结实，头盖骨变硬，指甲也长到超出手指尖，头发长出2～3厘米，细毛几乎看不见了，内脏、肌肉、神经等都非常发达，已完全具备生活在母体之外的条件。正常情况下，此时胎儿身体的位置稍有下降，头部嵌于母体骨盆之内，活动比较受限，胎动比以前更加频繁。

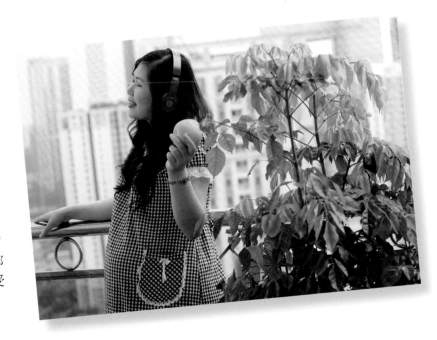

孕妈咪健康饮食

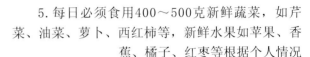

■孕10月的饮食原则

由于临产期越来越近，胎儿进入母体的骨盆中，孕妈咪上腹部的挤压感明显减轻。胃部感到比以前舒适了，因此食欲较之以前会增加。这一时期，孕妈咪为了保证生产时的体力，饮食除注意增加营养外，仍要以富含纤维素的蔬菜、水果为主，同时保证摄取足量的蛋白质、糖，以及钙、铁、磷和钾等营养元素。

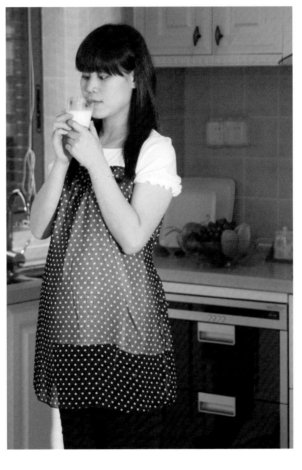

为了保证孕妈咪营养的需要，每天膳食最好做到以下几点。

1. 摄取主食400～500克。

2. 蛋类可以提供优质蛋白质、叶酸、B族维生素和铁等，因此，孕妈咪应每天食用1～2个鸡蛋。

3. 摄取各种鱼、瘦肉等80～150克，每周最好食用300～500克动物肝脏。

4. 孕妈咪适量吃些豆类食品，将对胎儿健脑十分有益。每天可食用200克大豆制品。

5. 每日必须食用400～500克新鲜蔬菜，如芹菜、油菜、萝卜、西红柿等，新鲜水果如苹果、香蕉、橘子、红枣等根据个人情况选择食用。

6. 为了保证碘的摄入，孕妈咪每天应食用海鱼、海虾、紫菜等。

7. 孕妈咪每天要保证充足的水分，富含各种矿物质的汤水也是必不可少的。

■分娩时的饮食须知

分娩时，产妇要有足够的能量供给，才能有良好的子宫收缩力，才能将孩子娩出。第一产程中，由于不需要产妇用力，产妇可尽可能多吃些东西，以备在第二产程时有力气分娩。所吃的食物应以碳水化合物性的食物为主，因为它们在体内的供能速度快，在胃中停留时间比蛋白质和脂肪短，不会在宫缩紧张时引起产妇的不适或恶心、呕吐。食物应稀软、清淡、易消化，如蛋糕、挂面、糖粥等。第二产程中，由于产妇需要不断用力，此时应进食高能量、易消化的食物，如牛奶、糖粥、巧克力等。还可适当喝点果汁或菜汤，以补充因出汗而失去的水分。如果实在无法进食，也可通过输入葡萄糖、维生素来补充能量。

■产妇临产前宜吃巧克力

产妇在临产前要多补充些热量，以保证有足够的力量，屏气用力，顺利分娩。很多营养学家和医生都推崇巧克力，认为它是"助产大力士"，并将它誉为"分娩佳食"。一是由于巧克力营养丰富，含有大量的碳水化合物，能产生大量的热能，供人体消耗，而且能在很短时间内被人体消化吸收和利用。二是由于巧克力体积小，而且香甜可口，吃起来也很方便。产妇只要在临产前吃一两块巧克力，就能在分娩过程中得到热量。

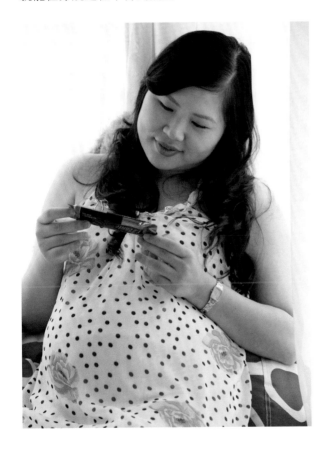

■剖宫产前后饮食禁忌

◎剖宫产术前不宜进补人参

有人认为剖宫产出血较多，因而在术前让孕妇进补人参以增强体质，这种做法很不科学。因为人参中含有人参甙，该物质具有强心、兴奋等作用，用后会使产妇大脑兴奋，影响手术的顺利进行。另外，食用人参后，还会使产妇伤口渗血时间延长。

◎剖宫产术后不宜过多进食

因为剖宫产手术时肠管受到刺激，胃肠道正常功能被抑制，肠蠕动相对减慢，如进食过多，肠道负担加重，不仅会造成便秘，而且产气增多，腹压增高，不利于康复。所以，术后6小时内应禁食，6小时后也要少进食。

◎剖宫产术后不宜食产气多的食物

产气多的食物有黄豆、豆制品、红薯等，食后在肠道内产生大量气体而引发腹胀。

◎剖宫产术后不宜多吃鱼类食品

据研究，鱼类食物中含有一种"EPA"的有机酸物质，有抑制血小板凝集的作用，妨碍术后的止血及伤口愈合。

■一天的饮食安排

早餐	**主食**：牛奶250克，奶油包2个（约150克）。 **副食**：各种新鲜拌蔬菜1小盘，鸡蛋1个，肉类50克。水果可选香蕉2根或苹果1个。
午餐	**主食**：米饭2小碗或小花卷2个（量约150克）。 **副食**：炒三丁（鲜笋200克、胡萝卜100克、鸡肉100克），番茄里脊片（番茄酱100克、瘦猪肉150克），羊肉丸子白菜汤2小碗。下午水果葡萄约200克。
晚餐	**主食**：米饭2小碗或馒头2~3个（量约150克）。 **副食**：香菇西兰花（西兰花250克、鲜香菇100克），红焖牛肉土豆（牛肉250克、土豆200克），菠菜豆腐排骨汤2小碗。晚上水果品种可根据自己的口味选择。

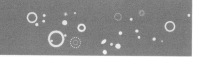

日常生活保健

■丈夫是生产的最佳陪护人

产妇生产时，最佳的陪护人应该是丈夫。现在越来越多的医院提供了温馨的家庭式分娩环境，鼓励丈夫陪伴分娩。

丈夫陪伴在妻子身边，可以帮助妻子克服紧张心理。丈夫温柔体贴的话语可以使妻子得到精神上的安慰，丈夫的鼓励和支持可以增强妻子顺利分娩的信心。

有信任的配偶在场，产妇感觉自己有了强大的支撑力。丈夫可以分担妻子的痛苦，也可以分享婴儿安全降生的快乐，这对于增进夫妻感情也是至关重要的。

■缓解临产前紧张情绪的方法

分娩对孕妈咪来讲是一件重大的应激事件，特别是初产妇，她们往往缺乏心理准备，对生产既感到神秘，又有些惧怕。有的孕妈咪惧怕分娩时的疼痛，担心分娩不顺利，忧虑胎儿是否正常及胎儿的性别和长相是否理想等。那么，缓解临产前紧张情绪应注意以下几点。

1.定期做好孕期保健、定期检查，确保胎宝宝的安全，消除顾虑。

2.注意营养、休息，经常散散步、听听轻音乐，尽可能地放松自己，或看一些喜剧片，读一些高雅的书籍，不看恐怖影视、小说，以免增加额外的紧张。

3.安排好分娩前的准备工作，协商好分娩过程中可能出现的问题和解决办法。

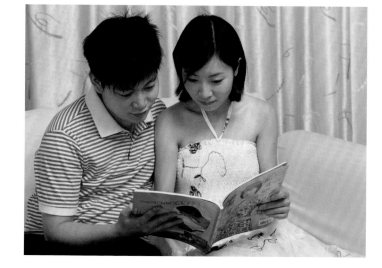

4.与社会多接触，尤其是周围亲人，跟妈妈们交谈，咨询产科专家，获取分娩和育儿的感受和经验，以消除心中的疑问。

5.学习和练习分娩镇痛的呼吸和按摩方法。

6.安排好工作，处理好家庭、社会关系，消除各种矛盾，不将不良的情绪带到临产中。

■注意保持外阴清洁

预产期前几天，孕妈咪尤其要注意保持外阴清洁，每天早晚用温开水清洗外阴、大腿内侧和下腹部。

若孕妇临产前患有阴道炎、阴道内分泌物较多，化验报告表明阴道有真菌、滴虫或清洁度在"++"以上者，除请求医生治疗外，可选用中药银花藤、苦参、野菊花、土茯苓、防风、地肤子各30克煎汤熏洗，还可用1：1000的新洁尔溶液，或用1：5000的高锰酸钾溶液洗涤，早晚各一次，每次洗涤后须换上干净内裤。

■孕妈咪临产五忌

忌怕。很多孕妇对分娩有恐惧感，害怕疼痛和危险，临产期越近，越是紧张。其实这种害怕完全没有必要。分娩几乎是每个女性必经的一关。现代医学发达，分娩的安全系数大大提高，分娩手术的成功率接近百分之百，一般不会出现意外。

忌累。临产前，工作量、活动量都要适当减少，应该养精蓄锐，准备全力以赴地进入临产过程。

忌粗。妊娠末期不可粗心大意，要避免长途旅行或单独外出，以免突然临盆，措手不及。

忌忧。临产前要精神振作、情绪饱满，摆脱一切外在因素的干扰。

忌急。到了预产期并非就要分娩，提前17天或推后7天都是正常的情况。孕妈咪不要着急，也不要担心。

■分娩前孕妈咪的身体准备

1.分娩时体力消耗较大，因此分娩前孕妈咪必须保证充足的睡眠时间，午睡对分娩也比较有利。

2.合理安排孕妈咪的生活，接近预产期的孕妈咪应尽量不外出和旅行，但也不要整天卧床休息，做一些力所能及的轻微运动还是有好处的。

3.临产前应绝对禁止性生活，以免引起胎膜早破和产时感染。

4.孕妈咪必须注意身体的清洁，由于产后不能马上洗澡，因此，住院之前应洗澡。若到公共浴室洗澡，必须有人陪伴，以防止湿热的蒸汽引起孕妈咪昏厥。

5.在临产期间，准爸爸应尽量不要外出，夜间要陪护在妻子身边。

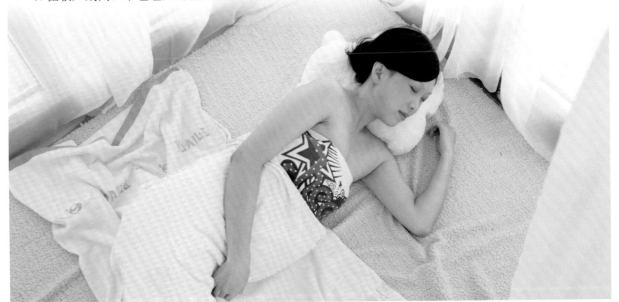

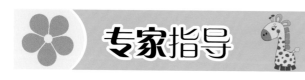
专家指导

■到了预产期就一定分娩吗

　　胎儿在母体内发育平均需要266天。鉴于排卵日期可能提前或推后，胎儿的成熟及分娩又存在一定的个体差异，实际只有5%的孕妈咪恰好在预产期那天分娩，而75%左右则在预产期前2周内及其后2周内临产。故妊娠38～42周间分娩，均属于足月产。

　　超过预产期2周或2周以上仍不临产者为过期妊娠。存在着如胎儿过大或胎头过硬，分娩时胎儿不容易通过产道的难题。另外，过期产胎盘老化或功能减退以及羊水减少，致使胎儿易发生宫内缺氧等高危因素，不利胎儿安全娩出。所以，应尽量设法避免发生过期妊娠。

　　超过预产期的孕妈咪，仍应按时进行产前检查。经医生核对预产期，一旦确定已过1周时，应遵照医生要求及时入院，接受适当的引产措施。

■如何预防胎儿窘迫

　　1.应认真做好产前检查，尽早掌握自己有无可能发生慢性胎儿窘迫的各种原因，如有则要积极进行治疗。如怀孕时伴有妊娠中毒症、过期妊娠、妊娠期合并全身性疾病等，需进行胎心监护，对妊娠整个过程进行严密观察。

　　2.临产时去医院住院，医生会给孕妈咪行胎心监护。绝大多数可通过早期发现、及时正确处理来降低新生儿窒息发生率及死产、新生儿死亡等。

　　3.如属于产力异常、滞产及胎头浮动的孕妈咪，则需加强

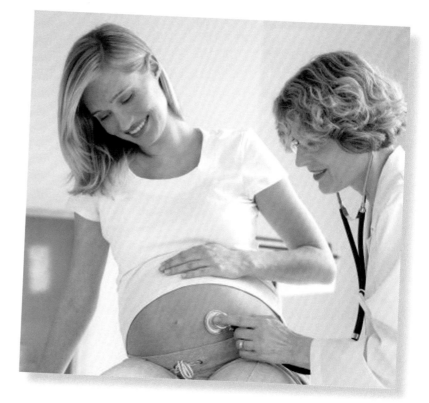

监护，临产时尽量少用宫缩素及麻醉剂。脐带并发症及产力异常，是胎儿窘迫最常见的原因。一旦有异常现象，医生会适时正确处理各种异常分娩。

■过期妊娠的预防及处理

过期妊娠的发生率为8％～10％。过期妊娠对母子不利，尤其对胎儿有害。为防止过期妊娠，应做到以下几个方面。

1. 按时做孕期保健检查。

2. 核对末次月经及以往月经周期是否规律，以准确计算胎龄。

3. 凡预产期（经核实）超过10天，应入院做好引产准备，计划分娩。

4. 凡羊水不少，胎儿大小适中，胎盘功能正常，宫颈尚不成熟的，可积极进行宫颈软化，在全面监测后，延迟分娩2～3天。如果没有条件监测，则应及时采取引产措施，勿使妊娠超过42周。

■分娩方式的选择

目前医院一般采用三种分娩方式，即自然分娩、无痛分娩与剖宫产。一般医院会对产妇做详细的全身检查和产科检查，检查胎位是否正常，估计胎儿有多大，测量骨盆大小是否正常等，如果一切正常，就会建议采取自然分娩的方式。如果有问题，则会采取剖宫产。无痛分娩则是由患者自身来决定的，不想忍受产程剧痛又能自然分娩的人可选择无痛分娩。

剖宫产是处理高危妊娠和难产的有效方法，自然分娩的产妇产后恢复快，而且婴儿有经过产道挤压的过程，因此在呼吸系统等方面的发育也较好，是情况正常产妇的最佳选择。无痛分娩则为害怕生产疼痛的产妇提供自然分娩的机会。

■即将分娩的征兆

◎出现规律的子宫收缩

当出现有规律的子宫收缩，每隔10～15分钟1次，每次持续时间几十秒钟，即使卧床休息宫缩也不会消失，而且间隔时间逐渐缩短，持续时间渐渐延长，收缩的强度不断增强时，就是临产的开始，应该立即去医院待产。

◎阵痛

周期性的子宫收缩就是阵痛。刚开始时是每半个小时或一个小时就会有15秒左右的腹部张力，然后间隔时间会越来越短，反复地加强规律的子宫收缩。到了10分钟1次规律阵痛时就是要开始分娩了。

◎见红

见红是指在分娩开始前24小时内阴道会排出一些血性黏液。当产妇"见红"时就表示24小时以内即将临产。

◎破水

由于子宫收缩不断加强，子宫内的羊水压力增加，羊膜囊就会胀破，"胞浆水"就会流出，这时应该立即将孕妇送往医院。一般情况下，孕妇会在24小时以内临产。

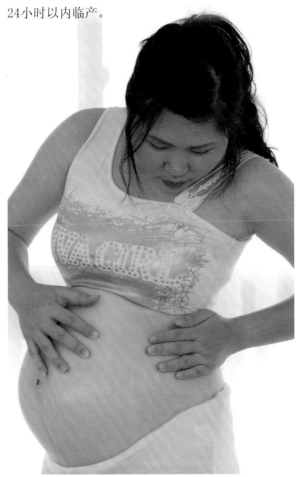

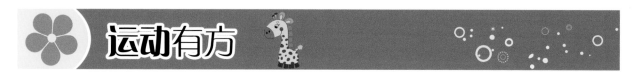

运动有方

到此时孕妈咪身体已经非常笨重，几乎进行不了什么活动了，唯有散步是孕妈咪最适宜的运动。要注意，这时的孕妈咪在散步时，应该抬头、挺直后背、伸直脖子、收紧臀部，保持全身平衡，稳步行走。孕妈咪还可以进行一些利于分娩的呼吸运动、盆底肌肉锻炼等。

■呼吸运动

学会不同的呼吸法是很重要的，在分娩时孕妈咪能够在不同的时间里使用到每一种技术，以此来帮助自己放松，保持体力，控制身体，抑制疼痛，以使自己镇静，免受恐惧，通过集中精力呼吸来对紧张、疼痛产生高度的控制作用。其中呼吸运动是分娩中减轻产痛最常用的方法，但呼吸也有技巧，分深呼吸、浅呼吸和短促呼吸。

◎深呼吸

深呼吸适合于子宫收缩开始和结束的时候。其技巧是孕妈咪尽量做到放松，当孕妈咪吸气时，会感觉到肺的最下部充满了空气，胸廓下部向外和向上扩张。如果孕妈咪舒适地坐着，家人把手放在其背下部，就能够通过吸气使其移开。这有点像叹气结束时的感受，接下来缓慢而深沉地将气呼出。这种深呼吸会产生一种镇静的效果。

◎浅呼吸

浅呼吸适合于子宫收缩达到高点的时候。技巧是吸气要浅，感觉吸到肺的上半部，当孕妈咪肺的上部分充满气体时，胸部的上部和肩胛就会上升和扩大。此时如果家人将手放到孕妈咪肩胛上便会感觉到。呼吸应丰满而短促，嘴唇微微开启，通过喉部把气吸入。每次浅呼吸约10次之后，就需做一次深呼吸，之后再做一次即可。

◎短促呼吸

短促呼吸适合于子宫颈口未开大前控制向下用力和镇痛。其技巧是呼吸上提放松，以不感到使力为度。孕妈咪应仰卧，后膝盖弯曲，双手交叉握在胸前，先吸气后用鼻快速短促地重复呼吸5次。口微微张开，慢慢呼气，重复练习。

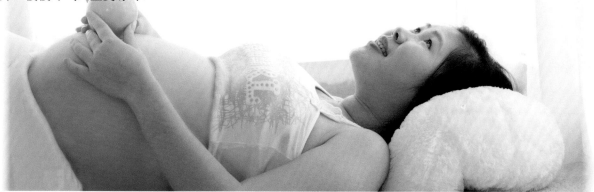

胎教方案

■氧气胎教

有专家认为，孕妈咪在妊娠的最后一段时间每天只要进行30分钟的氧气添加法，就可对胎儿智力产生影响。

具体做法是：在医生指导下把孕妈咪的身体放入樽形装置中，使孕妈咪腹部周围的空气减压，为大气压的1/5，从而减少腹壁给胎儿的压迫，这样使流入胎儿脑部的血液量增加。由于血流量增加，供给胎儿的氧气也就充足了。当然这种方法与其他胎教方法相结合更容易取得良好效果。

■抚摸胎教

越临近产期，孕妈咪越容易出现紧张、焦虑、恐惧的心情，加上产程中的一些干扰措施等，容易使得难产概率增大。研究发现，适当进行按摩对胎儿来说是种很好的优教方法，甚至在新生儿出生时，按摩还可以使产程明显缩短，使难产的发生率降低。

具体做法是：孕妈咪或准爸爸用手在孕妈咪腹部触摸到胎儿身体后，用手指稍稍用力弹压胎儿肢体，用手轻轻推一推胎儿身体，一般在5分钟内总共做10多次即可。每晚在听音乐时做，或在手电筒光照前后做均可。

■视觉胎教

孕妈咪的腹壁、子宫壁已变得较薄，光线易于透过，因此还应对胎儿进行视觉胎教。柔和光线可以增加胎儿对于明暗的感觉，以此提高胎儿对光的敏感度，初步促进生物钟的建立，这对大脑的发育和成熟有利。

具体做法是：在每晚听音乐之前和之后，把手

电筒玻璃光罩直贴在孕妈咪的腹壁上，约在宫底以下三横指处对胎儿进行照射，每次照射2～3分钟。

■综合胎教

妊娠晚期，胎儿的各种感觉已基本健全，此时更适合将各种胎教方法综合进行，灵活使用。

具体做法是：每天清晨起床，拍着腹中的胎儿对其说一些关于天气或问候的话语；然后到户外散步，可以边散步边对胎儿进行抚摸和温柔说话；晚上睡觉前则进行音乐胎教，一边听音乐一边抚摸胎儿。当然每个孕妈咪可以根据自己的实际情况来选择适合自己的胎教方法，只要是对胎儿有益的都可进行。

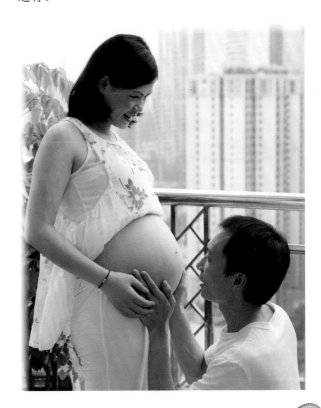

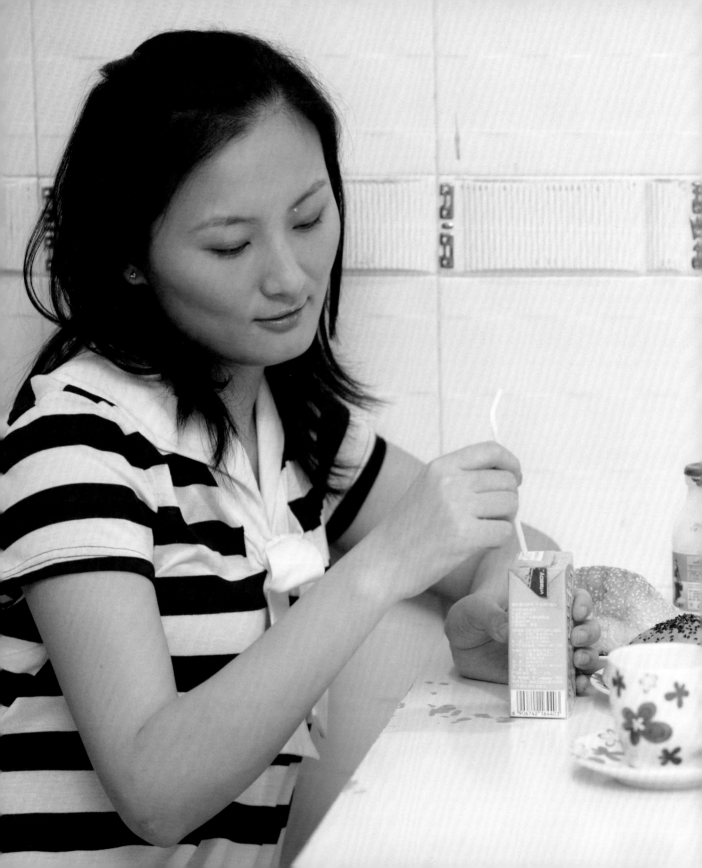

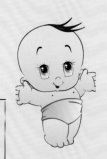

第 三 章
产后保健

经历了妊娠和分娩的产妇，不论是生理还是心理都面临着巨大的改变，都希望安静休养，但需要哺育新生儿，所以常会因婴儿啼哭、溢奶或奶水不足而焦虑。产妇在产后的调养护理既关系到身体康复，又关系到新生儿的健康成长。因此，家人应帮助产妇针对生理上所产生的身体变化，进行适当的补充与调养，让其能够迅速恢复孕前的身体功能。

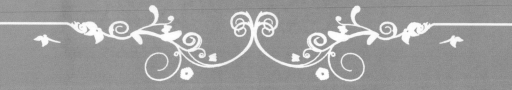

产后日常护理

 ## 产后服饰的选择

■产妇内衣的选择

产妇由于特殊的生理状况，应选择吸汗、透气性好、无刺激性的纯棉布料内衣裤，且要求内衣裤要宽大舒适。此外，佩戴乳罩往往是产妇最容易忽视的。她们认为哺乳期不必佩戴乳罩，一方面可以方便哺乳，另一方面可以增加乳汁的分泌，其实这种观点是错误的。

胸罩有支持和扶托乳房的作用，有利于乳房的血液循环。哺乳女性的乳房普遍增大很多，如果没有乳罩的帮助，几乎都会出现乳房下垂的现象，从此失去了使乳房挺拔的美感。

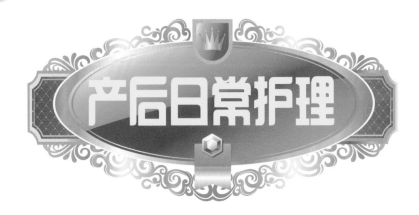

■产妇衣着的选择

产妇应选择宽大舒适、冷暖适宜的着装，不要穿紧身衣裤，也不要束胸，以免影响血液循环或乳汁分泌。产妇要注意随着四季天气的变化随时增减衣服。夏季注意凉爽、排汗，被褥需用棉毛巾制品，以不寒不热为佳。若汗湿衣衫，应及时更换，以防受湿。冬季注意保暖，不要将身体捂得太严，否则会使汗液不能蒸发，影响体内散热。铺盖和被盖要松软暖和。产妇最好穿棉衣或羽绒服，脚穿厚棉线袜或羊绒袜。

■产妇不宜穿戴过多

有的人认为坐月子时衣服穿得越多越好，特别是冬天，其实对产妇并没有好处。产妇皮肤排泄功能特别旺盛，以排出体内过多的水分，所以出汗特别多，如果汗不擦干直接吹风或在穿堂风下休息，就容易感冒。有的产妇不管冷热，不分冬夏，总是多穿多捂，这样身体过多的热不能散发出去，结果出汗过多，变得全身虚弱无力，严夏时还会发生中暑，出现高热不退，昏迷不醒，甚至危及生命。

产后日常生活应注意的事项

■产后怎样护理会阴部

产后会阴部可因分娩时先露的压迫及助产的操作，局部发生轻度的充血、水肿，或有会阴部的裂伤或侧切伤口。而会阴部因其解剖特点很容易被尿液、大便及恶露污染，如不注意清洁卫生，易引起产褥感染，影响产妇的身体健康，所以会阴部的护理非常重要。

产后可以用1∶5000高锰酸钾液或0.1%新洁尔灭冲洗会阴，每天2～3次或于大小便后冲洗，尽量保持会阴部清洁及干燥。

■产后不宜马上熟睡

经过分娩的过程，产妇大量的体力和精力被消耗掉。因此，当婴儿出生后，母亲就会大松一口气，紧接着疲劳就会袭来，很想痛痛快快地睡一觉。但医学专家建议，产后不宜立即熟睡，应先闭目养神，取半坐卧位，用手掌从上腹部向脐部按揉，在脐部停留，旋转按揉片刻，再按揉小腹，时间比脐部稍长。如此反复十余次，可有利于恶露下行，避免或减轻产后腹痛和产后出血，帮助子宫尽快恢复。闭目数小时后即可熟睡。产妇周围环境应保持安静。家人应悉心护理和照顾产妇。

为使子宫保持正常位置，产妇最好不要长时间仰卧。早晚可采取俯卧位，注意不要挤压乳房，每次20～30分钟，平时可采取侧卧位，这种姿势不但可以防止子宫后倾，还有利于恶露的排出。分娩后几天起，早晚各做一次胸膝卧位。

■产后要加强心理保健

由于心理、社会、内分泌变化和相互作用的原因，产后容易发生精神障碍。在出现明显的精神障碍之前，常可见有心情烦躁、容易激动、失眠、焦虑不安、情绪低落、忧郁爱哭等前驱症状。这一时期，产妇首先要精神愉快。科学家研究发现，没有精神压力的病人，要比有精神压力的病人痊愈得快。女性本多慈、悲、爱、憎、忧虑之心，常不能自拔，产后血虚，血不养心，最易伤动七情，故在产褥期内必须保持精神愉快。

同时，产后还要清心寡欲，即思想清静，欲望不多，倘若产褥期内仍不忘其事业，过度思虑，则使产后气血损伤身体，伤之再伤。要避免各种刺激，对外界的刺激要善于通过调节自己的感情去适应，如和喜怒、去忧悲、节思恐等方法，排除各种杂念，消除或减少不良情绪对心理和生理产生的影响。

■产后洗澡的注意事项

产妇在冬天洗澡时，浴室宜暖，浴水要热，但不要大汗淋漓，汗出太多会伤阴耗气，易致头昏、胸闷、恶心、欲吐等。在夏天洗澡时，浴室空气要流通，水温应接近体温，在37℃左右，不可贪凉用冷水。产后触冷会导致月经不调等病。

产妇宜采用淋浴，不宜洗盆浴，以免洗澡用过

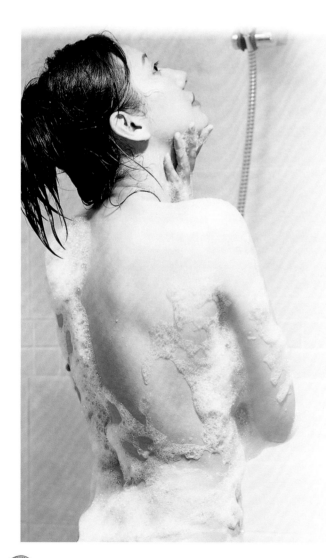

的脏水灌入生殖道而引起感染。每次洗澡时间不要太长，以15～20分钟为宜。产妇浴后要迅速擦干，避免风吹着凉。沐浴后若头发未干，不可辫结，不可立即就睡，否则会湿邪侵袭而致头痛。进食后不可浴，浴毕宜进少许饮食，补充耗损的气血。若无淋浴者，必须在盆内浇水洗浴，禁忌坐在盆中。剖宫产的妇女或分娩不顺利，出血过多，平时体质比较差的产妇，洗澡时间不宜太早，但每天应该用温开水擦洗全身，保持身体清洁。

■产后不宜睡席梦思床

在妊娠末期卵巢分泌第三种激素，叫松弛素，它有松弛生殖器官中各种韧带与关节的作用。产后的骨盆会失去完整性和稳固性，松散的骨盆再加上松软的席梦思不利于产妇翻身起坐。如欲急速起床或翻身，极易造成产妇骨盆损伤。因此，产妇不宜睡席梦思床，宜睡一段时间的硬板床(42天)，待身体复原后再睡席梦思床。

■产妇宜常梳头

产妇经常梳头不仅可以美容，而且可以去掉头发中的灰尘、污垢，还可以刺激头皮，对头皮起到按摩作用，促进局部皮肤血液循环，以输送头发生长所需的营养物质，防止脱发及发丝断裂、分叉等。同时，梳头还可使人神清气爽，面貌焕然一新。

产妇不要用新梳子梳头，因为新梳子的齿比较尖，不小心会刺痛头皮。最好用牛角梳，可起到保健作用。梳头应早晚进行，不要等到头发很乱，甚至打结了才梳，这样容易损伤头发和头皮。头发打结时，应从发梢梳起，可用梳子蘸75%的酒精梳理。

■产后恢复月经周期的时间

产后月经的恢复有较大的个体差异，另外与母亲是否哺乳、哺乳时间的长短以及母亲的年龄诸方面有关。一般在产后1个月以后，脑垂体对下丘脑

所分泌激素的反应已经恢复正常，所以卵巢开始有新的卵泡生长、发育和成熟而发生排卵，大约在排卵后2周左右就来月经。

因此，不给婴儿授乳的女性，上述变化可能发生得早，在产后2～3个月就来正常月经。但也有少数女性虽然授乳，仍可能排卵，在产后2～3个月也会有月经来潮。在分娩后2个月左右就来月经的约占18%～23%，大多数产妇于产后4～6个月来月经。

■产褥期如何招待来访者

招待来访的客人对父母是一项繁重的任务。除了为宝宝举行的正式招待会，没有必要为来访者准备正餐。产妇可以依旧穿着睡衣在床上坐着或躺着，因为当看到你穿着睡衣的时候，大多数人都会考虑到你的身体还没有完全恢复，就不会逗留很长时间。如果你不希望别人抱你的孩子，不要不好意思拒绝，可随时把医生的建议拿出来当挡箭牌，客人并不一定会生气和不理解。如果你不介意客人抱你的孩子，可以请他们先清洗双手，这个请求是可以理解的。

■产后应重视避孕

产后避孕一般可根据产后的情况来定。如果以母乳喂哺孩子的，在哺乳期不可用口服或注射避孕药，宜用安全套避孕，因避孕药会使乳汁分泌减少，还可通过乳汁影响婴儿。不哺乳的母亲，可在产后2～3个月开始采用口服避孕药避孕。正常产后3个月，或剖宫产后6个月以上的妇女，经医生检查适合放置宫内节育环的，均可放环，这是一种简便、有效、安全、可逆、一次放环能避孕多年的好方法。其他如避孕栓、避孕药膜等外用避孕药也可选用，选用时要遵守使用方法，一旦出现异常情况，应立即到医院查明原因。

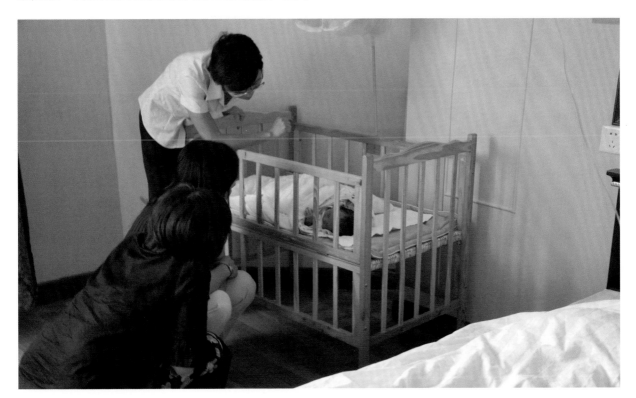

特殊人群产后须知

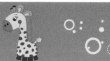

■高龄产妇产后须知

高龄产妇产后首先要注意的就是静养，不仅是刚生完头儿天要静养，在整个产褥期(产后42天)都要在安静、空气流通的地方静养，不宜过早负重及操劳家务。产妇刚分娩之后，体内的凝血因子一般会增加，以促进子宫收缩和恢复，也能起到止血的作用。在手术24小时后，

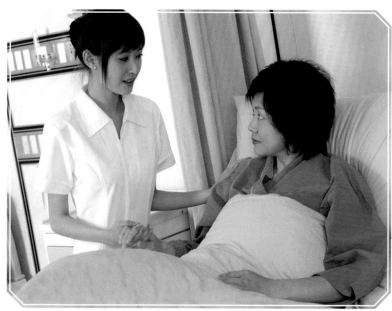

产妇可下床活动，在48～72小时后，产妇还可以走得更多一些。

高龄产妇产后要坚持做保健操，包括吸气、屏气、缩肛运动，还应勤洗澡、换衣服。同时也应注意高龄产妇产后体质较弱，抵抗力差，洗浴通风时要谨防感冒。

■剖宫产后自我护理须知

◎产妇应及早下床活动

麻醉消失后，上下肢肌肉可做些收放动作，术后24小时应该练习翻身、坐起，并慢慢下床活动。这是防止肠粘连、血栓形成的重要措施。

◎要注意阴道出血

剖宫产时子宫出血较多，应注意阴道出血量，如发现超过月经量，要通知医生，及时采取止血措施。剖宫产者子宫有伤口，易造成致死性大出血，产后晚期出血亦较多见，回家后若恶露明显增多如月经样，应及时就医。最好直接去原分娩医院诊治，因其对产妇情况较了解，处理方便。剖宫产后100天，若无阴道流血，可恢复性生活，但应及时采取避孕措施。因为一旦受孕做人工流产时，特别危险，容易造成子宫穿孔。

◎及时排尿

一般于手术后第二天补液结束即可拔除留置导尿管，拔除后3～4小时应及时排尿。如还不能排尿，应告诉医生，直至能畅通排尿为止。

◎注意体温

停用抗生素后可能会出现低热，这常是生殖道炎症的早期表现。如超过37.4℃，则不宜出院。无低热出院者，回家一周内，最好每天下午测体温一次，以便及早发现低热，及时处理。

产妇日常护理误区

■产妇要避风

不少人认为风是"产后风（指产褥热）"的祸首，因此将产妇房间的门窗紧闭，床头挂帘，产妇则裹头扎腿，严防风袭，其实这是极其不科学的。产褥热是藏在产妇生殖器官里的致病菌在作怪，多源于消毒不严格的产前检查或产妇不注意产褥卫生等引起的。如果室内房间封得严实，空气不流通，室内空气污浊，反而更容易使产妇、婴儿患上呼吸道感染而发热。

■产妇越晚下床越好

产妇在生产时耗费了大量的精力和体力，自然体质虚弱，需要适当的休息，但这并不代表产妇需要长期卧床。生产后如果在较长的一段时间内不活动，很容易使血液本来就处于高凝状态下的产妇发生下肢静脉血栓，同时产后盆腔底部的肌肉组织也会因缺乏锻炼，托不住直肠而膨出。

产妇应该及早下床活动，这样可以使产妇的体力和精神得到较快恢复，随着活动量的加大，还可增加食欲，减少大小便的困难，促进腹壁、骨盆底部的肌肉恢复，腹壁肌肉紧致有助于产妇早日恢复苗条的身材，防止发生生育性肥胖。

早期适量活动，还可使消化功能增强，以利于恶露排出，避免褥疮、皮肤汗斑、便秘等产后疾病的发生，并能防止子宫后倾。

所以，产后不要完全卧床，要及早下床活动，单纯卧床休息对产妇来讲是有害无益的，只要运动不过量，就不会产生副作用。

■产后不能洗头洗澡

我国的旧习惯认为产妇要在满月后才能洗头和洗澡，因为产妇分娩时失血，分娩后大量出汗，气血两虚，产后洗澡容易受外邪，因此认为产后不能洗澡，其实这种认识是完全没有科学根据的。因为产后身上不干净，易引起产褥热等疾病。产妇分娩时要出大汗，产后也常出汗，加上恶露不断排出和乳汁分泌，身体比一般人更容易脏，更容易让病原体侵入，因此产后讲究个人卫生是十分重要的。

■产后不能刷牙

产妇比一般人更应注意口腔卫生。由于产妇进餐的次数多，食物残渣存留在牙齿表面和牙缝里的机会增多，而口腔感染还是产褥感染的来源之一。如果月子里不刷牙，容易引起龋齿、牙周炎和牙髓炎，以及口臭和口腔溃疡。漱口刷牙能清除食物残渣及其他酸性物质，保护牙齿和口腔。因此，认为产妇在月子里不刷牙是不对的。

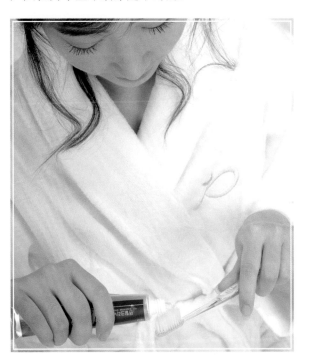

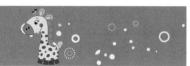

哺乳期用药的注意事项

■哺乳期用药要谨慎

哺乳期妇女服用的大多数药物或多或少都会出现在乳汁中，而且新生儿肝、肾排泄药物的功能尚不成熟，排除药物非常缓慢。如果经母乳不断地重复供给这些药物，可造成蓄积中毒。因此，哺乳期妇女用药时一定要谨慎。

■哺乳期用药原则

因大多数药物可通过血液循环进入乳汁，有的损害新生儿的肝脏功能、抑制骨髓功能、抑制呼吸、引起皮疹等。所以哺乳期妇女在服用任何药物之前，最好征求一下医生的意见。

乳汁中药物浓度和服药剂量有关，所以乳母用药应给予最低的有效量，这样尽可能降低乳汁中的药物浓度，以减少对宝宝的影响。如果必须短时间内应用某些药物，对宝宝的危害又较大，可暂停母乳喂养。此外，如果哺乳期需要用药，而且是一种比较安全的药，应在哺乳后立即服药，并尽可能推迟下次哺乳时间（最好能间隔4小时以上），以最大限度地减少宝宝吸入的药量。

■哺乳妈妈不应服用避孕药

避孕药中含有睾丸酮、黄体酮以及雌激素类衍生物等，这些物质进入妈妈体内，会抑制泌乳素生成，使乳汁分泌量下降。并且避孕药物中的有效成分会随着乳汁进入宝宝体内，使男婴乳房变大及女婴阴道上皮增生。所以，哺乳妈妈不宜采取药物避孕的方法。

■哺乳期不宜服用的药物

生物碱代谢药。会影响泌乳素的产生，从而抑制泌乳。

止痛药。一切普通止痛药，如可卡因、安乃近都应避免使用。因为这些药物会通过乳汁分泌出来对婴儿造成伤害，可以选择扑热息痛等来代替。

镇静药。乳母服用安定、巴比妥等镇静药，会加重婴儿肝的代谢负担，而且该药物易于蓄积在婴儿体内，可引起婴儿的困倦和嗜睡。

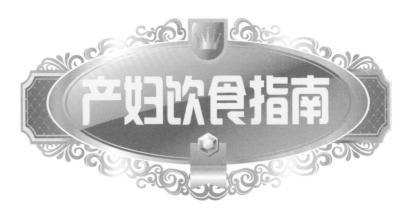

 产后的饮食原则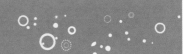

■产后要保证营养充足

产妇由于在分娩时消耗大，加上产后大量出汗、恶露等，需保证营养充足才有利身体康复及喂养新生儿。

坐月子期间的饮食应以充足的能量、高蛋白质、适量的脂肪、丰富的无机盐和维生素以及充足的水分为原则。

能量是保证泌乳量的前提，热能不足将导致泌乳量减少40％～50％。食物应以奶制品、蛋类、肉类、豆制品、谷类、蔬菜为主，配合适量的油脂、糖、水果。食物应清淡、易于消化，烹调时应少用油炸油煎的方法，每餐应荤素结合，少吃甚至不吃生冷或凉拌的食物，以免损伤脾胃，影响消化功能。产后虽不要忌口，但要注意少食辛辣食物，建议在产后1～2天就开始适度进行健身锻炼，以免因多吃少动而发生产后肥胖。同时，锻炼也可以促进食欲，保证所需营养量的摄入。

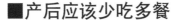

■产后应该少吃多餐

为了让产后疲劳的内脏充分吸收营养，产妇应尽量少吃多餐(1日分量分为5～6次进食最为恰当)。这是因为餐次增多有利于食物消化吸收，保证充足的营养。产后胃肠功能减弱，蠕动减慢，如一次进食过多过饱，反而会增加胃肠的负担，从而减弱胃肠功能。如采用多餐制则有利胃肠功能恢复，减轻胃肠负担。

产后宜食用的食物

■产后宜喝小米粥

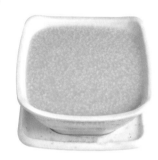

　　小米含有丰富的脂肪、蛋白质、淀粉、糖、脂肪酸，其中胡萝卜素、铁、锌及维生素B$_2$含量比大米、白面都要高。小米味甘，性微寒，有健脾胃、滋肾气、除湿热、安眠等作用，对脾胃虚热、反胃呕吐、妇女带下、产后缺乳、产后口渴等病症有很好的疗效。产妇喝小米粥，不仅可以补养身体，还可以促进其乳汁的分泌。

■产后宜多吃鲤鱼

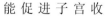

　　中医认为，凡营养丰富的饮食，都能提高子宫收缩力，帮助去淤血。鱼类含丰富的蛋白质，能促进子宫收缩。鲤鱼还有生奶汁的作用，所以，产后适当多吃些鲤鱼是有道理的。此外，要注意鲤鱼脊上两筋及黑血不可食用，而且鲤鱼忌与鸡肉、绿豆、赤小豆、猪肝同食。

■产后宜吃红枣

　　红枣中含有丰富的蛋白质、胡萝卜素、多种氨基酸、维生素、碳水化合物、钙、铁、磷等。产妇经常食用红枣可以补身，帮助恢复精力，减弱烦躁和郁闷，还可以减轻因心血不足所引起的心跳加速、头昏眼花、失眠等症状。但红枣不可一次食用过量，否则会有损消化功能，引起腹胀、便秘等。又由于红枣味甜，浮肿、腹胀的人不适合食用，否则容易生痰生湿。

■产后宜吃猪蹄

　　鸡汤、排骨汤、猪蹄汤等，营养丰富，易消化吸收，可以促进食欲及乳汁的分泌，帮助产妇恢复身体。特别是猪蹄汤，是我国传统的下奶食物，如花生木瓜炖猪蹄、黄豆炖猪蹄等，能补血通乳，可治疗产后缺乳症。

■产后宜多吃鸡肉

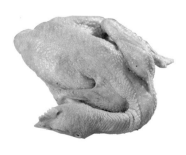

　　鸡肉中含有丰富的营养，其蛋白质含量比牛、猪、羊肉都要多，而脂肪比牛、猪、羊肉要少，产后经常食用有利于产妇强身健体。且鸡肉中所

含的脂肪酸多为不饱和脂肪酸，不会使人发胖；同时为了增加乳汁可食用公鸡肉。

■产后宜吃红豆

红豆的主要成分是糖类、蛋白质，还含有丰富的维生素、膳食纤维和多种矿物质。能健胃生津、去湿益气，其中所含的钙质能让产妇气色红润，还有

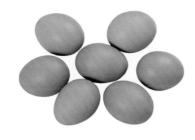

补血、促进血液循环、强化体力、增强抵抗力的效果。产妇食用红豆有催乳的功效，对产后水肿、排尿困难、脚气病等也有一定的食疗效果。

■产后宜吃鸡蛋

鸡蛋中蛋白质、氨基酸、矿物质的含量均较高，且鸡蛋的消化吸收率高，所以产后宜吃鸡蛋，蛋黄中的铁对产妇贫血有疗效。

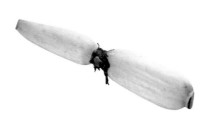

■产后宜吃莲藕

莲藕营养丰富，清淡爽口，含有丰富的淀粉、维生素和矿物质，可健脾益胃，润燥养阴，

行血化淤，清热生乳，是祛淤生新的佳蔬良药。产妇多吃莲藕，能及早清除腹内积存的淤血，增进食欲，帮助消化，促使乳汁分泌，利于对新生儿的喂养。

■产后宜吃木瓜

木瓜中含有丰富的果酸、木瓜酶以及木瓜蛋白。果酸具有抗炎抑菌、降低血脂、软

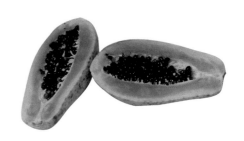

化血管等功效；木瓜酶则对乳腺发育很有帮助，其催乳效果尤为明显，能帮助产妇消除体内的毒素、净化血液；木瓜蛋白则能帮助蛋白质消化。木瓜也是很好的美容食物，其中所含的营养素能直接被皮肤吸收，可以消除脸部黑斑、色斑、青春痘等，产妇常食用可以使皮肤变得红润光洁、柔嫩、细腻。

■产后宜吃牡蛎

牡蛎肉质乳白、细嫩、营养丰富，除含有丰富的蛋白质、维生素和糖类等营养成分之外，还含有人体必需的十多种氨基酸、矿物质等营养成分。牡蛎中所含有的锌有助于美化肌肤、提高免疫机能。多吃

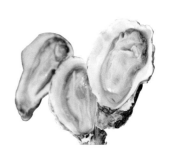

牡蛎还能预防产妇贫血，使身体尽快恢复正常；同时，牡蛎还是产妇产后瘦身的好食品。

产后不宜多吃的食物

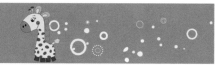

■产后食盐应适量

盐中含钠，钠是人体必需的物质，如果人体缺钠就会出现低血压、头昏眼花、恶心、呕吐、无食欲、乏力等，因此在人体内应保证有一定量的钠，成人每天食盐量为6克左右。

但是，乳母食盐过多会加重肾脏负担，也会使血压增高。所以，产妇不应过量食盐。

■产后要少吃辛辣、生冷、坚硬的食物

产妇在产后1个月内饮食应清淡、易于消化，食物品种应多样化，忌食辛辣温燥和过于生冷的食物。

辛辣温燥之物可助内热使产妇上火，引起口舌生疮，大便秘结或痔疮发作，并且母体内热可通过乳汁影响使婴儿内热加重。所以产妇在1个月内不宜食用过多的辣椒、大蒜、韭菜、茴香、酒以及油炸类食物。

生冷、坚硬食物易损伤脾胃，影响消化功能，生冷之物还易致瘀血滞留，可引起产后腹痛、恶露不净等。如食坚硬之物，还易使牙齿松动疼痛。

■产后不宜过量食红糖

产后食用红糖可有效补充铁、钙、锰、锌等微量元素和蛋白质，对子宫的恢复、恶露排出以及促进乳汁的分泌都有一定作用。喝红糖水对产妇虽好，但也必须讲究科学性。产妇如果吃红糖过多，则对健康不利。

一般来说，在产后10天内每天饮用1～2次红糖水比较适宜，此后偶尔喝1～2次即可，切不可经常饮用。因为红糖属于温热性食物，长时间过量食用易导致热盛生火，火热则伤胃肠。尤其在炎热的夏天，由于红糖热能较高，必定加速出汗，出汗增多而带走了体内大量的水分以及钾、钠、氯等电解质，容易出现电解质紊乱，产妇会表现为口干、舌燥、疲倦无力、头晕目眩，也可引发便秘，并发痔疮或肛裂。另外，红糖有活血化瘀的作用，过多食用反而会引起恶露增多，造成继发性失血。过多饮用红糖水，还会损坏牙齿。

■产后不宜过多吃鸡蛋

有的产妇为了加强营养，分娩后和坐月子期间，常以多吃鸡蛋来滋补身体的亏损，甚至把鸡蛋当成主食来吃。其实，适量吃鸡蛋对身体有益，但吃鸡蛋过多是有害的。医学研究表明，分娩后数小时内，最好不要吃鸡蛋。因为在分娩过程中，体力消耗大，出汗多，体液不足，消化能力也随之下降，如果分娩后立即吃鸡蛋，难以消化，会加重胃肠负担。而且每天吃鸡蛋超过了3枚，不易吸收，所以产后吃鸡蛋应科学。

■产后不宜过多食用油炸食物

油炸食物难消化，产妇不应多吃。而且油炸食物的营养在油炸过程中已经损失很多，比面食及其他食物营养成分要差，多吃并不能给产妇增加营养，反而增加了肠胃负担。

■产妇不宜多吃味精

食用味精是有益无害的，但产妇不宜食用过量的味精。因为味精中的主要成分是谷氨酸钠，如果乳母在摄入高蛋白饮食的同时，又食用过量味精，味精中的谷氨酸钠就会通过乳汁进入婴儿体内，与婴儿血液中的锌发生特异性结合，生成不能被机体吸收利用的谷氨酸，而锌却随尿排出，从而导致婴儿缺锌，使其出现味觉减退、厌食等症状，而且还可造成智力减退、生长发育迟缓等不良后果。因此，产妇应控制对味精的摄入量，最好在哺乳期不食用味精。

■产妇不宜节食

生育后，产妇体重会增加不少，跟孕前大不相同。因此，有些人为了尽早恢复生育前苗条的体形，分娩后便立即节食，这样做对身体是有害无益的。因为产妇虽然身体发胖，但所增重量主要为水分和脂肪，哺乳产妇本身恢复健康也需要营养，所以不可节食。

■产妇不宜多喝茶

产妇经分娩以后体力消耗很大，气血双虚。此时多进汤汁类饮食可以增加乳汁的分泌，但不宜多喝茶。这是因为茶中含有高浓度的鞣酸，会影响乳腺的血液循环，抑制乳汁的分泌，造成奶水分泌不足。鞣酸还可以与食物中的铁相结合，影响肠道对铁的吸收，从而引起贫血。茶水浓度越高，鞣酸含量越高，对铁的吸收影响就越严重。同时，茶内的咖啡因还可通过乳汁进入婴儿体内，容易使婴儿发生肠痉挛和忽然无故啼哭现象，咖啡因还会使产妇精神兴奋，不易入睡，从而影响休息。所以，产妇不宜多喝茶。

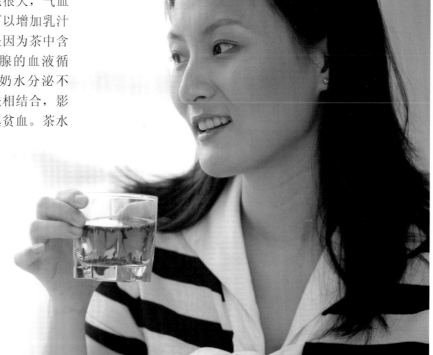

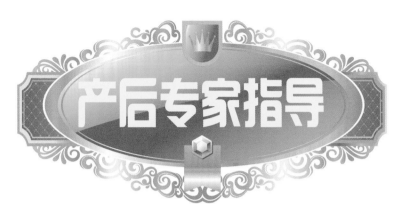

产后专家指导

乳汁不足

■对分泌乳汁的认识

在下丘脑分泌的泌乳素的作用下，产妇在产后的第2~3天里，乳腺开始大量分泌乳汁。分泌乳汁时，乳房血管充血，淋巴管扩张淤积，乳房逐渐膨胀，婴儿通过吸吮乳头而产生泌乳反射，从而增加泌乳素的分泌，保证乳汁的生成。

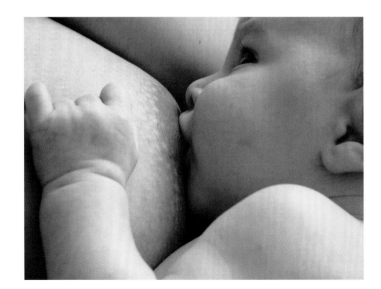

产妇乳汁不足主要有两种原因：一是乳腺管不畅通，乳汁运行受阻，从而导致乳胀且乳汁不足；二是身体过于虚弱，脾胃功能弱，摄入的营养又不足，导致了产后乳汁不足。

■产后乳汁不足的调理

乳汁的分泌及品质与产妇的饮食营养有着密切关系，产妇若营养充足，则乳汁量多而且汁稠，反之则乳汁的量少且汁稀。

所以产妇应当平衡饮食，确保饮食中含有充分的蛋白质和钙。可以根据乳母的口味选择不同的催乳汤，如花生炖猪蹄、鲫鱼汤、清炖乌鸡汤、酒酿蛋花汤等。但是要注意，不可饮用麦乳精等含麦芽的饮品，忌食刺激性强的食物。当产妇感到口渴时，要多次少量饮水，不要大量饮水，以免影响乳汁的质量。此外，下奶慢也不可心急，产妇要保持情绪稳定，因为越着急就越容易导致没奶水。

产后贫血

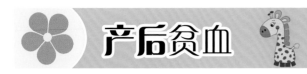

■对产后贫血的认识

贫血是指血液中单位体积的红细胞数量减少。产后贫血主要是分娩时的失血、产后恶露及哺乳时营养相对不足引起的。

产后贫血会使人乏力，食欲不振，抵抗力下降，容易引起产后感染，严重的还可引起心肌损害和内分泌失调，因此应予以及时治疗。

■产后贫血的治疗

产后贫血有轻度、中度、重度之分。血色素90克/升以上者属轻度贫血，血色素60～90克/升者属中度贫血，血色素低于60克/升者属重度贫血。

轻度贫血可通过食疗补充。与贫血有关的营养素包括蛋白质、铁、叶酸、维生素B_6、维生素B_{12}、维生素C等。而且饮食的营养均衡对贫血的产妇也很重要。

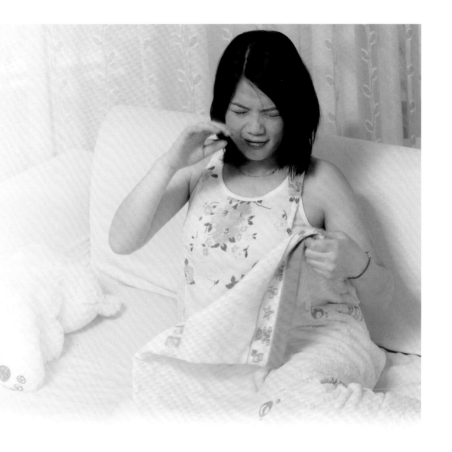

中度贫血除改善饮食外，还需药物治疗，可以口服硫酸亚铁、叶酸等。若服用后有胃肠不适者，则可改在就寝前服用。一般情况下，服用药物的副作用只需忍耐几天就会习惯。同时，在服用铁剂后1小时内，不可饮用茶、咖啡，以免妨碍吸收。

重度贫血单靠食疗效果缓慢，应尽快输血治疗，以恢复血色素，减少后遗症的发生。

此外，在日常生活中，产妇应该多加休息，不要过度操劳，要善于舒解精神压力，并布置舒适的生活环境。产后的运动也要视情况而调整，时间不宜过长，动作不宜太剧烈。另外，平时须防止晕倒，从蹲卧姿起立时要缓慢，以免因体位性低血压而晕倒。当感觉有晕眩现象时，应立即坐下或躺下，以防跌倒。

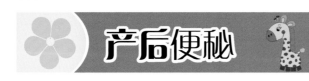

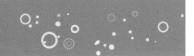

产后便秘

■对产后便秘的认识

产后由于腹压消失，饮食中缺少纤维素，产妇长时间卧床，活动甚少，导致胃肠蠕动减慢，难产手术时的会阴切口疼痛，致使产妇不敢做排便动作，产褥期出汗较多等情况，都可能造成产后便秘。产后便秘的表现会因人而异。一般情况下是大便干硬、艰涩不畅，或数日不解，便时疼痛、难以便出。有的便秘的产妇皮肤不光滑、面色萎黄、舌淡苔薄，还有的则头晕目眩、胸腹满胀、精神疲倦、气喘、多汗等。

■产后便秘的预防

1. 产妇适当活动，不能长时间卧床，产后头两天应勤翻身，吃饭时应坐起来。健康、顺产的产妇，在产后第二天即可开始下床活动，逐日增加起床时间和活动范围。

2. 在床上做产后体操，进行缩肛运动，锻炼骨盆底部肌肉。其方法是：做忍大便的动作，将肛门向上提，然后放松。早晚各做一次，每次10～30回。

3. 在饮食上，要多喝汤、饮水。每日进餐应适当配一定比例的杂粮，做到粗细粮搭配，力求主食多样化。在吃肉、蛋等食物的同时，还要吃一些含纤维素多的新鲜蔬菜和水果。

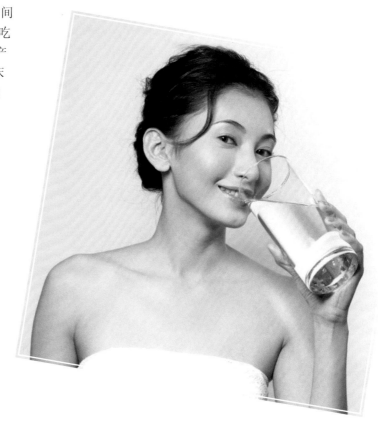

4. 平时应保持精神愉快，避免不良的精神刺激，因为不良情绪可使胃酸分泌量下降，肠胃蠕动减慢。

5. 注意保持每日定时排便的习惯，以便形成条件反射。

6. 每天绕脐顺时针进行腹部按摩2～3次，每次10～15分钟，可以帮助排便。

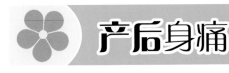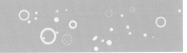

产后身痛

■对产后身痛的认识

产后身痛是指产妇在产褥期间出现关节、腰、膝盖、足跟甚至全身酸痛、麻木等现象。这些症状可以同时出现，也可以单独出现。产妇虽然不进行重体力劳动，但长时间重复单一的劳动就容易引起该病的发生。产后腰腿痛以腰、臀和腰骶部疼痛为主，部分患者伴有一侧腿痛，疼痛部位多在下肢内侧或外侧，可伴有双下肢沉重、酸软等症状。有些产妇还会出现头晕心悸，舌淡红、少苔，脉细无力等症状。

■引起产后身痛的原因

不少产妇会觉得腰腿疼痛：一是因产妇分娩过程中引起骨盆各种韧带损伤，再加上产后过早劳动和负重，从而增加骶髂关节的损伤概率，引起关节囊周围组织粘连，妨碍了骶髂关节的正常运动所致；二是由于产后休息不当，过于长久站立和端坐，致使产妇妊娠时松弛了的骶髂韧带不能恢复，造成劳损；三是产后起居不慎，闪挫腰部和腰骶部，以及腰骶部先天性疾病，如隐性椎弓裂、骶椎裂等诱发腰腿痛，产后加剧。

产后手脚痛是因为产妇在月子里不注意下地活动，脚跟脂肪垫会出现退化现象，这样一旦下地行走，则由于退化的脂肪垫承受不了体重的压力和行走时的震动，就会出现脂肪垫水肿、充血等炎症，从而引起疼痛。另外，产妇体内的内分泌激素波动也可能与该病有关。

■产后手脚痛的预防

1.注意充分休息，不宜做过多的家务劳动，特别要注意减轻手指和手腕的负担。例如，给孩子洗澡时，夫妻两人应相互配合，避免由产妇一个人一手托头一手洗；洗尿布时一定要用温水，避免寒冷的刺激。

2.在休养的同时应适当下床活动。特别是坐月子后期，产妇要经常下地走动，这样不仅能防止脚跟脂肪垫退化，避免产后脚痛的发生，而且能防止产妇体重过分增加，调节神经功能，对改善睡眠和增进食欲也十分有利。

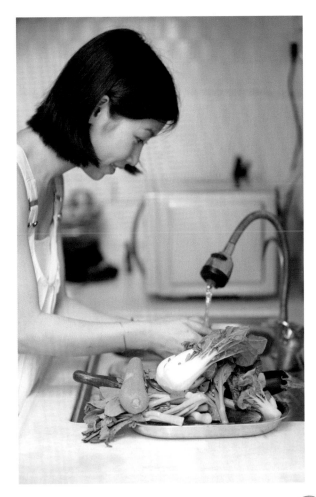

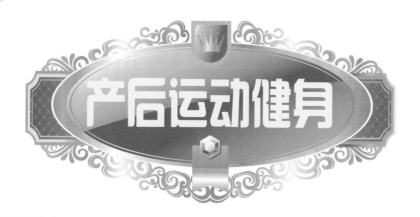

产后运动健身

产后锻炼的注意事项

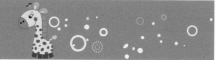

■产后开始锻炼的时间

产后适当地活动和进行体育锻炼，有利于促进子宫收缩及恢复，帮助腹部肌肉、盆底肌肉恢复张力，保持健康的形体，有利于身心健康。产后的运动应是适当、循序渐进和动静交替的。产后12～24小时产妇就可以坐起，并可下地进行简单的活动。分娩24小时后就可以锻炼，根据自己的身体条件可做些俯卧、仰卧屈腿、仰卧起坐、仰卧抬腿运动，及肛门、会阴部与臀部肌肉的收缩运动。上述运动简单易行，可以根据自己的能力决定运动时间和次数。注意不要过度劳累，开始做15分钟为宜，每天1～2次。

■产妇随时可进行的锻炼方式

产后锻炼不一定要拿出完整的一段时间，生活当中随时都可以进行锻炼。在等待红绿灯时，不要只是站着，可以做紧缩臀部的动作。打电话时，用脚尖站立，使腿部和臀部的肌肉绷紧。孩子睡着时，为避免发出声响，也可以踮着脚尖走路。拿着较重的物品时，可以伸屈手臂，锻炼臂部的肌肉。

因为产后忙于换尿片及抱孩子，总是弯腰，所以有机会要深呼吸，伸直背，挺直腰杆。平时乘坐电梯时，尽量贴墙而立，将头、背、臀、脚跟贴紧墙壁伸直，这样做可以保持身材挺拔。

■不宜做产褥体操的产妇

1. 体虚发热者。

2. 血压持续较高者。

3. 有较严重心、肝、肺、肾疾病者。

4. 贫血及有其他产后并发症者。

5. 做剖宫产手术者。

6. 会阴严重撕裂者。

7. 产褥感染者。

产后恢复体形的体操

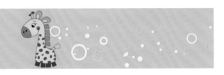

■深呼吸运动

仰卧、闭口，先深吸气使腹部下陷，然后呼气使腹壁复原，重复10次。其目的是锻炼腹肌，于产后第3天开始。

■缩肛运动

平卧，收缩肛门，持续3～5秒钟，然后放松，重复10次。其目的是锻炼盆底及会阴部肌肉，促进局部血液循环及伤口愈合，促进膀胱控制力的恢复，于产后第3天开始。

■双臂外展运动

仰卧，两臂伸直、上举，两手手心相对，然后外展放下，重复10次。其目的是锻炼胸部肌肉，增强乳房韧带张力，恢复乳房支撑力，于产后第5天开始。

■屈腿运动

仰卧，两腿轮流抬起，屈膝，使大腿尽量靠近腹壁，然后将腿放下，重复10次。其目的是锻炼腹部和臀部肌肉，于产后第6天开始。

■抬腿运动

仰卧，两腿伸直，轮流上举，膝部伸直，髋关节成直角，然后将腿放下复原，重复10次。其目的是锻炼腹部和腿部、臀部肌肉，于产后第7天开始。

■抬臀运动

仰卧，两腿稍分开，足底平放，抬起背部和臀部，保持数分钟，然后还原，重复10次。其目的是锻炼臀部、背部和腿部肌肉，于产后第14天开始。

■腿后伸运动

跪式，双臂伸直，撑于床面，两腿轮流向后高举，重复10次。其目的是锻炼腹、腰部肌肉，于产后第20天开始。

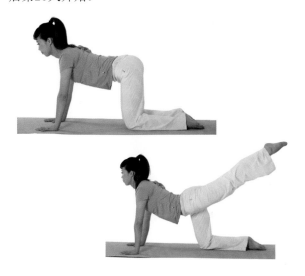

■膝胸卧位

两膝分开，与肩同宽，跪于床上，大腿与床面垂直，两肘屈曲，面转向一侧，胸部贴近床面，持续5～10分钟。其目的是预防或纠正子宫后位，于产后第25天开始。

■仰卧起坐

平卧，两手平放，用腹、腰部力量坐起，下肢不可弯曲或离床，然后躺下还原，重复10次。其目的是锻炼腹肌，于产后第30天开始。

产后恢复身体曲线的运动

■头颈部运动

头颈部运动可收缩腹肌，使颈部和背部肌肉得到舒展。于产后第7天开始。

方法：仰卧，全身放平，手脚均伸直，将颈部抬起，尽量向前屈，使下颌贴近胸部，重复10次，每日1次。做此运动时注意不要牵动身体其他部分。

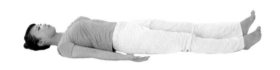

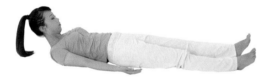

■胸部运动

胸部运动可使背部挺直，乳腺管泌乳通畅，乳房弹性增强而渐趋坚挺，防止松弛下垂。于产后第10天开始。

方法：平躺，手平放在身体两侧，将双手向前直举，双臂向左右伸直平放，然后上举至双掌相遇，再将双臂向下伸直平放，最后回前胸复原，重复5～10次，盘膝坐在床上，双手紧握脚跟处，头向后仰，做30次。

■阴道肌肉收缩运动

阴道肌肉收缩运动可使阴道肌肉收缩，预防子宫、膀胱、阴道下垂。于产后第40天开始。

方法：平躺，双膝弯曲，大腿和小腿呈垂直角度，两脚打开，与肩同宽，利用肩部及足部力量将

臀部抬高成一个斜度，并将两膝并拢，数1、2、3后再将腿打开，然后放下臀部，重复做10次。

■腰部运动

每天做数次腰部运动，2～3周后可使腰身变细，并增强阴道收缩力和肛门括约肌舒缩力，有恢复性感和防止便秘的功效。

方法：仰卧，两手臂齐肩平放，让骨盆连同脊背、腰、大腿抬高，然后左右反复地扭摆腰肢，扭摆前先吸气，随着转动再呼气。

■腹部肌肉收缩运动

腹部肌肉收缩运动可增强腹肌力量，减少腹部赘肉。于产后第30天开始。

方法：平躺，两手掌交叉托住脑后，用腰部及腹部力量坐起，用肘部碰腿面两下后再慢慢躺下，重复做5～10次，待体力增强可增至20次。

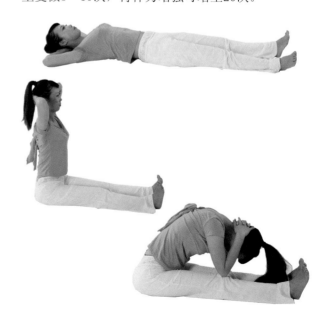

预防产后腰痛的运动

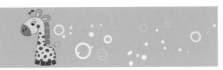

■恢复腰功能的运动

1.两腿稍分开站立,一边呼气,一边将腰部慢慢地向前弯曲,双手碰到地板。

2.起身,一边吸气,一边将上身慢慢向后仰。

3.两腿分开站立,用双手拿一块一两千克重的东西。

4.胳膊肘弯曲,从肩的高度向前方挥下的同时腰部也弯曲,落下手臂,腰部充分弯曲,胳膊肘不伸直。

5.向左转动上半身,手举过头顶,再向相反的方向转动上半身。

6.仰卧,抱住双膝,用反作用力,立起上半身,再回到仰卧状态,像摇椅一样,起来躺下。

7.在床上仰卧,双手扶住床沿,扭动腰部,把左腿伸向床铺的右侧。脸部朝向床铺的左侧,上半身尽量平放在床上。

■强健腰肌的运动

1.俯卧,手放在身体上,上半身和腿向后抬起,坚持5秒钟。

2.站立,身体后仰,用力做5秒钟。

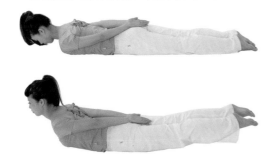

■强健腹肌的运动

1.把膝盖立起仰卧,把手伸向身体的前方,起

来再慢慢地躺下。

2.腹肌力稍微增加后,十指交叉放在脑后,起来躺下。

3.腹肌力充分增加后,用双手按住下颚,起来然后躺下。

■伸展腿肚的运动

手掌扶在墙壁上,把伸直的腿尽量向后拉,另一条腿放在前方,胳膊肘弯曲,上半身贴近墙壁,脚后跟不要离开地板。

■伸展膝盖曲肌的运动

一条腿伸直向前方站立,一边呼气一边哈腰,前方的膝平面弯曲,反复进行多次。

■伸展股关节的运动

将伸直的腿放在后面,另一条腿充分弯曲,手扶在低台子上,用俯卧撑的要领弯曲胳膊。

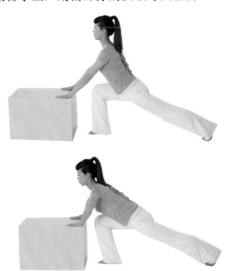

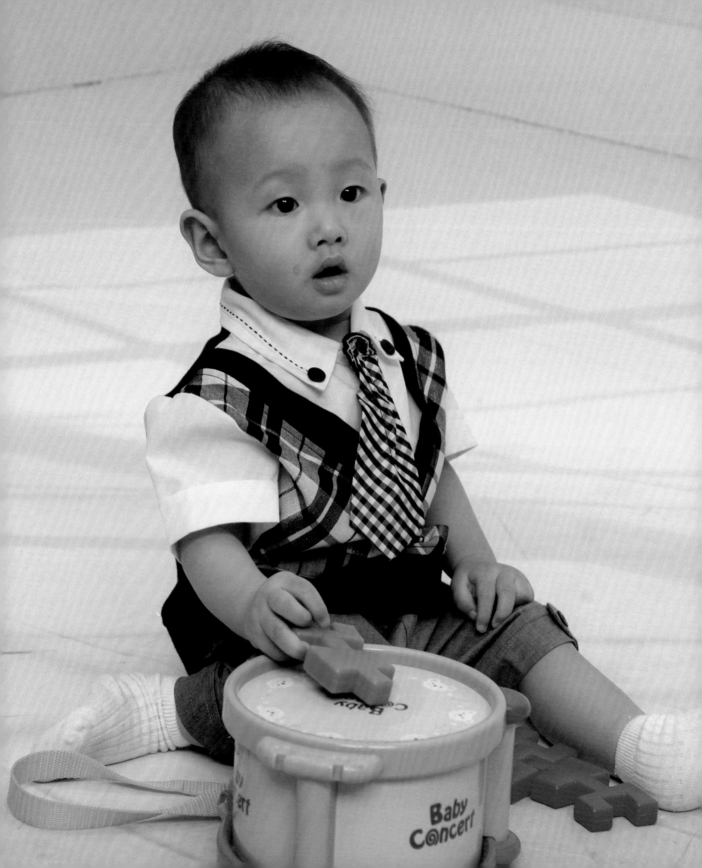

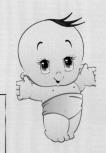

第四章

婴儿护理

宝宝从温暖、狭小、黑暗的子宫降临到这个明亮、嘈杂、开阔的世界，面临的第一个任务就是适应这个全新的环境，在这一过程中，宝宝除了睡觉、吃饭，最需要的就是妈妈的关爱；同时，宝宝生理调节和适应能力还不够成熟，容易产生一系列的生理和病理变化，所以，年轻的爸爸妈妈们应了解宝宝的生长发育状况，以更好地呵护宝宝。

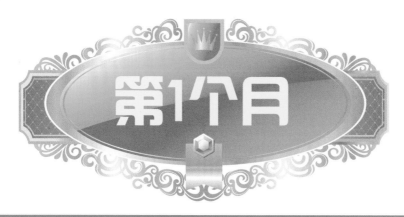

第1个月

婴儿的发育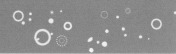

■婴儿的生长发育

足月出生的新生儿平均体重3～4千克，身高50厘米左右，男婴比女婴稍高；出生时的平均头围为男婴34厘米，女婴33.5厘米；出生时平均胸围为男婴32.4厘米，女婴32.2厘米。

1个月的大部分婴儿体重都会以每天25～30克的速度增加。虽然每个孩子的发育情况不一样，但满月时身高比刚出生时增长了5厘米，体重增加了1千克，其生长发育就是正常的。

■婴儿的智能发育

视觉：新生儿的视觉发育较弱，视物不清楚，两只眼睛的运动还不够协调。但对光是有反应的，眼球的转动无目的。到1个月时，已经能够追视物体。

听觉：会密切注意人的声音，也会对噪声敏感，可听见15厘米左右处发出的响声。

嗅觉与味觉：能区别母乳香味。味觉发育较完善，对各种味道都能产生反应，喜欢母乳及甜的味道，对刺激性气味表示厌恶。

触觉：皮肤敏感，过冷过热都会哭闹。

肢体动作：这个阶段的宝宝四肢会伸展，出现一些特定的肢体反射运动。躺着的时候，把头偏向他喜欢的一侧，当被竖立抱着的时候，新生儿可以晃动、扭动身体，并且可以做出踩、踏的动作。双手多数时间是握拳的状态，但有抓握的能力。

记忆力：对反复的视听刺激有初步的记忆能力，到一月底，能记得几秒钟之内重复出现的东西。

语言能力：这个阶段的宝宝喜欢听爸爸妈妈和自己说话，并且能够辨认出妈妈的声音。

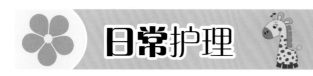

日常护理

■如何给宝宝穿衣服

宝宝的衣服必须宽松，前面开口，这样穿起来就方便多了。穿衣服时，先将衣服摊开平放在床上，让宝宝平躺在衣服上，将他的一只胳膊轻轻地抬起来，先向上再向外侧伸入袖子中，将身子下面的衣服稍稍拉平，准备穿另一只袖子，这时抬起另一只胳膊，使肘关节稍稍弯曲，将小手伸向袖子中，并将小手拉出来，再将衣服带子系好就可以了。

■如何给宝宝洗澡

健康新生儿在出生的第二天就可以洗澡了。首先将宝宝的衣裤、尿布、大毛巾、面巾、宝宝专用的沐浴露、洗发水、润肤露等准备好，放在浴盆旁伸手就可拿到的地方，浴盆底垫一毛巾，然后放入冷水，再兑入热水，将水温定在38～40℃，以摸上去不烫手为宜。

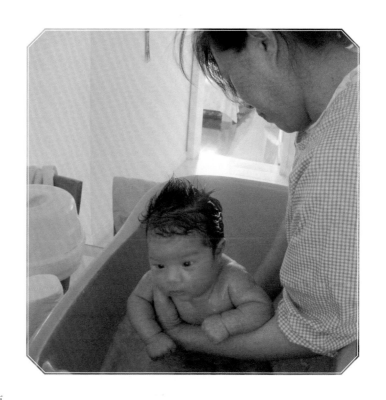

先脱去宝宝衣裤，用大毛巾包裹全身。让宝宝仰卧在大人的左侧大腿上，用左手托住头和颈，左手的拇指和中指从宝宝头的后面把耳郭像盖子似的按在外耳道口上，以防止洗澡水流入耳道内。将毛巾蘸湿，先给宝宝洗头，洗完后一定要用清水冲洗干净，并用毛巾轻轻擦干头发，不要把头皮擦伤。

接下来可给宝宝洗脸，用右手抹香皂给宝宝洗面、颈和头部，然后用水冲洗。冲洗时要先用左手大拇指和中指按住双侧耳郭，避免浴水流入耳道，然后擦干头面部。

洗完头面后就可以给宝宝洗身体了。将沐浴露倒入浴盆中，解开包裹宝宝的大毛巾，用左手托住宝宝左臂近肩处，使其颈枕于大人的左手腕，用右手握住宝宝左腿近腹股沟处，使臀部位于大人右手掌上，轻轻放入水中。让宝宝保持半坐状态，使其下半身浸入水中，而头部和双肩露出水面。用右手拿着毛巾清洗下肢、胸背、腹部、会阴、臀部等部位。不管是男宝宝还是女宝宝，每天对私密地方的清洗都不可马虎。在洗澡的过程中，大人左手要始终托握住宝宝左臂以免其滑入水中，最好一边洗一边和宝宝轻柔地说话。

洗净后将宝宝抱出放于洁净干爽的大毛巾上，将毛巾两端覆盖身上并擦干全身。夏天可以涂上婴儿爽身粉，不宜多，而且要注意涂抹方法，切不可撒在宝宝身上，以防吸入爽身粉粉末，会阴部不可撒爽身粉。冬季可使用婴儿润肤露滋润宝宝肌肤，减小表面摩擦。然后迅速包上尿布，穿好衣裤，动作要轻柔。

最后应仔细检查宝宝外耳道、鼻孔里是否残留有泡沫，如有，应立刻用一支消毒棉签将其擦净，动作要十分轻柔，避免损伤宝宝的外耳道和鼻黏膜。

■如何判断新生儿的冷热

可从宝宝颌下的颈部温度来判断：只要触摸宝宝颌下颈部，感觉较暖，就说明给宝宝穿戴和覆盖已够。

从四肢来判断：由于宝宝心脏收缩的力量相对成人较弱，正常情况下血液到达四肢末端——手指和脚趾相对较少，就会出现四肢末端稍凉的现象。如果平日四肢末端总是暖热，则说明给宝宝穿戴或覆盖过度。

■脐带的护理

婴儿出生后需注意的便是要保持脐部的干燥与清洁。在医院时，护理人员会每日定时用酒精来消毒干燥脐部，出院时会送给父母脐带护理包，里面有75%或95%乙醇（视各家医院而定）、消毒过的棉花棒。在脐带尚未脱落时，要保持干燥，洗澡时注意不要弄湿，宝宝衣服及纸尿裤可以反折在肚脐上，以避免摩擦。在帮宝宝沐浴完后以大毛巾擦干身体，先以一支干净的小棉棒蘸上95%的乙醇（具有干燥作用），再以左手拇指及食指将脐带周围皮肤撑开，由根部往脐带面方向顺时针擦拭即可。

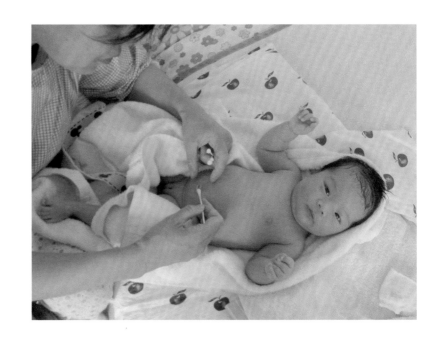

■为宝宝清洁口腔

新生儿刚出生时，口腔里常常有一些分泌物，这是正常现象，一般无须擦去。为了清洁口腔，妈妈可以定时给婴儿喂些温开水，就可去除口腔中的分泌物。

当一定要清除脏物时，让宝宝呈侧卧位，用小毛巾或围嘴围在婴儿的颌下，防止沾湿衣服。大人用肥皂洗净双手，用棉签蘸上淡盐水或温开水，先擦口腔内的两颊部、齿龈外面，再擦齿龈内面及舌部。

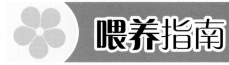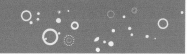

喂养指南

■正确的哺乳方法

哺乳方法正确可减轻母亲的疲劳，防止乳头的疼痛或损伤。无论是躺着喂还是坐着喂，母亲全身肌肉都要放松，体位要舒适，但一般采用坐位，这样有利于乳汁排出。

哺乳前先用肥皂洗净双手，用湿热毛巾擦洗乳头乳晕，同时双手柔和地按摩乳房3～5分钟，可促进乳汁分泌。然后要精神愉快，看着宝宝，抱起并使其脸、胸、腹部和膝盖都面向自己，下颌紧贴母亲的乳房，嘴与乳头保持同一水平位。

母亲将拇指和其余四指分别放在乳房的上、下方，呈"C"形，托起整个乳房（成锥形）。若乳汁过急，可用剪刀式手法托起乳房。先将乳头触及宝宝的口唇，在宝宝口张大、舌向外伸展的一瞬间，快速将乳头和大部分乳晕送入宝宝口腔；同时用温柔爱抚的目光看着宝宝的眼睛。

■夜间如何哺乳新生儿

新生儿的月龄越小，就越需要夜间哺乳。因为年龄越小，新陈代谢越旺盛，需要的热能越多。年龄越小，胃的容量也越小，每次哺乳量也少，哺乳次数也随之增多，即少量多餐。故新生儿年龄越小，夜间哺乳次数就应该越多。

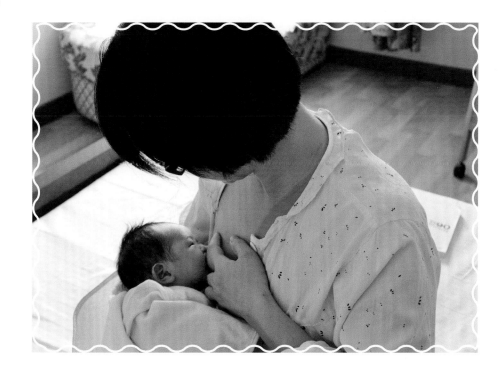

新生儿期夜间哺乳要求达到3～4次。随着年龄增大，夜间的哺乳次数可逐渐减少，到3个月时夜间哺乳可减为1次。到5个月时夜间就可以不哺乳了。总的原则是根据新生儿饥饿情况，以给新生儿吃饱为度。

■妈妈不宜躺在床上给孩子喂奶

许多年轻的母亲有躺在床上给孩子喂奶的习惯，特别是夜间这样做的更多。但是这种做法是不当的，会导致不良后果。

由于婴儿的咽鼓管短，位置平而低，母亲躺着喂奶，很容易使细菌分泌物或呕吐物侵入，从而引起急性化脓性中耳炎。

■不宜用奶瓶喂奶喂水

在哺育婴儿时会出现一种比较反常的现象，孩子虽然很饿，但是不愿吸吮母亲的乳头，刚吸一两口就大哭不停。这是因为这些孩子往往都使用过橡皮奶头。医学上称这种现象为"奶头错觉"。

因为用奶瓶喂养与母亲哺乳婴儿口腔内的运动情况是不同的。用奶瓶喂养时，橡皮奶头较长，塞满了整个口腔，婴儿只需用上、下唇轻轻挤压橡皮奶头，不必动舌头，液体就会通过开口较大的橡皮奶头流入口内。

而吸吮母亲乳头时，婴儿必须先伸出舌头，卷住乳头拉入自己的口腔内，使乳头和乳晕的大部分形成一个长乳头，然后用舌将长乳头顶向硬腭，用这种方法来挤压出积聚在乳晕下（乳窦中）的奶汁。

相比之下，橡皮奶头和人的乳头无论在形状、质地及吸吮过程中口腔内的动作都截然不同。吸吮橡皮奶头省力，容易得到乳汁；而乳房必须靠有力的吸吮刺激才能促进泌乳和喷乳。如果婴儿拒绝吸吮母亲的乳头，就严重地影响了母乳喂养的顺利进行。

因此，年轻的妈妈一定要注意，不宜用奶瓶或橡皮奶头给孩子喂奶喂水。

■怎样喂养双胞胎

绝大多数双胞胎都不是足月分娩的，发育不成熟。双胞胎的胃容量小，消化能力差，宜采用少量多餐的喂养方法。

双胞胎出生后12个小时，就应喂哺50%糖水25～50毫升。这是因为双胞胎体内不像足月单胎有那么多糖原储备，如果饥饿时间过长，可能会引发低血糖，影响大脑的发育，甚至危及生命。

第二个12小时内可喂1～3次母乳。此后，体重不足1500克的新生儿，每两小时喂奶1次，每24小时喂12次；体重1500～2000克的新生儿，夜间可减少两次，每24小时喂10次；体重2000克以上的新生儿，每24小时喂8次，3小时1次。

疾病防治

■新生儿生理性黄疸

正常新生儿有50%~70%在出生后2~3天皮肤渐渐发黄，4~5天达到高峰，10~14天消退，这就是新生儿生理性黄疸。

新生儿黄疸一般很轻微，不需治疗，喂些葡萄糖水即可。早产婴儿发生黄疸较为严重，出现得早而退得晚，3周左右可消退。

新生儿黄疸若出现过早，即在24小时以内，并且迅速发展，或黄疸消退过迟，或消退后又再出现，多属病理变化，应及早去医院治疗。

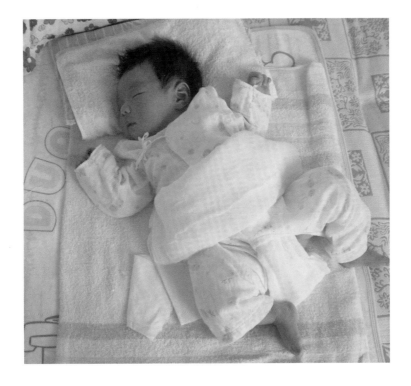

■新生儿败血症

新生儿败血症是由于分娩前孕妈咪感染病菌，或分娩时受感染，或宝宝出生后发生脐炎、中耳炎等病症，导致细菌进入宝宝体内，引起中毒或全身感染而发病。早产儿因免疫力弱，发病率比足月儿高3~4倍以上，表现为：全身无力，呼吸困难，吃奶较少，拒绝吃奶，哭声低沉而不响亮，体温不稳定，畏寒，发高烧等。伴随着突发性的畏寒，还会出现脉搏微弱、呼吸急促等症状，且在血液化验中可以发现细菌。此病为严重病症，须确认是由于何种细菌感染所引起，并及时治疗。

■婴儿脐疝

婴儿脐疝除脐部膨胀出直径为1~2厘米的包块外，无其他症状，往往在洗澡、换衣时会无意中发现。多呈半球形或圆柱状，肿物顶端有一小瘢痕，是为脐痕。肿物的特点为可复性，即哭闹、咳嗽、直立时肿物饱满增大，而且肿物触之较坚实；婴儿安静或者家长用手按压时，肿物缩小或者回纳入腹腔，并伴有咕咕肠鸣音。特别是孩子哭闹腹压增高时，外表的皮肤发亮显得较薄。有一些家长担心脐疝会不会被撑破，实际上由于皮肤的弹性与韧性，并不存在撑破的可能性，除非是创伤所致。婴儿脐疝绝大多数可通过脐部筋膜环的逐步收缩而会在一岁内自愈，所以家长无须太过担心。

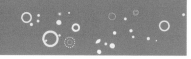

智能训练

■视觉训练

婴儿出生后,就能注视或跟踪移动的物体或光点。新生儿喜欢看轮廓鲜明和深浅颜色对比强烈的图形,喜欢看红色的物品,更喜欢看人的笑脸。家长们可以用色彩鲜艳的玩具在新生儿眼前晃动,以训练其眼睛的灵活性和追视物件的能力。

■听觉训练

婴儿在胎儿期就有了听的能力,出生以后就有了对声音的定向力,喜欢听人的声音,出生后2周内能记住妈妈的声音和脸的形象。父母可以利用摇鼓、摇铃等的声音来训练新生儿寻找声源;也可通过与婴儿对话或让婴儿听音乐来训练听觉能力。

■动作训练

抬头是婴儿出生后需要学习的第一大动作。体操运动和练习"走路"可以促进婴儿四肢的发展。让婴儿用手抓握玩具,可训练手的精细动作和手眼协调能力。

■语言训练

言语交流是帮助宝宝学习最重要的方法。用疼爱的目光注视着宝宝,逗宝宝笑,与宝宝说话,为宝宝储存语言信息,或是给宝宝念儿歌、读诗、指认物和图片等来训练其语言能力。

■社交训练

新生儿是天生的"小社交家",他们运用特殊的非语言"社交技能"建立起了生命最初的自信。新生儿通常在睡眠或瞌睡状态时出现微笑,这是面部肌肉收缩无任何外部刺激的情况下发生的。2~3

周后,当父母与宝宝说话,触摸其面颊和胸部皮肤时,宝宝常会露出灿烂的微笑,父母对婴儿的微笑越多、越及时,婴儿也就笑得越多。笑,增强了婴儿与父母的情感联结。

■触觉训练

触觉是新生儿探索认识外界的重要途径。新生儿全身皮肤都有灵敏的触觉能力,喜欢母亲的怀抱。父母经常触摸宝宝皮肤,给宝宝做按摩,可以促进其心智的发展。

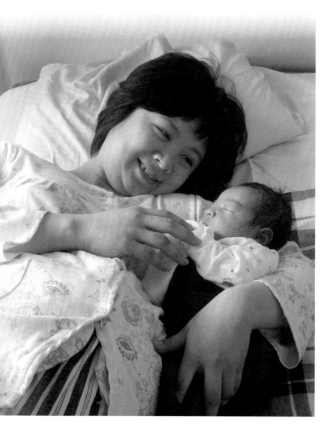

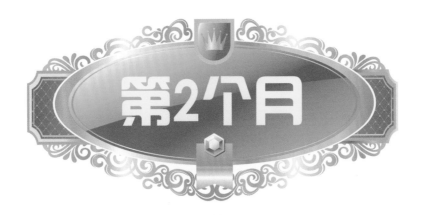

第2个月

 婴儿的发育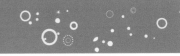

■婴儿的生长发育

2个月的男婴平均体重为5.59千克，平均身高为59.6厘米；女婴平均体重为5.49千克，平均身高为58.4厘米。

2个月的宝宝日常生活开始规律化，也形成了固定的吃奶时间。手指能自己展开合拢，能放在胸前玩，会吸吮拇指。

■婴儿的智能发育

视觉：在90°范围内眼睛能追踪移动的物体。可以看清东西的形态，能区分颜色，但不能分辨深浅，最佳视距为15～30厘米。当有物体很快地靠近眼前时，会做出眨眼等保护性反射动作。

听觉：对声音的反应十分敏锐，喜欢听柔和的声音。不论对熟悉或陌生的声音，都会做出不同的反应。醒着时，如果在10～15厘米处发出响声，四肢躯体会停止活动，一副在聆听声音的样子。

嗅觉与味觉：可区分酸、甜、苦、辣、咸等五味，对有刺激的气味会产生排斥反应。

触觉：对不同的温度、湿度、物体的质地和疼痛都有触觉感受能力，喜欢接触质地柔软的物体。

肢体运动：俯卧时，头抬起来大约能支持30秒钟，脸与床呈45°。由于先天反射还没消失，会经常握着拳头，脖子会随着手臂向上活动。

语言能力：该阶段的主要特征为反射性发音，语言会由小声的喉咙音变为啊啊、咿咿、咕咕等声音。

记忆力：对物品的记忆力持续增强。

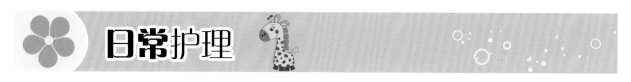

日常护理

■婴儿的排泄

通常来讲，2～3个月的婴儿，每日排便一般为5～6次，比新生儿期略少。不过由于母乳在这个月分泌急剧增加，婴儿如果出现排便次数增加的情况也是正常的。

由于婴儿排便的次数减少，新生儿期有便秘倾向的婴儿到这个月就明显加重了，持续2日不排便的情况并不少见。

■婴儿排泄后的护理

宝宝的皮肤娇嫩，尿液、粪便长久接触皮肤会对皮肤产生刺激，有发炎、溃烂而形成尿布疹的隐患，所以要给宝宝勤换尿布。

首先要为宝宝选择质量合格的尿布，确保宝宝使用卫生、安全。在宝宝排泄完后，可用温水轻轻冲洗宝宝的小屁股，再用纯棉布轻轻按压，等小屁股干爽后再用润肤乳涂抹，以形成保护膜，这样就可避免形成尿布疹了。

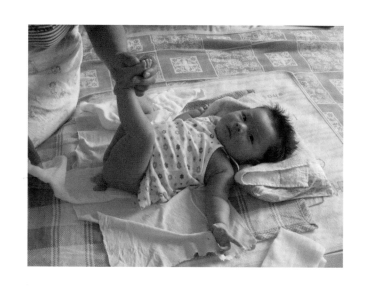

在给2～3个月的婴儿换尿布时，有的婴儿膝关节会发出一种声音，这不是脱臼，这种声音能够自然消失，妈妈们不用担心。为了不致髋关节脱臼，换尿布时应尽量把两腿放在稍弯曲的位置，不要将婴儿两腿伸直缠紧。

■婴儿睡觉不要过分摇晃

科学家们研究表明，轻轻地摇晃婴儿，可以使他们的内耳前庭受到刺激，产生平衡感，有利于其动作协调配合能力的提高。但过分剧烈地摇晃婴儿，却是十分危险的。

当大人用手反复摇晃来哄婴儿时，由于婴儿头部相对较大难以控制，在摇晃中就会急速晃动，使大脑不断撞击颅骨内壁，引起大脑皮层膨胀，使脑组织受震荡并缺血，从而使婴儿出现烦躁不安、食欲减退、恶心呕吐等症状，严重的还会出现发作性癫痫。这些统称为"摇动婴儿综合征"，多见于6个月内的婴儿。

为此，哄孩子时一定不要过分用力地摇晃，以免造成不良后果。

■保护婴儿的眼睛

1.要防止强烈的阳光或灯光直射婴儿的眼睛。婴儿出生以后，从黑暗的子宫到了光明的世界，已发生了巨大的变化，对光要有逐步适应的过程。因此，带婴儿到户外活动不要选择中午太阳直射时，且要戴太阳帽。

2. 防止异物飞入眼内。为婴儿洗完澡用爽身粉时，要避免爽身粉进入其眼睛，户外活动时要防止尘沙、小虫等进入眼睛。一旦异物入眼，不要用手揉擦，要用干净的棉签蘸温水冲洗眼睛。

3. 如果发现眼睛疾患，如结膜炎、眼疖子等，要及时去医院就诊。

4. 多给婴儿看色彩鲜明（黄、红色）的玩具，经常调换颜色。多到外界看大自然的风光，对婴儿视力的提高很有好处。

■给婴儿剪指甲

婴儿的指甲长得特别快，一两个月的婴儿指甲以每天0.1毫米的速度生长，所以要间隔1周左右就要给婴儿剪一次。

剪指甲时要注意以下几点：要在婴儿不动的时候剪，最好等熟睡时剪；由于婴儿的指甲很小，很难剪，所以尽量用细小的剪刀来剪，注意剪得不要太多，以免剪伤皮肤；婴儿喜欢用手抓挠脸部和身上其他部位，往往会抓破皮肤，所以剪指甲时不要留角，要剪成钝形。

■怎样给婴儿洗手和脸

由于婴儿的肌肤非常细腻，皮下血管丰富，容易受损伤和并发感染，因此要对婴儿的皮肤经常进行清洁护理。

给1～2个月的婴儿洗手、脸时，大人可用左臂把婴儿抱在怀里，或让婴儿平卧在床上，也可让其坐在大人的膝头，头靠在大人的左臂上，由大人蘸水擦洗。洗手、脸的顺序是先洗脸，后洗手。洗完要用毛巾沾婴儿脸上的水，不要用力擦洗。

给3个月前的婴儿洗手和脸时，要注意不要让孩子的皮肤受到损伤。水温不要太热，以和体温相近为宜。要给婴儿配备专用的脸盆和毛巾。

3个月前的婴儿洗脸不能用肥皂，以免刺激皮肤。婴儿经常会把手放到嘴里，也会用手去抓东西，因此，洗手时可适当用些婴儿皂。

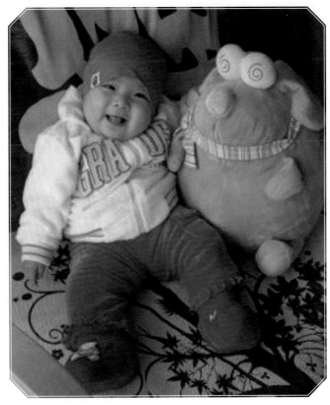

喂养指南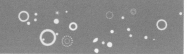

■婴儿水分的补充

年龄越小，体内水分比例越高。婴儿期新陈代谢旺盛，对水的需求量也相对较多。母乳和配方奶中虽有大量水分，但远远不能满足婴儿生长发育的需要。因此，吃母乳或配方奶的婴儿都应补充水。

一般情况下，婴儿每天的饮水量是每千克体重120～150毫升，应去除喂奶的量，余量一般在一日中每两顿奶之间补充水分。可给婴儿喝白开水、水果汁、蔬菜汁等，夏季可适当增加喂水次数。

■宝宝的喂养

妈妈应该坚持用母乳喂哺自己的宝宝，因为母乳能提供宝宝生长发育所需的热量、蛋白质、脂肪等。通常，母乳足够一个健康婴儿食用。但由于精神因素或其他原因可能造成母乳暂时不足，这时切莫轻易断掉母乳而改喂配方奶。妈妈应该保持精神愉快，坚定母乳喂养的决心，同时多吃些容易下奶的食物或催乳药物，以促进乳汁的分泌。

若母乳确实不足，则需要给宝宝加喂配方奶。可在两次母乳之间喂一次配方奶，也可在每次哺乳时先喂母乳，不足部分再用配方奶补充。

人工喂养的宝宝，若上月是吃稀释奶，这个月可以改喂全奶了。一日奶量可按每千克体重100～125毫升计算。但每个宝宝的食量不同，活动量也不同，不能强求一致。

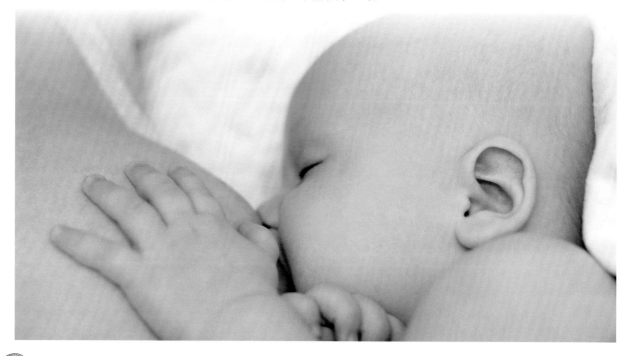

■不宜一哭就喂

在母乳不足的情况下，采用宝宝一哭就喂的方法容易出现以下问题：首先，频繁喂奶会使妈妈心神不定、忙忙碌碌，不能得到充分的休息，以致影响乳汁分泌，使奶水越发不足。宝宝由于每次都吃不到足够的乳汁，过一会儿又饿得啼哭起来，易形成恶性循环。其次，频繁喂奶易使妈妈乳头破裂，有些妈妈最终因疼痛而改喂牛奶。

孩子哭闹要先明确原因，当喂奶不久宝宝便啼哭时，应看一看是不是尿布湿了，若换上干净的尿布宝宝就停止啼哭，说明宝宝现在并不饿。还有的宝宝啼哭只是想让妈妈抱抱，这样的宝宝只要抱起来就不哭了。若

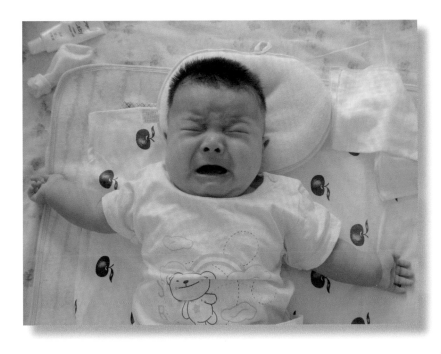

不管是尿布湿了或是想要抱抱都让宝宝吃奶，反而容易造成婴儿消化功能紊乱。

■鱼肝油的添加

母乳中的维生素D含量不足，而鱼肝油主要含维生素A和维生素D，故从出生后半个月时就要开始添加鱼肝油，早产儿可于出生后1～2周添加。维生素D的生理需要量为400～800国际单位，采用强化维生素D配方奶喂养的婴儿可给予半量，添加时应从少量添加，观察大便性状，有无腹泻发生。

■果汁与菜汁的添加

母乳中维生素C的含量较不稳定，如果母亲偏食，摄入维生素C（水果、新鲜蔬菜）较少，其乳汁中维生素C含量亦偏低。牛奶中的维生素C含量只有人乳的1/4，且于煮沸后破坏殆尽。

所以，人工喂养的婴儿更容易缺乏维生素C。一般于出生后1～2个月开始添加新鲜果汁、菜汁，以补充维生素C。

给宝宝喂果汁，开始时可用温开水将果汁稀释一倍，第一天每次只喂1汤匙，第二天每次2汤匙，第三天每次3汤匙……这样一天一天地逐渐增加，满10汤匙时，就可以用奶瓶喂。等孩子习惯后就可以用凉开水稀释，一天可喂3次。每次喂30～50毫升。喂奶前不要喂果汁或菜汁，最好在两次奶之间或洗澡、活动后喂。

在喂养时要注意，若孩子出现呕吐、腹泻应暂停添加，待正常后，可再从少量开始添加或改变果汁的种类。在水果中，苹果、西红柿有收敛作用，可使大便变硬，川橘、西瓜、桃子有使大便变软的作用。

疾病防治

■肺炎的防治

小儿肺炎是一种常见病，四季均易发生，但以冬春季节最为多见。如治疗不彻底，易反复发作，影响孩子发育。小儿肺炎临床表现为发热、咳嗽、呼吸困难等。

如果婴儿患上肺炎，家长要细心注意孩子的体温变化、精神状态、呼吸情况。要保持室内空气新鲜、安静，让孩子休息好。咳嗽时要拍拍孩子的背部，有利于痰液的排出，拍背时应从下往上拍。房间内不要太干燥，患儿因发热、出汗、呼吸快而失去的水分较多，要多喂水，这样也可以使咽喉部湿润，使稠痰变稀，呼吸道通畅。要注意小儿鼻腔内有无干痂，如有可用棉签蘸水后轻轻取出，以解决因鼻腔阻塞而引起的呼吸不畅。

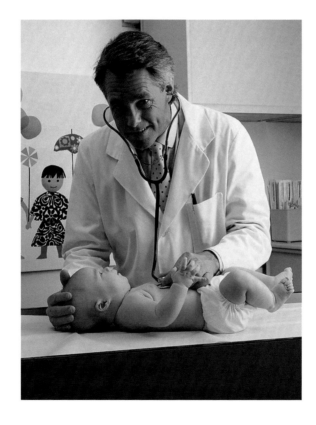

■感冒的防治

小儿感冒初期的治疗护理很重要，早期治疗既可加速感冒的痊愈，也可防止疾病的进一步发展。

可少食多餐，多给宝宝喝一些水果汁，如新鲜橙汁等。如孩子不满3个月或体温高于39℃，须立即口服小儿退热药再上医院就诊，防止发生惊厥。要保证孩子足够的睡眠，居室要尽量保持安静，注意空气流通，室内禁烟，温度和湿度宜恒定。宝宝的衣服和被褥不要过多过厚，应穿宽松衣裤，尽量穿一些棉质衣服，以利于出汗和散热。保持孩子鼻腔通畅，及时清理鼻腔的分泌物，鼻孔周围要保持清洁。

■便秘的防治

人工喂养的宝宝容易出现便秘现象。因为牛奶中的蛋白质以酪蛋白为多，在宝宝胃酸的作用下可凝固成硬块，不易消化。

因此，可添加一点果汁、菜汁试试，要从相应的季节最容易买到的水果开始尝试各种水果汁，以找出能改善宝宝便秘的最合适的水果和用量。

如果宝宝大便时非常困难，哭闹烦躁，可在肛门内注入5毫升的开塞露或塞儿小条肥皂条，可刺激肛门引起排便。不过这不是长久之计，宝宝便秘重要的还是预防。

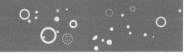

智能训练

■语言训练

这个游戏可以训练宝宝的反应能力。要训练宝宝在视觉方面注意力集中，让宝宝全神贯注地盯着眼前的玩具，将玩具移开时，使宝宝眼睛跟随着玩具移动，以提高宝宝的注意力。

阳光温和的一天，保持宝宝的情绪愉快。将宝宝平放在床上，妈妈拿玩具在宝宝面前做各种动作或发出奇怪的声音。如妈妈拿玩具先放在自己脸前，说："宝宝，看看我是谁？"接着，妈妈将玩具藏在身后，说："宝宝，我去哪里了？"逗引宝宝发笑。妈妈用亲切温柔的声音，面对着宝宝，使其能看得见口型，试着对他发单个韵母a（啊）、o（喔）、u（呜）、e（鹅）的音，逗宝宝笑一笑，玩一会儿，以刺激他发出声音。

■视觉训练

两个月的宝宝做这个游戏时，妈妈可让宝宝躺在床上，拿玩具（最好选择颜色鲜明、能发出声响的）在宝宝上方移动，让宝宝视线追随移动的玩具，尽量保持宝宝的注意力集中。

妈妈坐在椅子上，将宝宝抱在自己的腿上。开动小火车，让小火车鸣着笛在宝宝眼前开过来又开过去。宝宝的视线会跟着小火车来回移动。当宝宝对小火车失去了吸引力时，妈妈可拿走小火车，换成球在宝宝面前滚来又滚去。妈妈可以边滚球边对宝宝说"球来了，球走了"，以吸引宝宝的注意力。将小火车换成球的中间，可让宝宝休息一下，以免宝宝视觉疲劳。

■听觉训练

这个阶段的宝宝主要是以听声音为主。宝宝对周围的一些连续声音会很感兴趣，宝宝的感觉器官发育得非常快，爸爸妈妈这时务必要抓紧宝宝的训练，使感官跟得上体质的发展。

妈妈可准备两个小鼓，将宝宝仰面放在床上。妈妈一手拿着一个小鼓，在宝宝面前有节奏地敲击。让小鼓发出的声响吸引宝宝的注意力。休息片刻，妈妈可再次拿起小鼓在宝宝的面前敲，可以改变节奏，让宝宝感受小鼓的声音。妈妈可以握住宝宝的小手，放在小鼓上，和宝宝一起敲小鼓。

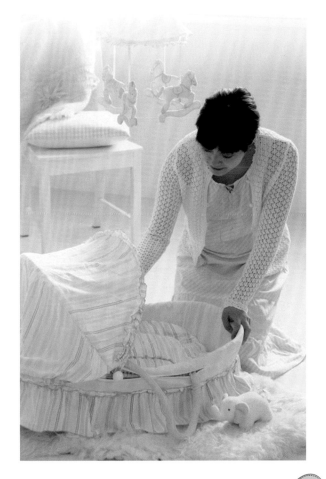

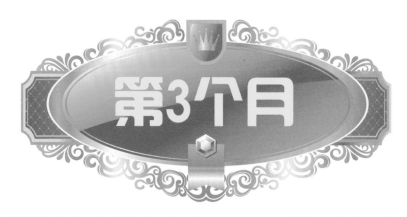

第3个月

婴儿的发育

■婴儿的生长发育

　　3个月男婴体重4.1～7.7千克，身长55.8～66.4厘米；女婴体重3.9～7.0千克，身长54.6～64.5厘米。婴儿的头围为37.4～42.2厘米，平均为39.8厘米。

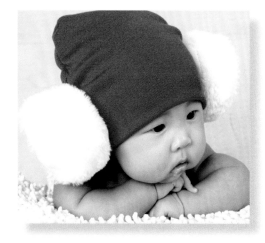

　　3个月的婴儿能够完全伸展四肢，头还是只能成45度角抬起。如果脚在一个坚实平面上的话，宝宝能用手支撑起上身，有时会抓头发和衣服，自己玩自己的手指。开始喜欢跟别人玩，一旦不玩了可能就会哭。3个月的婴儿会发出笑声，发音增多，在有人逗他时，会发笑。

■婴儿的智能发育

　　视觉：能看见活动的物体，能很好地追踪物体移动的方向。连续注视可达5～10秒。已经不喜欢单调的颜色，而是喜欢那些更为复杂、有更多细节的图案，此时能够有目的地看东西，会辨认熟悉的人了。

　　听觉：听力有了很大发展，对大人跟他说话能做出反应，对突然的响声表现出惊恐。开始会熟悉某些声音，会从多人的谈话中听出妈妈的声音。

　　味觉和嗅觉：宝宝的嗅觉很敏感，可有意回避难闻的气味。对甜味表现出天生的好感，不喜欢咸、苦、辣、酸。

　　触觉：此时宝宝的触觉发育以放射动作为主，这些反应都是为了觅食或自我保护。

　　语言能力：会随着情绪的变化发出各种不同的声音。在有人逗他时，会发笑，并能发出"啊、呜"等声音；听到有人与他讲话或有声响时，宝宝会认真听，并能发出应和声。

　　感知能力：知道了不同的动作、微笑和哭声都会引起周围人的反应，比较喜欢用脸和身体表达自己的情感。

　　记忆力：开始出现短暂的记忆。

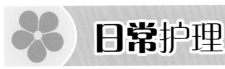# 日常护理

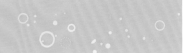

■培养宝宝良好的睡觉习惯

婴儿长到3个月后，开始学抬头，趴着时能用双肘支起上半身，颈部脊柱开始向前弯曲，胸部脊柱渐向后弯曲。为保证体位舒适，应在出生后3个月时给婴儿使用枕头，并培养婴儿良好的睡觉习惯。养成上午、中午和下午各睡一觉，每觉大约2小时的习惯，夜间可以连续睡眠5个小时以上。

■正确使用枕头

宝宝长到三四个月时，其颈椎开始向前弯曲，从这时起，就应该给宝宝用枕头了。枕头高度以1厘米厚、两侧为椭圆形的小枕头为宜。注意不能让宝宝用大人的枕头，否则容易影响睡眠及宝宝的生长发育。待婴儿七八个月学坐时，婴儿胸椎开始向后弯曲，肩也发育增宽，这时宝宝睡觉时应枕3厘米高的枕头。枕头过高、过低都不利于宝宝睡眠和身体正常发育。枕头也不能太软，以免宝宝把头侧过来堵塞住口鼻。

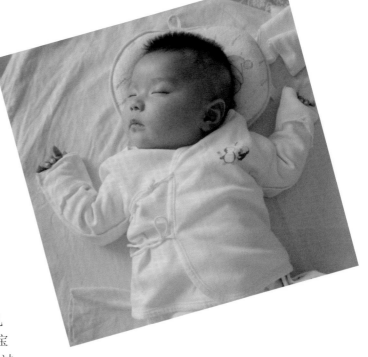

■要应对意外防护

婴儿在3个月时，有了更多的动作，所以不要在无人照看的情况下，把孩子放在床边、桌上或沙发上，否则孩子会突然间学会翻身并掉下来。这在3个月大的孩子中是最常见的事情，应该引起家长们的注意。

■流口水的护理

从3个月开始，宝宝就会出现流口水的现象。这是因为3～4个月的婴儿唾液腺发育逐渐成熟，唾液分泌量增加，但此时孩子吞咽口水的功能尚未健全，口腔较浅，闭唇与吞咽动作尚不协调，所以口水就会流出来。

由于唾液偏酸性，里面含有消化酶和其他物质，当口水外流到皮肤上时，则易腐蚀皮肤最外面的角质层，导致皮肤发炎，引发湿疹等小儿皮肤病，所以宝宝的口水要及时擦掉。

为宝宝擦口水时要注意不可用力，不能用卫生纸使劲搓擦，只需轻轻将口水拭干即可，以免损伤局部皮肤。可在宝宝的衣服上系上一条质地柔软的棉质手帕，以便随时为宝宝擦掉口水。可常用温水洗净口水流到的地方，再涂油脂，以保护下巴、颈部的皮肤。另外可选一些柔软、吸水力强的棉布围嘴，以免口水弄脏衣服。

■学会为宝宝把尿

婴儿出生后3个月开始要训练小便习惯。家长要细心观察婴儿排尿时的表现、间隔时间，估计婴儿有尿时再把，把尿时可发出一种信号"嘘、嘘"声，并采取一定姿势，使时间、声音、姿势这些信号联系起来，经过多次重复，形成排尿的条件反射。

■保护婴儿的听力

1. 要防止某些损害婴儿听觉器官疾病的发生，如流脑、乙脑、麻疹、中耳炎等。

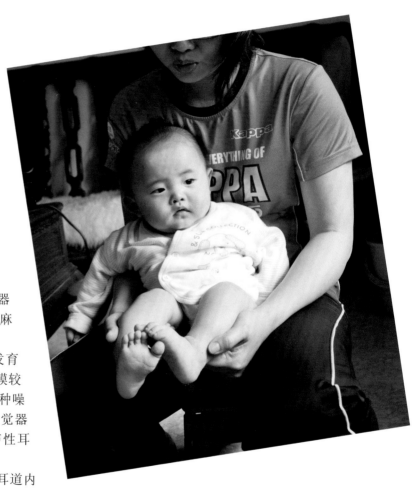

2. 婴儿的听觉神经和器官发育不够完善，外耳道较短、窄，耳膜较薄，所以不宜接受强声刺激。各种噪声对婴儿不利，会影响婴儿的听觉器官，使听力降低，甚至引起噪声性耳聋。

3. 不要给婴儿挖耳朵，防止耳道内进水，否则引起耳病，影响听力。因为宝宝耳道尚未发育成熟，大多呈扁平缝隙状，皮肤娇嫩。稍有不慎，轻者掏伤宝宝皮肤导致感染甚至引起疖肿，重者掏破鼓膜，造成宝宝听力丧失。正确的做法应该是：让耳垢随着咀嚼、张口或打哈欠，以及借助下颌等关节的运动而自行脱落、排出。

4. 要防止婴儿将细小物品如豆类、小珠子等塞入耳朵，这些异物容易造成外耳道黏膜的损伤。如果出现此类问题，应该去医院诊治，千万别掏挖，以免损伤耳膜耳鼓，引起感染。

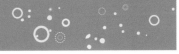

喂养指南

■宝宝的喂养

宝宝这一时期生长发育特别迅速。每个宝宝的食奶量因初生体重和个体的不同而有所差异。

由于营养的好坏关系到婴儿今后的智力和体质，妈妈必须注意饮食，以保证母乳的质和量。

由于宝宝胃容量增加，每次的喂奶量增多，喂奶的时间间隔也就相应延长了，可由原来的3小时左右延长到3.5～4小时。

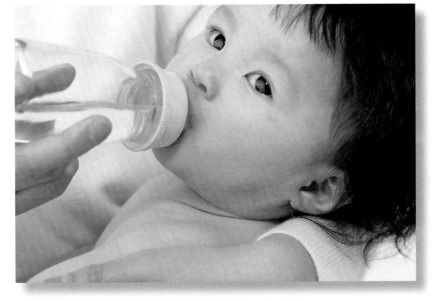

这一时期的宝宝消化道中的淀粉酶分泌尚不足。不宜多喂健儿粉、奶糊、米粉等含淀粉较多的代乳食品。

为补充维生素和矿物质，可用新鲜蔬菜（如油菜、胡萝卜等）给宝宝煮菜水喝，也可将水果煮成果水或榨成果汁在两顿奶之间喂给孩子。

■1岁以内勿吃盐

此时期的宝宝肾脏功能尚差，肾小球滤过率、肾血流量都不及成人，肾小管排泄与再吸收功能也未发育完善，吃咸食必然会增加宝宝的肾脏负担，影响其正常发育。

宝宝依靠母乳和奶粉中的天然盐分即已足够。

以后随着宝宝的生长发育，肾功能逐渐健全，对盐的需要量增大，再考虑增加摄盐量。

■2～3个月的宝宝一天该喂几次奶

经过1个月的喂哺，妈妈和宝宝互相适应了。不过，现在宝宝长大了一点，一天该喂几次奶呢？

总的来说，这个阶段的宝宝吃奶次数比出生第一个月有所减少，每天5次左右，每次吃奶间隔时间会变长，以往间隔3小时左右就饿了要哭闹的宝宝，可以睡上3～4小时，甚至5个小时才醒来要吃奶。这说明宝宝胃里存食多了，没有必要再按新生儿期那样频繁喂奶。

在进食方面要相信宝宝的能力，宝宝大多了解自己的需要。这个阶段的妈妈应顺其自然，宝宝饿醒了就喂，而不要因为到了喂奶时间就叫醒熟睡的宝宝。如果宝宝上次吃奶间隔时间长了，这次吃奶的时间提前，可能不到2小时又要吃了，这也是很正常的事。

总之，要具体问题具体分析。因为每个宝宝的情况都是不一样的，妈妈要结合自己宝宝的特性，适合的就是正确的。

■怎样给宝宝换奶

当有的妈妈奶量不足，或者有其他情况出现，不能再继续母乳哺喂时，或者由于原人工营养品不适合婴儿食用，这时就面临着给宝宝换奶的问题。给宝宝换奶是父母和宝宝的大事，不容疏忽。

◎从母乳换成配方奶粉

婴儿配方奶粉多以牛奶粉为主，以母乳化为设计理念，和母乳营养成分较接近。但婴儿配方奶粉仍然不含可帮助宝宝消化的酵素。因而从母乳换成婴儿配方奶粉，应该从一小匙配方奶粉的量开始测试，婴儿吃后如没有不良反应，就可逐渐增加至全量的奶粉。所以，宝宝可以同时吃母乳和婴儿配方奶粉而不致有不良反应。

◎从一种奶粉换成另一种奶粉

从一种奶粉换成另一种，换奶的基本原则为减少1小匙原配方奶粉，改成新配方奶粉1小匙，如婴儿没有不良反应再互为增减2小匙，以此类推。

通常这种奶粉互换的过程中，常会造成宝宝腹泻。其原因大多是奶粉浓度不当，所以换奶时一定要注意奶粉的使用说明。其次是造成过敏，其原因是新更换的奶粉与原配方成分相差太大。所以，父母不要给宝宝更换与原奶粉成分相差太大的奶粉。

■防止婴儿过胖

2～3个月的婴儿食欲很旺盛。不过父母可不能因为婴儿有食欲就不断增加喂奶量，因为那样会造成婴儿饮食过量，继而可能导致肥胖。肥胖会导致宝宝心脏的负荷增加。

婴儿在这段时间，每千克体重1天需要热量115～105千卡。有1/3的热量用于生长。如果家长觉得婴儿过胖，最好计算一下热量，若是因为奶粉量过多的话，就要相应地减少。

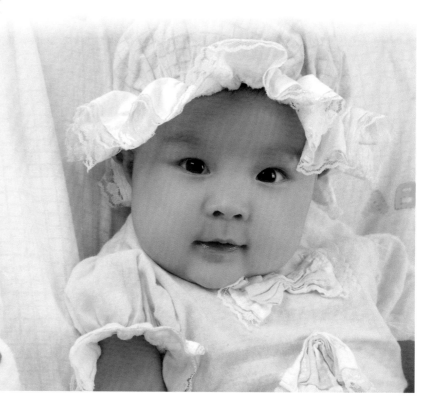

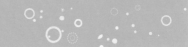

疾病防治

■ 中耳炎的预防

中耳炎是一种常见病。它是上呼吸道感染所引发的并发症，中耳炎常发生于8岁以下儿童。通常中耳炎又分为急性中耳炎与慢性中耳炎，急性中耳炎如果及时就医的话，可以痊愈并不再复发，但慢性中耳炎无法根治。

急性中耳炎是中耳黏膜的急性化脓性炎症，由咽鼓管途径感染最多见。预防感冒能减少中耳炎发病的机会。洗澡时如果水通过鼻咽部进入中耳，也会引发中耳炎。如果婴幼儿仰卧位吃奶，由于幼儿的咽鼓管比较平直，且管腔较短，内径较宽，奶汁可经咽鼓管呛入中耳引发中耳炎。因此母亲给孩子喂奶时应取坐位，把婴儿抱起呈斜位，使其头部竖直吸吮奶汁。

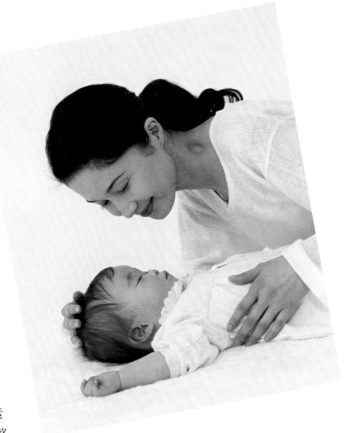

■ 佝偻病的预防

佝偻病在婴儿期较为常见，是由于维生素D缺乏引起体内钙、磷代谢紊乱，从而使骨骼钙化不良的一种疾病。佝偻病发病缓慢，不易引起重视，但对婴儿的发育影响甚大，必须积极防治。

宝宝发生佝偻病后，早期表现为多汗、好哭、睡眠不实、易惊，由于头部多汗出现头部发痒，孩子常摇头而致头枕部秃发。如有以上症状，家长需带孩子到医院进一步检查，以确诊是否患有佝偻病，切不可随便给孩子补充大量维生素D，以防止维生素D中毒。如病情进一步发展，可见孩子的肌肉松弛无力，特别是腹壁及肠壁肌肉的松弛，可引起孩子的肠胀气，而致腹部膨隆犹如蛙腹。佝偻病患儿最主要的变化是由于骨骼病变所出现的症状，这是佝偻病的特征表现。6个月以下的孩子，用手指轻压其枕骨或顶骨，犹如乒乓球有弹性感，8～9个月的孩子头颅呈方形，前囟门也偏大，至18个月前囟门尚不能闭合。

为防宝宝发生佝偻病，平时应带其到室外多晒太阳，并重视营养成分的补充，开始添加辅食后要常吃含钙量丰富的食物，摄入足够的蛋白质，在医生的指导下适量补充维生素D及维生素C。

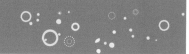
智能训练

■听觉训练

良好的听觉是智能开发的重要条件，听力对语言的发展起着决定性的作用。听觉不仅能使宝宝辨认出周围环境中的多种声音，而且可借此掌握人类的语言。婴儿期是儿童语言发展最迅速的时期。

首先，应保持宝宝心情愉快，让宝宝坐在地毯上。妈妈将各种音高、响度均不同的发声体，如哗铃棒、八音盒、钟表、小勺、橡皮捏响玩具等，在婴儿视线内让婴儿听，并说出名称。待其注意后，再慢慢移开，让婴儿追声寻源，当婴儿辨出声源后，再变换不同方向。

■社交训练

选一个阳光明媚的日子，爸爸妈妈抱着宝宝去小公园或是广场散步。散步时，爸爸妈妈可以和宝宝说话聊天。遇到邻居或朋友，爸爸妈妈可以拉着宝宝的小手挥一挥，说："叔叔（阿姨、爷爷、奶奶）你好！"邻居或朋友们会主动逗宝宝笑，宝宝也会慢慢地用微笑回应。当邻居或朋友们要走时，爸爸妈妈再挥挥宝宝的小手，说："再见！"

■艺术训练

妈妈将宝宝仰面放在床上，手拿快板儿在宝宝面前敲几下，发出清脆声响，吸引宝宝的注意力。妈妈可以一边念小儿歌，一边敲快板儿："打竹板儿，竹板儿响，夸夸我们的乖宝宝。宝宝乖，乖宝宝，妈妈爱宝宝，宝宝爱妈妈……"念一句，妈妈就打一下快板儿。宝宝会很兴奋地看着妈妈手里发出声音的快板儿，妈妈可根据宝宝的兴趣反复念几次。

■动作训练

妈妈把挂钩安装在婴儿床上方，用结实的线绳把拨浪鼓、毛线球或一些塑料勺挂在上面。妈妈引导宝宝伸手去抓自己上方的东西，让宝宝尽量用手触碰到这些东西。每过几分钟妈妈可以换一样东西挂上去，保持宝宝的兴趣。天气暖和的时候，妈妈可以把线绳和一两个玩具拿到户外，试试让宝宝在新鲜空气中做这个游戏。

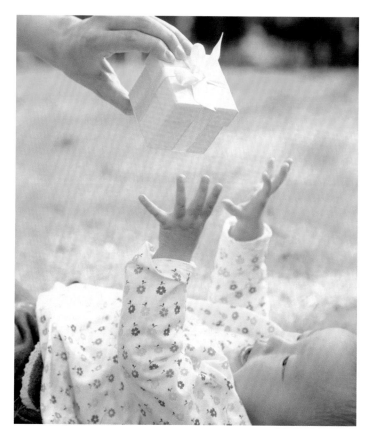

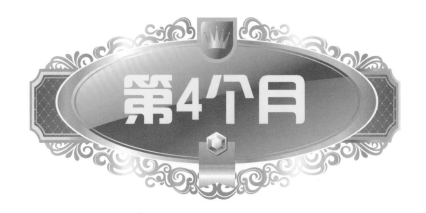

 婴儿的发育

■婴儿的生长发育

4个月男婴的正常体重4.7～8.5千克，身长58.3～69.1厘米；女婴正常体重4.5～7.7千克，身长56.9～67.1厘米。正常男婴的头围平均值为42.50厘米，胸围为43.02厘米；女婴头围为41.21厘米，胸围为41.62厘米。

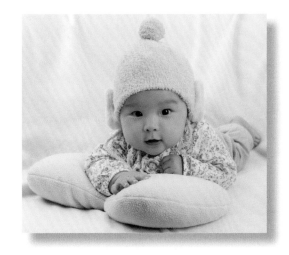

4个月宝宝身体的活动比上个月更加频繁，眼睛和耳朵的功能与手脚的运动逐渐协调了。头能逐渐挺直，竖抱时头稳定，躯干肌肉有力量了，扶着腋下可以站立片刻。

■婴儿的智能发育

视觉：此时已经能够跟踪在其面前半周视野内运动的任何物体，同时双眼的协调也可以使其在跟踪靠近和远离自己的物体时视野加深。辨别颜色的能力增强，对黄色和红色最敏感。

听觉：听到熟悉的人对其说话会非常高兴。具有了一定辨别方向的能力。听到街上或电视中有儿童的声音会扭头寻找，头能顺着响声转动180°。

嗅觉与味觉：能比较稳定地区分好闻的气味和不好闻的气味，也能够比较明确而精细地区别酸、甜、苦、辣、咸等不同的味道，对食物任何细微的变化都非常敏感。

触觉：对小床周围的物品均感兴趣，都要抓一抓、碰一碰。

语言能力：这个时期的孩子在语言发育和感情交流上进步较快。高兴时，会大声笑，笑声清脆悦耳。当有人与其讲话时，会发出咯咯咕咕的声音，好像在跟你对话。对自己的声音感兴趣，可发出一些单音节，而且不停地重复。能发出高声调的喊叫或好听的声音，咿呀作语的声调变长。

孕产育儿 专家全程指导

日常护理

■宝宝安全备忘录

4个月的宝宝是个抓握能手，凡是能够着的东西，都要拿来"研究"一番。父母要保证宝宝身边的任何物品都不会伤害到宝宝。

1.将易碎的物品、电线等东西远离宝宝的小床边、洗澡的地方或换尿布台附近。

2.若是宝宝特别好动，在换尿布时，一只手要始终扶好宝宝的身体。否则，转身间，宝宝可能就滚到地上了。

3.小床的木栏杆也是宝宝玩弄的东西，父母要经常检查是否有松动或小零件掉落。

4.倘若带宝宝驾车外出，必须使用婴儿专用座椅，且放置在后座的中间，让宝宝面朝后面。因为宝宝的颈部肌肉十分娇弱，相对其幼小的躯体而言，头部所占比例比成年人要大得多。因此，对一名系着安全带的成年人来说相对无害的碰撞，对一个同样受到约束但是向前而坐的宝宝来说却是十分危险的。

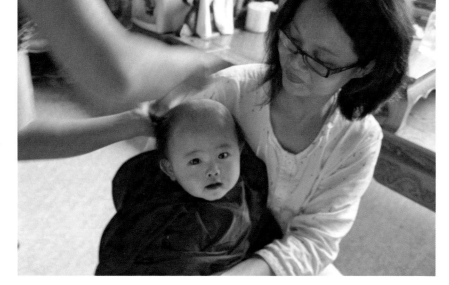

5.洗澡时，将肥皂、浴液、润肤霜等物品远离宝宝够得着的地方。

6.妈妈的长头发以及项链等饰品都是宝宝喜欢抓握的目标，要引起注意。

7.出门时，给宝宝戴上小帽子，穿上长袖衣，脸部和手臂抹好防晒霜，是对宝宝皮肤最好的保护。

■婴儿何时理发

婴儿头皮十分柔嫩，抵抗力差，理发时稍不注意，就容易擦破头皮发生感染。因此，最好在婴儿3个月后再开始理发。夏季，为避免婴儿头上生痱子，可适当理发。给婴儿理发的工具最好先用75%的乙醇消毒，不可用剃头刀为婴儿剃头。

■如何应对宝宝翻身造成的意外

此时期宝宝学会翻身了，这固然是一大进步，但由此带来的安全隐患也需引起家长们的重视。父母再不能将宝宝单独放在床边、沙发上等地方，以免宝宝突然翻身而导致坠落在地。宝宝的床边应装置护栏，护栏的间距应小于宝宝的头宽，以免头卡在护栏内，或把被子等堆在宝宝四周，划出一个安全的活动范围。

如果发现宝宝自高处坠落，父母应先观察宝宝的意识、眼球转动、对外反应等，如果看起来没什么问题，家长可先处理外伤，并持续观察72小时。

■正确对待宝宝吮吸手指

在此阶段，有的宝宝有吮吸手指的习惯了。宝宝认识这个世界，首先是通过嘴开始的，而手对于大脑还没有完全发育的宝宝来说，会认为只是一个外在的东西，而不是自己身体的一个器官。因此宝宝常会用嘴来吃手、啃玩具、咬衣角等。有些父母为了让宝宝戒掉这一习惯，采取了许多方法，如在指头上涂上牙膏等有异味的东西，或给孩子戴上手指套。其实这种做法不对，吸吮手指说明孩子大脑支配自己行动的能力有了很大的提高，从而能够促进大脑、手和眼的协调能力，所以家长不用太过担心。随着宝宝的成熟，自然就会停止这种吮吸手指的习惯。

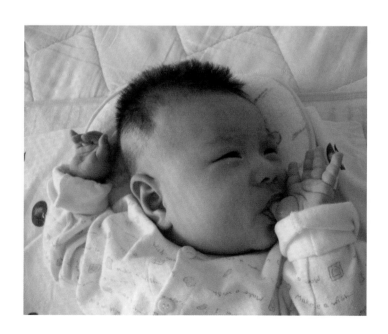

■宝宝不会抬头怎么办

每个宝宝的成长过程都不相同，运动功能发展的区别也很大。但要遵循普遍的规律，一般来说，宝宝学会控制自己的身体是从头部开始逐步下降到手、躯干和腿的。

宝宝长到2个月左右已能将头抬起来，脖子变得有力了。当仰卧时，如果有人把其抱起，头部不会后仰。

4个月左右的宝宝俯卧时头已能从床上抬起45～90°。用两只胳膊支撑着，能将前胸抬离床面。如果宝宝4个月时仍不能抬头，则应去找保健医生。运动功能的发育与中枢神经系统成熟的程度密切相关，同时，骨骼、肌肉的成熟程度也是运动功能发育的重要因素。如果宝宝的中枢神经系统有异常，或末梢神经、肌肉、韧带、皮下组织有异常，就会影响运动功能的完善。

■哄宝宝入睡的方法

许多宝宝在该睡觉的时候却依然哭闹不止，这令妈妈们很是头疼。要想让宝宝能顺利入睡，首先要保证宝宝睡觉前已经吃饱，尿布也是干爽的，而且身上的衣物和盖的被子与天气相符，不冷不热。一个安静的环境是保证宝宝能乖乖入睡的因素之一。

如果在以上条件下宝宝还不能安心睡觉，那就需要大人使用一定的技巧。最好的办法是唱摇篮曲，摇篮曲是具有催眠特性的典型乐曲，容易使宝宝安静下来。可以让宝宝躺在床上，用手轻拍，或有节奏地抚摸宝宝的头部，使其把眼睛闭上，然后唱着摇篮曲哄其入睡，不久宝宝就会打哈欠，这表示想睡觉了。

给宝宝播放胎教时的音乐也是一种好方法，听到熟悉的乐曲，宝宝一般就能安心地睡觉。

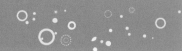

喂养指南

■宝宝的喂养

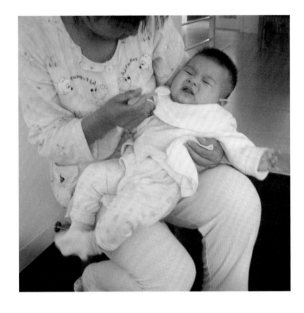

这个月的宝宝奶量差异很大，应根据自己宝宝的食量和消化能力来决定哺乳量的大小。若宝宝吃不到规定的奶量，也不必着急担心，因为有的宝宝天生食量就小。

除了吃奶以外，可试着增加半流质的食物，为以后吃固体食物做准备。这时宝宝的消化能力增强了，淀粉酶的分泌也比从前增多。因此可喂些含淀粉的食物，如粥、米糊等，开始先从一勺、两勺喂起，视宝宝的消化情况慢慢增加。可在每次喂奶之前先喂粥或米糊，能吃多少就吃多少，不必勉强。

由于宝宝体内的铁储备到这时已几乎消耗殆尽，为了防止贫血，应当从辅食中补充铁质。比较适宜这个月龄宝宝食用的含铁食品是蛋黄，所以从这个月起，可加喂蛋黄。

■婴儿辅食的添加原则

4个月以后的婴儿不再安于只吃乳类，喜欢品尝各种味道，这是对除了奶以外其他食品的敏感期。此时的婴儿已经具备了接受其他食物的能力，且母乳中的营养已不能满足婴儿成长发育的需要，所以应及时添加辅食以补充营养。及时地加辅食能养成婴儿良好的饮食习惯，有益于身体健康。加辅

食的原则是先要综合考虑宝宝的身体状况、消化能力和对营养的需求，再决定何时加、怎样加和加什么，可遵循以下几点原则。

◎从少到多

这样能使婴儿有一个适应过程，如添加蛋黄，宜从1/4开始，5～7天后如无不良反应可增加到1/3～1/2个，以后逐渐增加到1个。

◎由稀到稠

如从乳类开始到稀粥，再增加到软饭。

◎由细到粗

如从菜汤到菜泥，乳牙萌出后可试喂碎菜。

◎由一种到多种

初期一次只喂一种新食物，待婴儿习惯后，再加另一种，不能同时添加几种。

另外，不宜在两次哺乳之间喂辅食，这样增加了饮食次数。由于婴儿在饥饿时较容易接受新食物，在刚开始加辅食时，可以先喂辅食后喂奶，待婴儿习惯了辅食之后，再先喂奶后喂辅食，以保证其营养的需要。

■婴儿咀嚼练习

咀嚼、吞咽是将食物磨碎送入胃内以便于肌体对其消化吸收。吮吸动作是先天本能，而咀嚼功能则是需要后天不断地接受刺激、不断地学习、不断地训练形成的。

当食谱由单纯吃奶逐渐向食物转变时，撕咬、

研磨、吞咽的动作是非常重要的，而4～6个月的婴儿，正是学习咀嚼最佳时期。错过机会，则婴儿可能不会咀嚼，囫囵吞咽，食物中的营养不被充分吸收，胃肠道消化功能降低，面部肌肉发育差，影响美容，牙齿坚固性差。牙齿的不停咀嚼运动，还能促进脑神经发育。

■蛋黄的添加方法

4～5个月以后，各种奶中的营养已经不能满足宝宝的需求，尤其是铁剂。出生时宝宝虽然从母体内带来一些铁质，但是，到了这段时期已基本用完，需要另外添加含铁丰富的食品。

从4个月开始婴儿即可添加蛋黄，鸡蛋黄中含铁丰富又容易被宝宝吸收和消化。所以不论母乳是否充足，都要及时喂蛋黄。蛋白不要过早加，防止过敏。

每日开始喂1/4煮熟的蛋黄，压碎后分两次混合在奶粉、米粉或菜汤中喂。以后逐渐增加至1/2个，再到1个。6个月时便可以吃蒸鸡蛋羹了，可先用蛋黄蒸成蛋羹，以后逐渐增加蛋白量。

■淀粉类食物的添加方法

及时给婴儿添加淀粉类食物不但可以补充乳品能量不足，提高膳食中蛋白质的利用率，还可培养小儿用勺和咀嚼的习惯。谷类食物中含有B族维生素（如维生素B_1、维生素B_2）、铁、钙、蛋白质，对婴儿的生长发育有利，如奶糕、烂粥、面条、饼干等食物。

4～5个月的婴儿，每天可先加喂奶糕或几汤勺烂粥（1～2次），再加饼干1～2片。

烂粥可用菜汤调味，以后逐渐在粥中加入少许菜泥、鱼泥、肉泥等。面条可选用薄、细的婴儿面条，煮烂后加少许菜泥或蛋黄。6个月时加少许鱼松、肝泥、蛋羹，还可加少量熟过的酱油调味。

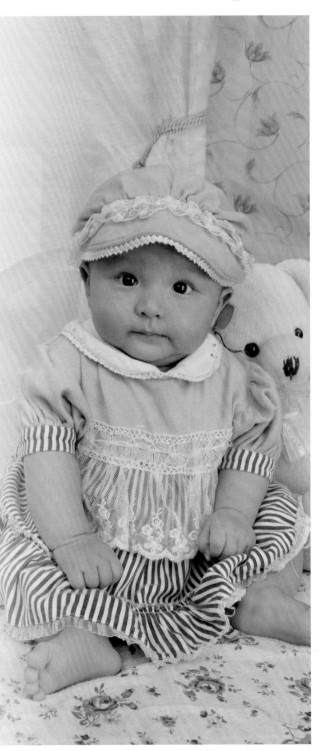

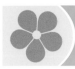
疾病防治

■防治小儿支气管炎

小儿支气管炎发病初期，宝宝会出现咳嗽、打喷嚏等感冒症状，1～2天后咳嗽加重，出现呼吸困难、憋气、面色苍白、肺部有哮鸣音等症状。小儿急性支气管炎是病毒、肺炎支原体或细菌感染造成的，常并发或继发上下呼吸道感染、麻疹及其他急性传染病。

防病胜于治病，故平时要加强宝宝的身体锻炼，增强他们的抗病能力。对容易反复发作的宝宝可服用药物预防，也可为宝宝接种疫苗。对患病的宝宝应注意多喂水，饮食以半流质为主，采取少食多餐的方法，保证营养的供给。为促进分泌物顺利排出，应经常给宝宝拍背及帮助宝宝翻身。

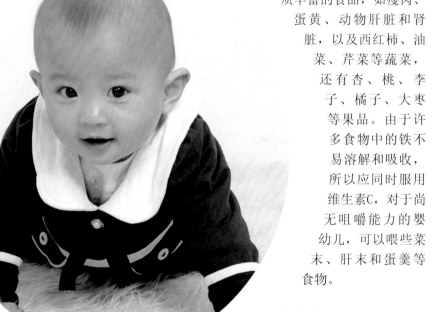

■防治缺铁性贫血

铁是人类生命活动中不可或缺的元素之一。婴儿在出生后的半年内，可以依靠肝脏内贮存的铁。肝脏贮存的铁耗尽了，就需要每天从食物中来补充。据研究，一般情况下，体重每增加1千克，就要增加铁35毫克，婴儿发育过快就容易出现相对缺铁，而铁是人体造血的主要原料之一，所以也就出现相对缺铁性贫血。

预防婴儿出现缺铁性贫血的有效办法，是适当增加含铁质丰富的食品，如瘦肉、蛋黄、动物肝脏和肾脏，以及西红柿、油菜、芹菜等蔬菜，还有杏、桃、李子、橘子、大枣等果品。由于许多食物中的铁不易溶解和吸收，所以应同时服用维生素C，对于尚无咀嚼能力的婴幼儿，可以喂些菜末、肝末和蛋羹等食物。

■警惕奶瓶龋

奶瓶龋是婴幼儿常见的一种牙齿疾病，也叫奶瓶性蛀牙。严重的奶瓶性蛀牙会造成饮食不便，影响发音，甚至将来恒牙的排列也会受到影响。奶瓶龋大多是由于家长的喂养不当和不及时清洗奶瓶引起的。喂食宝宝喝奶的时间过长，或宝宝边睡边吸奶等习惯，都容易导致蛀牙。而有些家长为安抚婴儿入睡，用奶嘴粘蜂蜜，更是不可取。

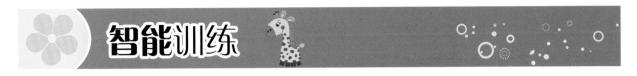

智能训练

■创造力训练

首先，妈妈将彩色的气球吹起来，把小铃铛放在气球里面，用彩带将气球扎好。其次，把宝宝抱到床上，将彩带的另一端系在宝宝的右手腕上。妈妈用手握着宝宝的右手摇晃，彩带会带动气球里的铃铛发出清脆悦耳的声音，宝宝会为此兴奋不已。最后，妈妈松开宝宝的手，让宝宝自己玩耍。不一会儿，宝宝也会挥动自己的小手，让铃铛响起来。这个游戏可以从3个月的宝宝开始训练，爸爸妈妈可以给宝宝做记录，观察宝宝的进步。在游戏时，绑到宝宝手腕上的彩带不要过紧，以免勒伤宝宝。

■听觉训练

妈妈坐在沙发上或是床上，将宝宝抱在自己的怀里，摸摸宝宝的小脑袋说："宝宝，看看妈妈今天给宝宝带来了什么好玩的东西呀。"妈妈可以像变魔术一样从身后突然拿出玩具小鸭子，说："宝宝，快看这是谁呀？"妈妈可以在宝宝面前晃晃小鸭子说："我是小鸭子，嘎嘎嘎。"接着，变出小青蛙说："这是谁呀？小青蛙，呱呱呱。"妈妈可以再拿出小狗（汪汪汪）、小猫（喵喵喵）、大老虎（嗷嗷嗷）等动物玩具来给宝宝看，让宝宝来听听它们的叫声。妈妈在学小动物叫声时，可以做一些可爱的动作，吸引宝宝的兴趣，有时会惊喜地发现宝宝也会咿咿呀呀地叫出声来。

■动作训练

首先妈妈准备一个可以发出声响的小玩具。将宝宝仰面置于婴儿床上或者让宝宝侧睡在床上。妈妈拿玩具在宝宝面前摇晃，使玩具发出声响，一边摇晃玩具，一边对宝宝唱儿歌，吸引宝宝的注意力。妈妈拿着玩具慢慢地移动位置，从宝宝的眼前，移到眼睛旁边，移到宝宝的耳朵一侧，妈妈可以对宝宝亲切地说："宝宝看，多好玩的玩具啊！"宝宝会根据玩具移动的方向努力地翻身。宝宝翻身时，妈妈可以用手辅助宝宝，让宝宝能够顺利地翻过身来。当宝宝翻身成功以后，妈妈可将宝宝压在身体下面的胳膊和小手拿出来。这个训练可以每天进行，次数不要过多，每天训练2～3次，每次2～3分钟为宜，以训练宝宝能够顺利地翻身。

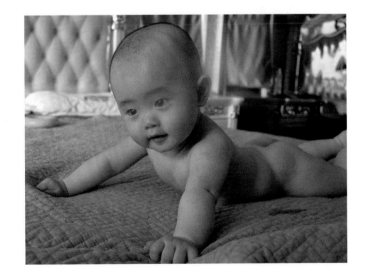

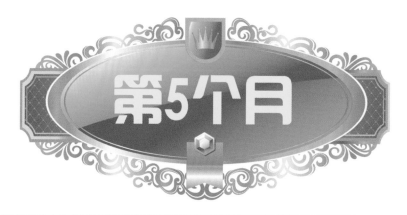

第5个月

 婴儿的发育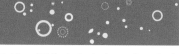

■婴儿的生长发育

正常男婴5个月时体重为5.3~9.2千克，身长为60.5~71.30厘米，头围可达42.8厘米，胸围可达43.2厘米；正常女婴体重为5.0~8.4千克，身长为58.9~69.3厘米，头围可达41.8厘米，胸围可达41.65厘米。

这时的孩子喜欢和人玩藏猫咪、摇铃铛，还喜欢看电视、照镜子，对着镜子里的人笑，还会用东西对敲，生活丰富了许多。

■婴儿的智能发育

视觉：宝宝定视觉功能逐渐增强，已经能够盯着某个物体认真看几秒钟了。

听觉：宝宝的听觉已经非常发达。当妈妈对着婴儿轻声讲话时，宝宝会做出注意倾听的表情。能够分辨出悦耳和嘈杂的声音，并做出不同的反应。

嗅觉与味觉：宝宝喜欢将手中的东西往嘴里送，用舌头来学习与物品之间的关系。喂辅食的时候，会发现宝宝对不同味道表现出细微反应。

触觉：触觉越来越敏锐，对人的抚摸和拥抱很敏感。抱宝宝的时候宜轻柔，力度大或者用力不当宝宝感觉不舒服时会有排斥等表现。喜欢和爸爸妈妈及看护他的亲人接触。陌生人和宝宝互动，宝宝明显不喜欢，而爸爸妈妈的拥抱会让宝宝感觉安全舒服。

语言能力：这个时期，宝宝在语言发育和情感交流上进步非常快。宝宝会大声笑，声音清脆悦耳。当爸爸妈妈或其他人和宝宝讲话时，宝宝能发出"咿咿呀呀"的声音，仿佛是在和对方交流。

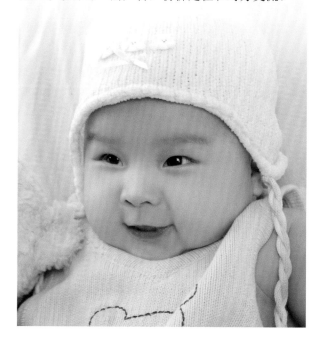

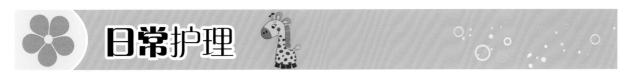

日常护理

■宝宝双脚的护理

人的双脚离心脏的距离较远，血液循环比较差，而小孩脚部皮肤细嫩，活动又少，加上婴幼儿时期体温调节功能发育还不完善，所以脚部很易受凉。不论夏天还是冬天，都应注意宝宝脚部的保暖。那么，如何护理好宝宝的双脚呢？

宝宝的袜子要时刻保持干爽，即使是在炎热的夏天，也需要给宝宝穿上合脚的线袜，不要让阵风或电扇直接吹着脚；冬天应选用纯羊毛或纯棉质的袜子，不论是宝宝午睡还是夜间睡眠，双脚都不要露在被子外面，以免着凉。每天要坚持为宝宝洗脚，通过水和手对脚的按摩刺激达到舒经活络的作用。洗脚的水温也有讲究，夏天的时候温度一般可以在38～40℃；冬天的时候温度可以逐渐提高。洗脚时的水量以将整个足部都浸在温水中为宜，浸泡时间需保持3～5分钟。

较长时间地用温水浸泡洗脚，能使足部皮肤表面的毛细血管扩张，血液循环加快，改善足部皮肤和组织营养，促进宝宝睡眠，有助于其生长发育。

■使用婴儿车的注意事项

婴儿到了第4～5个月，就可以经常使用婴儿车了，婴儿自己也喜欢坐在小车里出去散步。在使用婴儿车时，父母应该特别注意不要推到高低不平的路上，因为这样车子会上下颠簸、左右摇摆，令婴儿感到十分不安；要到车少、空气清新、空间开阔的公园，这样的环境才有利于宝宝的健康。

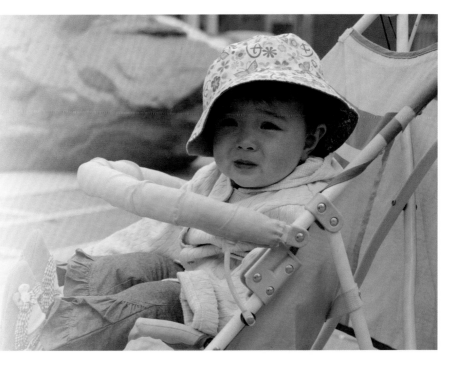

婴儿车式样比较多，有的婴儿车可以坐，放斜了可以半卧，放平了可以躺着，使用很方便。但注意不能长时间让婴儿坐在车里，任何一种姿势，时间长了都会造成婴儿发育中的肌肉负荷过重。

■宝宝爱踢被子怎么办

有的宝宝睡觉爱踢被子，这令许多妈妈都很头疼。如果天气寒冷，很多小孩会因此而着凉。在此为您支一小招：如果是宝宝独自睡小床，可以把被子的两角拴在床头的两边，这样无论宝宝怎么踢，被子都不会挪动。

如果宝宝是和大人一起睡，除了大人要多用心照顾外，也可想一些其他方法。比如给宝宝穿上长衣、长裤和袜子睡觉，这样即使踢掉被子还有衣物可以保暖；还可以在宝宝腰部裹个肚围，可防止肚皮着凉。现在市面上还有专为宝宝夜间睡觉设计的睡袋，但一定要注意安全使用，可买没有袖子、不带帽子，胳膊和脖子尺寸都合适的，这样宝宝才不会滑进睡袋里面，且手脚依然可以活动自如。

■婴儿长牙时的护理

一般来说，婴儿都会在4～10个月长牙。为了让婴儿长出一口健康整齐的乳牙，在乳牙萌发时就应给予适当的护理。乳牙萌发时，婴儿的牙床先开始红肿，有充血现象，极易引起牙床发痒；喜欢吮手指、咬奶头、咬玩具，当乳牙突破牙床，牙尖冒出后，牙渐渐变白，意味着乳牙已开始长成。

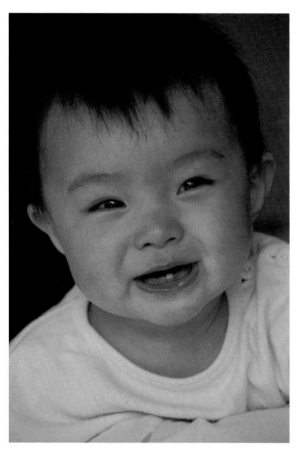

婴儿长牙一般没有异常现象，有些孩子会有低热、睡眠不安、流口水及轻微腹泻。这时应多给孩子喂些温开水，以达到清洁口腔的目的，并及时给婴儿擦干口水，以防下颌部淹红。可给孩子一些烤馒头片、磨牙饼干、苹果片等食品提供磨牙的机会，这样可预防牙痒，又可促进乳牙生长。

婴儿出牙的时间有很大的差异，一般在6～10个月萌发均属正常，不可认为越早出牙越好。如婴儿在3个月时就出牙，并非正常现象，是由于牙胚距口腔黏膜太近，因而出牙过早，这些牙齿会影响喂奶。每个婴儿出牙时间不同，不必单纯以出牙时间来作为婴儿健康发育的标志。

保护婴儿乳牙要注意以下几点。

1. 及时纠正婴儿某些不良习惯，如吮手指、啃玩具、咬嘴唇、咬坚硬物等。

2.孩子睡觉时要仰卧，不要长期侧睡，否则会使乳牙长得参差不齐。

3.控制甜食，切忌含着奶头或糖块入睡。

4.婴儿吃奶时要取半卧位，奶瓶与婴儿的嘴唇成90度角，不要使奶嘴压迫上、下唇；不要让婴儿养成吸空奶嘴的习惯。

喂养指南

■宝宝的喂养

5个月的孩子，由于活动量增加，热量的需求量也随之增加，以前只吃母乳就能满足孩子生长发育的需要，现在纯母乳喂养已不能满足孩子生长发育的需要。

如果必须人工喂养，5个月孩子的主食喂养仍以乳类为主，配方奶每次可吃到200毫升，除了加些米粉类外，还可将蛋黄加到1个，在大便正常的情况下，粥和菜泥都可以增加一点，可以用水果泥来代替果汁。已经长牙的婴儿，可以试吃一点饼干，锻炼咀嚼能力，促进牙齿和颌骨的发育。

本月在辅食上还可以增加一些鱼类，如鲣鱼、黄鱼、鳕鱼等，此类鱼肉多、刺少，便于加工成肉糜。鱼肉含磷脂、蛋白质很高，并且细嫩易消化，适合婴儿发育的营养需要，但是一定要选购新鲜的鱼。

在喂养时间上，仍可按上月的安排进行。只是在辅食添加种类与量上略多一些。鱼肝油每次喂2滴，每天3次；钙片每次2片，每天2～3次。

■让宝宝习惯用勺吃东西

让宝宝练习吃辅食的同时，也是让宝宝习惯用小勺吃东西的过程。习惯用勺吃东西对宝宝很重要，能够让宝宝顺利地学习吃辅食，也为日后能顺利断奶打下了基础。

刚开始用勺喂食物，宝宝会不习惯，有的宝宝也许会对勺子产生反感。对于宝宝拒绝的态度，爸爸妈妈要有耐心。如果宝宝意识到勺子里有好吃的食物，就会接受勺子了，这时也练得差不多了。

让宝宝练习用勺吃东西，也是在给宝宝进行食物教育，引导宝宝主动地去学习吃食物。宝宝在不断品尝到新滋味的过程中，就学会吃饭了。

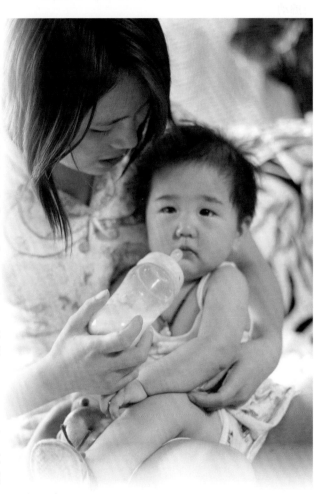

■宝宝多吃胡萝卜有益健康

中医认为胡萝卜性甘平，归肺脾，具有健脾化滞、清凉降热、润肠通便、增进食欲等功效，有着重要的营养价值。近代研究发现，胡萝卜含丰富的胡萝卜素，在体内可转变成维生素A，对促进婴幼儿的生长发育及维持正常视觉功能具有十分重要的作用。

163

胡萝卜还含有一些膳食纤维，除具有增加肠胃蠕动的作用外，还是防治高血压及癌症的辅助食物。此外胡萝卜还含有较多的维生素C、维生素B₂等营养素。正是由于上述这些独特之处，胡萝卜又被誉为"大众人参"。

在喂养宝宝上，胡萝卜是一种十分常用的辅食。从5个月开始，便可以给宝宝添加胡萝卜泥，一方面可以补充宝宝成长所需的营养素，另一方面可以让宝宝尝试并适应新的食物，为今后顺利过渡到成人膳食打好基础。

■配方奶不能与钙粉同服

一些人工喂养的婴儿到了3个月后便开始加喂钙片或钙粉，以防止婴儿缺钙。应当注意的是，钙粉不能和配方奶一起喂。因为钙粉可以使配方奶结块，影响两者的吸收。有些父母为了喂孩子方便、省事，常喜欢把钙粉混合到配方奶中一起给孩子吃，这样的补钙方法是不科学的。

■适宜宝宝的益智食品

现代营养科学研究证实，以下食品具有良好的益智作用。

◎鱼类

鱼肉中富含丰富的蛋白质，还含有不饱和脂肪酸、钙、铁、维生素B₁₂等成分，是脑细胞发育必需的营养物质。

◎蛋类

鸡蛋含有优质蛋白质，而且吸收率高。蛋黄中的卵磷脂经肠道消化酶的作用，释放出来的胆碱直接进入脑部，与醋酸结合生成乙酰胆碱。乙酰胆碱是神经传递介质，有利于宝宝的智力发育，并改善记忆力。同时，蛋黄中的铁、磷含量较多，均有助于脑的发育。

◎动物的内脏

主要包括心、肝和肾等，均含有丰富的蛋白质、脂类等物质，是脑发育所必需的。

◎大豆及豆制品

它们均富含优质的植物蛋白，即大豆球蛋白。大豆油含有丰富的多种不饱和脂肪酸及磷脂，对脑发育有益。

◎蔬菜、水果及坚果

蔬菜、水果富含维生素，常给宝宝食用，对大脑的发育、大脑功能的灵敏、大脑活力及防止脑神经功能障碍等，均起到一定的作用。坚果类食物中含有优质蛋白质和十几种重要的氨基酸，这些氨基酸都是构成脑神经细胞的主要成分。同时坚果还含有对大脑神经细胞有益的维生素B₁、维生素B₂、泛酸、维生素E及钙、磷、铁、锌等，所以说坚果是补脑、益智的佳品。

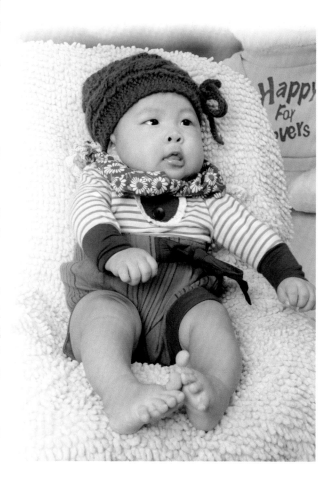

疾病防治

■预防暑热症

暑热症为婴幼儿时期一种特有疾病，西医称为"夏季热"。这种病多发于4～8个月的婴儿，一周岁过后就几乎没有了。七八月气温高、湿度大，是暑热症的多发季节。这种病的症状主要是发热，既不咳嗽、流鼻涕，也不腹泻，婴儿的精神也可以，相对来说出汗要比平时少一些。食欲有些减退。

暑热症患儿的父母要特别注意，患儿居室应保持空气流通、清洁凉爽。必要时可使用空调，一般室温控制在26～28℃，不宜过低；饮食宜清淡，富有营养，适当补充一些B族维生素和维生素C；注意患儿体温变化，常用温水洗浴，以帮助降温散热，勿滥用抗生素。可将浓度为75%乙醇兑水至20%～30%，再在婴儿的两边颈动脉、腋窝动脉、肘动脉、腘动脉、股动脉处轻轻各拍打5分钟并注意保暖，婴儿发热时应使用冰枕。如果出汗多，要及时补充水分，果汁或白开水都可以，但要冷却到10℃左右后再喂。

■预防婴儿痢疾

如果孩子得了痢疾要及时到医院检查治疗，按医嘱服药，千万不要吃两次药觉得腹泻好一些了就自行停药。最好在服药3天后复查大便，待常规检查正常后再服2～3天药，一般疗程为7天。除用药之外，还要注意适当休息，吃易消化的食物。若孩子高烧，可使用物理降温；若发生中毒性痢疾，则应住院治疗。

预防痢疾，一定要做到大便后、吃饭前给孩子洗手，并养成习惯，最好用肥皂及流动水洗手，以防手上的致病菌随食品入口；生吃的瓜果、蔬菜一定要洗干净、消毒，腐烂变质、不新鲜的食品一定不给孩子吃；孩子的餐具要专用并经常消毒，如果家中有人得痢疾，应注意隔离，避免传染给孩子。

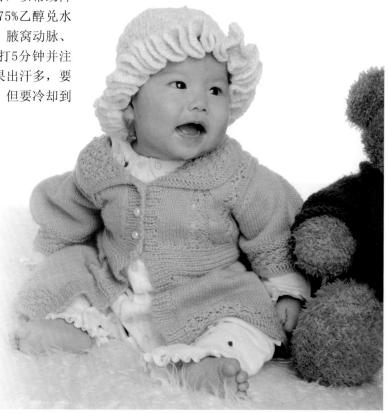

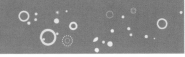
智能训练

■观察能力训练

5个月时，宝宝开始对大自然中的事物表示出好奇，能专注地看一个人、一件物品等。

妈妈先将装有苹果、橘子等水果的盘子放到桌子上，然后抱着宝宝到桌子面前，问："宝宝，看看你最喜欢哪一个？告诉妈妈。"妈妈将宝宝喜欢的水果从盘子里拿出来，放到宝宝面前，告诉宝宝水果的名字，再将水果拿到宝宝的鼻子前让宝宝闻一闻，然后把水果剥开或切好，拿给宝宝吃。这样不仅能让宝宝从视觉和听觉上认识水果，也能从嗅觉和味觉上再次来感知这个水果。这个游戏，充分调动了宝宝的各种感觉，让宝宝对水果有了比较全面的认识。

■数学逻辑能力训练

妈妈做5个小纸卷，纸卷要能套在宝宝的手指上。在小纸卷上用水彩笔画5个小娃娃的脸，这5个小娃娃的表情要多种多样。让宝宝平躺在婴儿床上，或者妈妈抱起宝宝，将做好的5只娃娃套在宝宝的5个小手指上。妈妈掰着宝宝的手指一个一个地数："一个小娃娃，两个小娃娃……"数完一遍后，再倒着数回来："5个小娃娃，4个小娃娃……"

■语言训练

父母应在胎教时，即在妊娠第6个月时就为宝宝取名，每次呼唤都用同一个名字。经过孕期一个月呼名训练的婴儿会在出生3个月时知道自己的名字，未经训练的婴儿可在5～7个月时知道自己的名字。切记要用固定的名字称呼宝宝，如果大人一会儿说"宝宝"，一会儿说"文文"，一会儿又说"闹闹"，经常更改名字，会使孩子无所适从，从而延迟叫名回头的时间。

带宝宝去街心公园或有其他宝宝喜欢的地方，父母先说出其他小朋友的名字，看看宝宝有没有反应，然后再叫出宝宝的名字，观察宝宝是否回头。当宝宝听名回头向父母笑时，要将宝宝抱起来亲吻，并说"你真棒"或"真聪明"，以示表扬。

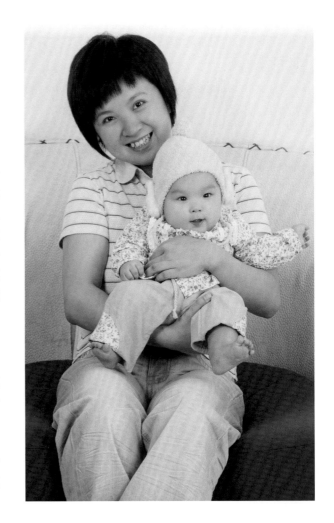

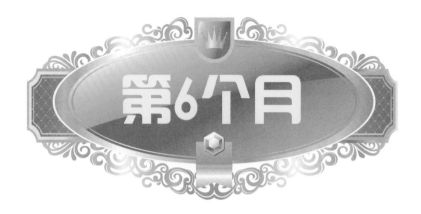

婴儿的发育

■婴儿的生长发育

正常男婴6个月时发育标准为：身高平均可达68.6厘米，体重平均达8.4千克，头围可达44.1厘米，胸围可达43.9厘米；正常女婴6个月时发育标准为：身高平均为67厘米，体重平均为7.8千克，头围为42.8厘米，胸围为42.7厘米。

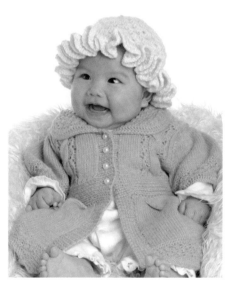

婴儿的休格在6个月以前发育最快，6个月以后稍有减缓。有些妈妈会发现孩子这个月的身高、体重数值与上个月相比变化不大，体重可能只增长了500克，有的孩子甚至可能只增长了300～400克，身高也不过每月增长1厘米。年轻的爸爸妈妈们不用为这个担心，这是正常现象，只要有所增加，就说明宝宝发育没问题。

■婴儿的智能发育

视觉：宝宝的视力范围约在70厘米以内，只要宝宝双眼能够看到的物体，都要仔细看一看，认真摸索上一阵子。这个阶段的宝宝已经能够注视距离自己较远的活动着的物体。

听觉：6个月以后可以每天给宝宝听几次英语，不仅可以锻炼宝宝的听觉，还可以帮助宝宝多学习一种语言。

嗅觉与味觉：能够比较准确地辨别各种味道，对食物的喜好表现得很清楚。6个月之后宝宝的味觉最为发达，过了婴儿期会慢慢衰退。

触觉：新鲜的触觉体验有助于宝宝集中注意力去感受。

肢体运动：宝宝肌肉发育速度增快，手和脚的运动能力增加，喜欢反复将拿在手里的东西扔掉然后再捡起来。

语言能力：喜欢和妈妈对话，可以无内容地一应一答交谈好几分钟。

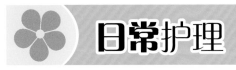

日常护理

■口水增多的处理

3～6个月的婴儿，由于口腔内分泌唾液的腺体逐渐发育成熟，口水的分泌量也随之增多。这个月龄的婴儿，由于口腔吞咽功能发育尚未健全，口腔较浅，闭唇和吞咽动作还不协调，不能把分泌的唾液及时地咽下去，唾液便从口中流出来。

所以，此阶段的婴儿口水较多，常沾湿了胸前的衣服。

婴儿流口水是正常现象，不必担心。可以给婴儿准备3～4个围嘴。在购买时，可选一些柔软、吸水力强的棉布围嘴。在日常生活保洁中要注意经常更换，同时要及时用细软的棉布擦干孩子的嘴角和下巴，以免引起嘴角和下巴发红。

■不要过分逗玩婴儿

很多爸爸妈妈都喜欢逗玩婴儿，但是，有资料表明，过分逗笑孩子会造成孩子暂时缺氧窒息，引起暂时性脑缺血，也会造成孩子口吃或痴笑，严重的亦可造成下颌关节脱臼。而且过分逗弄孩子，时间久了，孩子就不自己玩了。尤其在以下这几方面要特别注意。

◎在宝宝临睡前不要逗玩

由于婴儿的神经系统尚未发育成熟，兴奋后往往不容易抑制。如果婴儿临睡前被逗乐会引起神经系统的兴奋，因而会迟迟不肯睡觉，即使睡着了，也会出现睡不熟的情况。

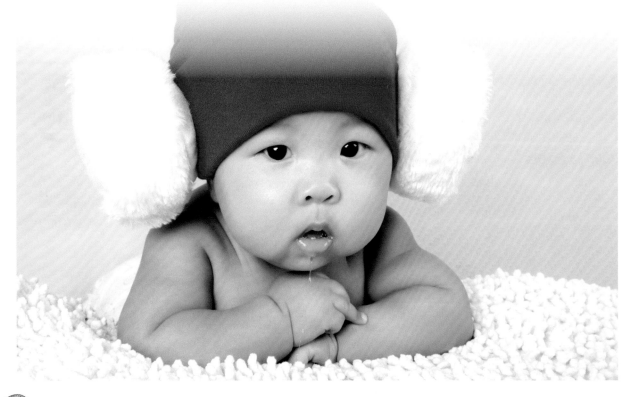

◎在宝宝进食时不要逗乐

如果在进食时被逗乐，不仅会使婴儿将食物吸进气管，而且严重时可能会引起窒息。如果把奶水吸入气管，则可能会引发吸入性肺炎。

■正确处理婴儿对物品的依赖心理

婴儿从6个月起对自己是独立的人已有模糊的认识，当第一次感到脱离父母时，会在疲劳或不高兴时使用各种东西和方法，以此来挽回父母以往给予的安全感。如抚弄一个可以拥抱或抓在手里的玩具、毛巾、毯子、一块布、一个奶瓶或橡皮奶头，或者吮吸手指或橡皮奶头，或者摇晃、摆动脑袋等。

当孩子热切地依恋一个玩具、一块布或毯子时，可能时时都要抓着。这样，被拿的玩物就会变得越来越脏，最后变得破烂不堪。而孩子总是强烈地反对洗涤自己的东西，并且完全拒绝替换。如果东西遗失了，孩子会感到非常沮丧，并且可能连续几小时不能入睡。

在孩子已经完全形成对一件安慰物的依恋之后，试图终止孩子的这种依恋是不公正的（通常也是不可能的）。最好的办法是有规律地在晚上悄悄地把孩子的依恋物拿走，及时洗净晒干，以便依恋物的颜色和气味不会有大的改变。一件安慰物的气味对一些孩子来说可能是重要的一部分。如果有两个相同的玩具或布块等则更好，以便在孩子不知道的情况下时时保持用清洁的那一个去替换脏的那一个。

■宝宝发生意外的对策

◎皮肤流血

可以用清洁的棉花或纱布直接压在伤口上，或用手指紧压最靠近伤口的血管。如果一直不停地流血，就要立刻把宝宝送进医院了。

◎流鼻血

可以用凉毛巾敷在宝宝的额头上。然后用手轻压鼻梁，让宝宝的头颈向下。这样才能将流出的血吐出，不致咽下。

◎轻微跌伤

首先应该检查伤口是否出血，情况如何，倘若有轻微的擦伤，冲洗干净后可用创可贴进行简单包扎。

◎严重跌伤

让宝宝平躺着，检查其四肢有没有屈曲、变形和疼痛的反应。如果怀疑骨折，就不能随便移动宝宝跌伤的肢体，而应尽量固定好，立刻去医院。倘若宝宝头部受了伤，应进行24小时观察，留意以下征兆：耳鼻溢液流出、恶心、呕吐、剧烈头痛、视力模糊、四肢平衡失调、昏迷、丧失知觉。若有以上症状出现，则可能是脑部受伤，需立刻送医院治疗。

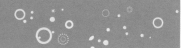

喂养指南

■宝宝的喂养

这个阶段，辅食蛋黄可增至1个，只要宝宝大便正常，粥和菜泥可多加一些，并且可以用水果泥代替果汁了，已出牙的宝宝可以给些饼干锻炼咀嚼能力。

人工喂养的宝宝应喂些鱼泥、肝泥，鱼应选择刺少的，如黄鱼、平鱼、带鱼、鳕鱼等。猪肝、鸡肝均可用来制作肝泥。

宝宝食量较小，如果觉得单独为宝宝煮粥或做烂面条比较麻烦，还可选用市面上出售的各种适合此月龄宝宝食用的奶糊、米粉等，既有营养，又节约了制作时间。节省下来的时间可带宝宝去做户外活动，以锻炼身体。营养和锻炼对于宝宝来讲是同等重要的。

■婴儿一日饮食安排举例

要安排好婴儿一天的饮食，关键是要合理搭配好食物，最好父母能看些营养学方面的科普书，掌握一些有关营养的常识，这样安排起来就比较合理，不然就显得有些盲目了。

这个月龄的孩子，饮食上仍以奶为主，同时适当喂些谷类食物，每天保证有水果、蔬菜、动物性食物。每天的食物尽量不要重复，让婴儿吃得不枯燥，保持旺盛的食欲。每个婴儿对食物的爱好是不同的，可以说是有天生的喜恶。父母没有必要严格按食谱上所说的那样去做，应该根据孩子的爱好去安排饮食，如果把婴儿不爱吃的食物硬塞到他的嘴里，这样喂养是不会成功的。给婴儿喜欢吃的食物，这是顺利添加辅食的一个诀窍。

下面是婴儿一日饮食安排举例，以供参考。

早晨6点：母乳。

上午9点：奶糕1/2～1块，加1/4～1/2蛋黄。

中午12点：母乳，少量鱼肉，菜汤。

下午3点：半根香蕉。

下午5点：烂粥半碗（儿童碗10～30克）加少许菜泥。

晚上8点：母乳。

晚上11点：母乳。

■练习用汤匙给婴儿喂食物

当婴儿开始品尝奶以外的食品时，就遇到用汤匙喂的问题，因为好多固体食品是不能用奶瓶喂的。为了能使婴儿顺利地添加辅食，吃上固体食物，练习用汤匙喂是很重要的，这也可为日后能顺利断奶打下基础。

父母不要忽视这个问题，开始用汤匙喂时，婴儿往往不习惯，以往只要唇一吸就到嘴，而现在却要面对一匙硬邦邦的东西，且不说食物的味道和质地发生了变化，仅是匙子本身就足以让其反感。

因而，婴儿会表现出"拒绝"的态度。这不要紧，父母可在每次喂奶前先试着用汤匙喂些食品或在吃饭时顺便喂些汤水，时间一久，等觉得汤匙中之物是好吃的了，就会接纳汤匙了。

有时，父母看到孩子把喂进去的食物又用舌头顶出来，以为孩子不愿吃，索性就不喂了，其实不是孩子不愿吃，只不过是舌头不灵活、不好使而已，多喂几次就熟练了。

练习用汤匙喂，也是在给孩子进行食物教育，父母关键要引导孩子主动地去学习吃食物。让孩子在不断品尝到新的滋味中，激发吃食物的热情。只有接受了匙子，婴儿才能在汤匙中吃到丰富的食物，享受一种人生乐趣。

■宝宝断奶的心理准备

断奶是宝宝成长过程中需要渡过的第一个难关。由于长期接触妈妈的乳头，宝宝早已习惯，并可能产生了依恋妈妈乳头的情结。因此要顺利地为宝宝断奶，就要将这种依恋情结逐渐削弱。

研究表明，杯子可以帮助宝宝做好断奶前的心理准备。

开始时最好使用喷水口的杯子，水可以从里面流出来，孩子是半喝半呛。随着孩子动手能力的提高，可以给孩子使用双柄杯子，让孩子自己拿着杯子的双柄喝奶（或水）。

如果是在冬季，孩子学习起来有些困难，很容易将棉衣弄湿，家长可以给孩子穿一件不透水的围裙，让婴儿坚持学习。注意给宝宝喝的开水不应温度太高，以免烫伤宝宝。

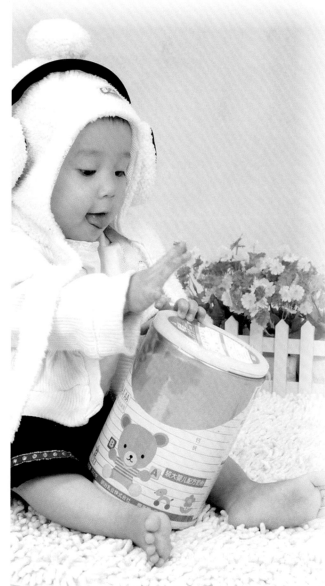

疾病防治

■宝宝长玫瑰疹怎么办

玫瑰疹是由病毒感染引起的急性呼吸道传染病，其传染性没有风疹、麻疹那样强。一年四季皆可发病，主要发生在干燥寒冷的冬春季节。患儿大多是6～18个月的小宝宝，特别是1岁以内居多。

宝宝受感染后，侵入的病毒会有8～14天的潜伏期。潜伏期过后，最大的特点为没有明显的症状，宝宝却突然高烧，几小时就上升到39～40℃，但也可能仅表现出轻微的不适。食欲、玩耍及睡眠无大变化，热度持续不退。在发烧的3～4天时，热度突然下降，并在热退时或热退不久皮肤上出现粉红色的斑或疹子，以躯干处为多，仅1天就出齐，并于1～2天内退尽。不脱屑、不留色素沉着。婴儿

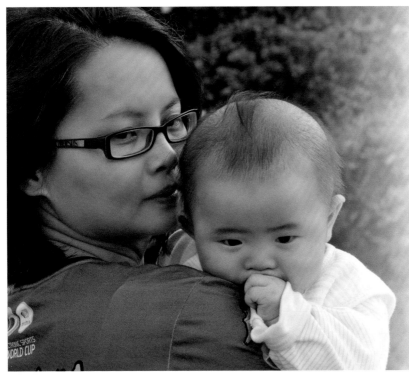

长玫瑰疹时应注意以下几点。

1. 高烧时按医嘱及时服退热药，并卧床休息。

2. 多喝温开水，多吃新鲜水果，饮食宜清淡易消化，对断奶的宝宝应给予流质或半流质食物。

3. 可服用些维生素D片剂，但须遵照医生所给的剂量。

4. 勿用碱性强的皂剂擦洗皮疹。

■预防尿路感染

尿路感染是细菌侵入尿路而引起的，这是婴幼儿的常见病。发病时，宝宝会有尿频、尿急的现象，会阴常有尿布疹，尿布有臭味，且伴有发烧、生长迟滞、体重减轻、拒哺、难以喂养、哭闹、呕吐、腹泻等症状，严重的会出现血尿。

婴儿发生尿路感染有以下几类原因：尿布没有及时更换，导致脏物进入尿道造成细菌感染；大人的衣物和宝宝的衣裤混合一起洗；宝宝穿开裆裤随地落坐；男宝宝包皮过长，清洗不够干净等。

预防尿路感染首先要做好宝宝的外阴部护理，宝宝每次大便后应清洁臀部，尿布要经常清洗，最好不穿开裆裤。女宝宝更应注意外阴部清洁，包皮过长的男宝宝应注意清洗仔细。密切观察宝宝，特别是观察宝宝的尿色、尿量、尿的次数变化，如有不良反应要及时就医。平时让宝宝多喝水，饮食要清淡，多吃些蔬菜、水果等。

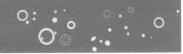

智能训练

■语言训练

半岁左右的宝宝，正处在语言发展的第二个阶段。这一阶段宝宝语言发展能力的特点是多重复。这时的宝宝听到声音会主动将目光转向发出声音的地方来寻找，还能用声音表示拒绝，高兴时会发出尖叫声。

■视觉训练

宝宝也有颜色偏好，褐色和灰色是宝宝最不喜欢的颜色，而蓝色、红色、紫色和橙色则是宝宝十分喜欢的颜色。每个宝宝对颜色都有个人偏好，有的宝宝只对一种颜色有强烈喜好，而有的宝宝则喜欢好几种颜色；同时，颜色变化总能引发宝宝的兴趣。如果妈妈给宝宝们看蓝色和深蓝色，宝宝们的反应是一样的，并表现出不耐烦。但如果是绿色，宝宝们就会振作起来。这说明宝宝对颜色的分类是有意识的。

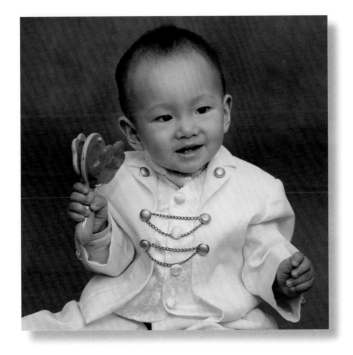

训练时，宝宝俯卧在床上或地毯上，妈妈拿出几种颜色的海洋球给宝宝。将不同的海洋球分别放在宝宝的面前滚动，看宝宝会伸手去抓哪一个。重复多次，看宝宝是否经常会选择同一颜色的球，由此可判断出宝宝喜欢的颜色。

■社交训练

宝宝往往都会存在"怕生"的特点，爸爸妈妈要多给宝宝创造机会，让宝宝尽快适应社会。

选一个天气晴朗的日子，妈妈抱着宝宝去游乐场玩。看小朋友们玩耍，妈妈可以说："好多的小朋友啊，宝宝猜猜他们在做什么呢？"妈妈一边和宝宝说话引导宝宝，一边慢慢地走近小朋友。当宝宝表现出想要接近小朋友的意愿时，妈妈可抱着宝宝走到小朋友中间和小朋友打招呼交朋友。

■音乐训练

6个月的宝宝听到好听和愉快的音乐时，会高兴得手舞足蹈。爸爸妈妈可以拉着宝宝的小手，在音乐声中让宝宝用身体尽情地表现快乐的情绪。

训练时，妈妈将宝宝抱到地毯上，打开录音机或DV播放各种节奏的音乐。妈妈可以自己先随着音乐节奏随意舞动，让宝宝观看，激发宝宝的兴趣。妈妈拉起宝宝的小手，帮助宝宝随着音乐的节奏摇动。妈妈可以轻轻地松一下宝宝的手，让宝宝小试一下独自舞蹈的乐趣，但要在宝宝的身边保护好宝宝。

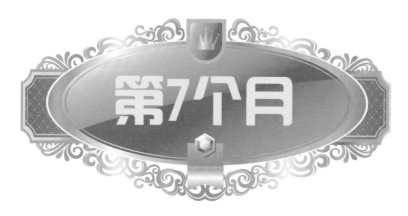

 婴儿的发育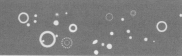

■ 婴儿的生长发育

此月男婴的体重平均为8.8千克，女婴为8.2千克。男婴的身长平均为71.24厘米，女婴为69.76厘米。男婴平均头围为44.9厘米，女婴为43.8厘米。男婴平均胸围为44.93厘米，女婴为44厘米。

7个月宝宝的肢体动作技能发展得很快，父母可以帮助宝宝学习爬行。另外对于精细肢体运动的训练也不要忽视，多给宝宝不同的玩具，训练其手部动作的协调性。父母要多和宝宝对话，等待宝宝的重复，还要多给宝宝唱儿歌、朗读图书等。

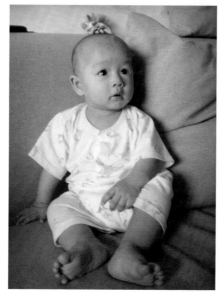

■ 婴儿的智能发育

视觉：能辨别物体的远近，喜欢寻找那些突然不见的玩具。父母跟宝宝玩"躲猫猫"的游戏，观察宝宝的兴奋程度和反应及时与否。

听觉：倾听自己发出的声音和别人发出的声音，能把声音和声音的内容建立联系。在宝宝面前呼唤"爸爸"，观察宝宝是否会把头转向爸爸。

味觉与嗅觉：7个月的宝宝正是学习咀嚼和喂食的敏感期，妈妈要尽可能提供多种口味的食物让宝宝品尝。虽然每天进食的奶量不变，但也要进一步给宝宝添加辅食，添加的辅食品种要丰富多样，做到荤素搭配。

触觉：看到东西伸手就去抓，不管什么都会往口里放；手的动作从被动到主动，由不准确到准确。给宝宝准备一些能拿着、摇着、转着玩的玩具，如皮球、不倒翁、塑料娃娃、喇叭、铃铛等，观察宝宝是否能流畅地抓握玩耍。

语言能力：这时的宝宝很可能已经会说出一两句"baba""mama"了，宝宝的语言发展已经进入了敏感期，已经可以发出比较明确的音节。

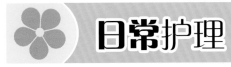

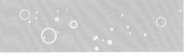

日常护理

■为宝宝准备合适的衣物及寝具

婴儿长大了，会翻身、会坐、会爬，以后还会走和跑，活动比小时候大大增加，衣物也需要经常更换。在为宝宝添置衣服、鞋袜和被褥时要注意以下几方面。

◎衣服用料要透气

棉布通气性比其他材料好，羊毛、化纤织物最好不要

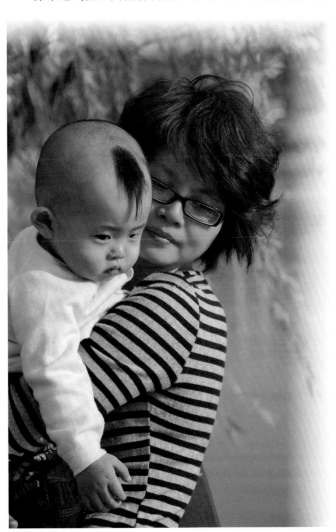

给宝宝穿，以免引起过敏瘙痒。内衣以浅色小花棉织品为佳，因为小儿活动后易出汗。

◎衣服款式要宽松舒适

如衣服的衣袖、裤脚要选一些宽松的，这样既利于孩子穿脱，又利于空气能进入衣服内，收到更好的通风干爽效果。

◎鞋袜不宜过于紧小，应比脚大1厘米

会爬、站、走的婴儿的鞋底不可太软，要有一定硬度才可支持婴儿全身的重量；鞋底也不可太滑，以免站、走时滑倒。

◎选择鞋尖较宽且呈圆形的鞋

这种鞋形便于孩子脚趾的活动，同时鞋底要有一定的曲度，以便托住足弓。鞋也不要太重。

◎选择鞋子宜大不宜小

穿小的鞋会令宝宝的脚发生畸形。也不要让孩子过早穿拖鞋，因为婴儿穿拖鞋易摔倒。

◎寝具的选择要合适

婴儿床上的用品也要选用棉质的，注意从薄到厚的被子都要准备，以备各个季节使用。

孩子的床垫不可太软，也不宜睡弹簧床，以免脊柱随之歪曲而引起畸形。婴幼儿的枕不可太高，约3厘米高就可以了。

■婴儿不宜多喝止咳糖浆

婴儿不宜多喝止咳糖浆，因为小儿止咳糖浆中的主要成分是盐酸麻黄素氯化铵、苯巴比妥和橘梗流浸膏药物。小儿止咳糖浆服用过多，会出现盐酸麻黄素的不良反应，如头昏、心跳加快、血压上升，还可出现大脑

兴奋，如烦躁和失眠等；苯巴比妥的不良反应是头昏、无力、困倦、恶心和呕吐等；氯化铵服用过量可产生酸中毒等一系列不良反应。因此，婴儿服用止咳糖浆不宜过多，应遵照医嘱按规定的剂量服用。

■要经常让宝宝晒太阳

婴幼儿易患佝偻病，佝偻病是由于身体缺乏钙引起的。维生素D需要阳光的照射，才能转化成维生素，它可以促进肠道对钙的吸收。

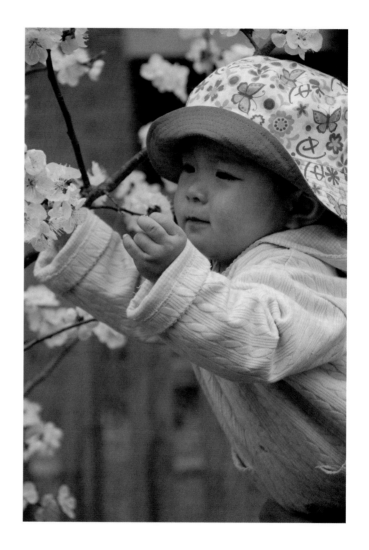

所以，父母应该经常带宝宝到外边晒晒太阳，注意阳光直接照射才有效，在屋里让太阳照射是没用的。因为阳光透过玻璃照到室内，虽然使人感到暖和，但那是红外线的作用，紫外线却被挡住了。

带宝宝晒太阳要注意温度，不要使宝宝中暑或感冒。春天和秋天可以多让宝宝晒晒，冬天天气暖和的时候也可以让宝宝晒太阳，夏天要防止暴晒，可以让宝宝在树荫下、房檐下玩。

不过让宝宝晒太阳还需注意以下几点。

1.不要让阳光直射在头部和脸部，要戴上帽子遮阳，特别要保护眼睛。

2.如果宝宝因晒太阳出汗了，回家后要马上用干毛巾擦干，并换件内衣。

3.晒太阳后注意补充些果汁或白开水。

4.生病时或气候恶劣时不要勉强宝宝晒太阳。

■正确喂药

给婴儿喂药，苦涩的药味很难使孩子愉快地接受，有的父母会想出很多方法，顺利地让孩子把药吃了。有的则采取简单粗暴的做法，按住宝宝硬性灌药，这是非常错误的做法。

硬灌时，孩子肯定要哭闹，药液易误入气管造成呛咳，甚至导致窒息。用这种生硬的做法，很容易使婴儿产生恐惧心理，对心理的危害同样不可轻视。

可以将药放在小汤匙内（最好是那种有凹槽的、带把的匙），用手拿住匙头，用匙把慢慢顺着婴儿嘴角将药顺进口腔，必要时，可在药内加少许糖。

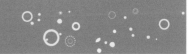

喂养指南

■宝宝的喂养

宝宝6个月后母乳逐渐稀薄，各种营养成分的含量慢慢减少，若不及时添加辅食，宝宝就会发生营养不足，导致生长速度减慢。此时，可添加代乳食品，使宝宝逐渐适应吃半固体的食物，为以后断奶做好准备。

母乳喂养的宝宝，可在吃奶前先吃点辅食，如米糊、稠粥或烂面条，开始量不要太大，不足部分由母乳补充。待宝宝习惯后，可逐渐用一顿代乳食品完全代替一次母乳。人工喂养的宝宝，每天还应保证500～750毫升的配方奶供给。

食欲好的宝宝每天可喂两顿辅食。包括一个鸡蛋、适量的蔬菜及鱼泥或肝泥。注意蔬菜要切得比较碎，以利消化，水果可刮成泥再喂。

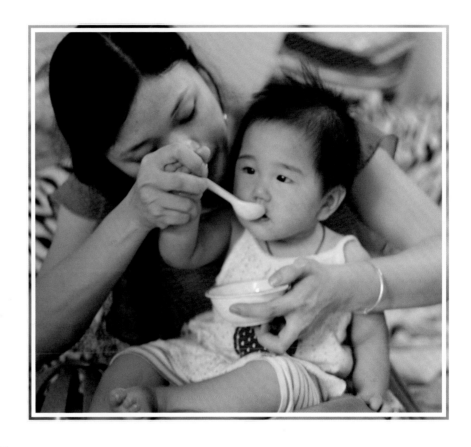

许多宝宝此时已开始出牙，可让宝宝咬嚼些稍硬的食物，如较酥脆的饼干，以促进牙齿的萌出。

■警惕食物过敏

随着月龄的增加，宝宝可以进食的食物品种越来越多，这时候要警惕食物过敏。宝宝出现食物过敏，一般会表现出湿疹、哮喘、支气管炎、呕吐、腹泻等症状。

宝宝食物过敏的主要原因是体内某种蛋白质的结构的变异缺陷或功能的发育迟缓。比如宝宝肠道屏障功能尚未发育成熟，局部免疫水平较低，小肠结构不成熟，大分子物质容易被小肠吸收，从而导致过敏。宝宝肠道抗感染、抗过敏的菌群量少、抵抗力差也是易致食物过敏的原因。

易引起过敏的食物主要有以下几类：蛋、奶、花生、大豆、坚果（如核桃、腰果等）、鱼（如金枪鱼、三文鱼等）和甲壳类水产（如虾、蟹、贝类）。另外，食物添加剂也可引起宝宝的过敏反应。

父母在添加辅食时应按先素后荤、先少后多、由细到粗、由稀到稠的原则进行，循序渐进。喂食易引起过敏的食物尤应注意。父母应注意观察，如果宝宝总是在吃过某种食物后2小时内出现过敏症状，应该带宝宝到医院检查。严重的过敏反应不能小视。

养、不良饮食习惯及慢性疾病引起的。家长可以通过以下所列的营养不良早期表现来判断孩子是否真的是营养不良，并明确病因。

缺乏蛋白质与铁：表现出郁郁寡欢、反应迟钝、麻木。

缺乏B族维生素：表现出忧心忡忡、惊恐不安、失眠健忘。

缺乏维生素A、维生素D：情绪多变，爱发脾气。

缺乏维生素C：动作笨拙，皮肤发黄。

缺乏钙质：夜间磨牙、手脚抽动、易惊醒、出牙迟。

其他：早期营养不良症状还有恶心、呕吐、厌食、便秘、腹泻、睡眠减少、口唇干裂、口腔炎、皮炎、手脚抽搐、肌肉无力等。

■培养良好的进食习惯

要使孩子养成良好的饮食习惯，应每天在固定的地方、位置喂孩子吃饭，提供一个良好的进食环境。在吃饭时，不要和宝宝逗笑，不要分散其注意力。可以让宝宝自己拿饼干吃，也可以开始学着用勺子吃东西。

即使孩子吃得到处都是，家长也不要坚持喂孩子，这是一个必经的过程。但如果宝宝只是拿着勺子玩，而不好好吃饭，则应该收走小勺。

■婴儿早期营养不良的表现

营养不良主要是因为营养供应不足、不合理喂

■婴儿不宜喝豆奶

豆奶是健康饮品，对此人们已达成共识。然而，美国专门从事转基因农产品与人体健康研究的人士近期指出，喝豆奶长大的宝宝，成年后引发甲状腺或生殖系统疾病的风险系数较大。

这是因为第一，婴儿食用豆奶后不会产生降低胆固醇和维持激素平衡的作用。第二，豆奶中的植物雌激素容易对婴儿性发育造成影响。

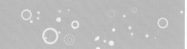

疾病防治

■防治抽搐

突然身体僵硬、意识丧失、双眼上翻、身体一阵阵抖动称为"抽搐"或"痉挛"。这是因某种原因脑神经受到刺激,不受意志支配而出现的肌肉抖动。抽搐是最令家长担心的疾病,一方面是因为症状的表现令人恐怖,另一方面若不迅速适当地处理则会造成不良后果。出现抽搐的常见疾病包括高热惊厥、癫痫、电解质紊乱如低血钙、低血镁、低血钠、脱水、严重的高血压病等。宝宝的抽搐多半是高热而引起的,持续数分钟,没有后遗症。但是初次抽搐时应前往医院就诊以查明原因及确定是否与疾病有关。

宝宝抽搐应引起父母的注意,如果是疾病引起的抽搐不频繁则不用担心,但要是抽搐两次以上也应引起重视,前往医院检查。

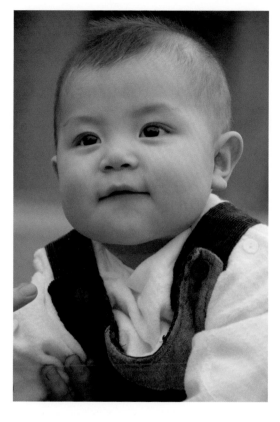

■防治夜啼

婴儿夜啼是指因身体不舒服而引起的每夜啼哭,甚至通宵达旦,有的每夜定时啼哭,哭后仍然安静入睡者,称为"夜啼症"。

中医认为心热为阳,阳为人身的正气,因婴儿正气未充,至阳则阳衰,阳衰则无力与邪热相搏,正气不能战胜邪热,则邪热乘虚而入而致婴儿夜间烦躁啼哭。

夜啼症状较轻时如失去治疗机会,往往易成顽症。如因各种疾病(如疳积、虫症、营养不良等)引起的夜啼症,则应治疗原发病。一般夜啼饮食调理宜以清热泄火、治肝积热、宁神镇惊为主。

■预防哮喘

哮喘是小儿时期较常见的疾病。哮喘常常表现为有喷嚏、流鼻涕、鼻痒(过敏性鼻炎)、喉痒、咳嗽(过敏性咳嗽)等先兆症状,有刺激性咳嗽及白色泡沫痰,多次屡发的呼吸困难,伴喘鸣音以夜间为重。

哮喘发作时要注意室内温度、湿度和通风。平时要注意排除能使宝宝患病的致病源,如花粉、油漆、油烟、虾等,并预防感冒,保证充足的睡眠。适时让宝宝锻炼身体,增强体质,多带宝宝进行户外活动,以呼吸新鲜空气。可在宝宝的房间放置一个加湿器,防止痰液黏稠以使宝宝呼吸畅通。

观察宝宝发作时的先兆症状,一旦有发病征兆,应按医嘱给宝宝用药,控制症状。若宝宝咳痰时,可轻拍宝宝背部,帮助宝宝排痰。患病时要调整宝宝饮食,以清淡、易消化的软食或半流质为主,多吃新鲜蔬菜水果,多喝水,忌食刺激性食物。

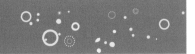

智能训练

■爬的训练

宝宝练习爬行，可以增强颈部支撑力，锻炼四肢和整个身体的平衡能力，促进骨骼生长。

保持在一个轻松愉快的环境中进行，妈妈帮助支撑起宝宝的双手，让宝宝俯卧在床上。爸爸在宝宝的面前拿着拨浪鼓左右晃，发出"咚咚咚"的响声。爸爸可以同时对着宝宝说："宝宝，看看这是什么？真好玩呀！"引起宝宝的注意。妈妈在后面扶着宝宝，帮助宝宝向前爬行，去追赶拨浪鼓。爸爸边摇拨浪鼓，边向后退，引导宝宝爬行。

■动作训练

妈妈抱着宝宝坐在沙发上，将图书放在宝宝面前打开。妈妈给宝宝读书，和宝宝一起看图书。妈妈每读完一页，掀起图书的页脚，教宝宝翻书。第一次翻页时，妈妈要尽可能地放慢动作，让宝宝看清楚翻页的过程。妈妈每读完一页之后，应重复翻书的动作。刚刚开始时，宝宝可能还不会翻书，但慢慢地宝宝会跟着妈妈一起翻书。以后只要宝宝看见妈妈掀页脚，就知道是该翻书的时候了。

■听觉训练

妈妈准备好铁盒和小木棒等类似能击打出声的物体放在地毯上，妈妈和宝宝坐在地毯上。妈妈双手拿起小木棒，敲打盒子。声音一会儿大，一会儿小，要有节奏地敲盒子，让宝宝来感受声音的不同。妈妈抓住宝宝的手有节奏地敲一敲，有时候声音大点，有时候声音小点。然后让宝宝敲，让他自己感受用力大小与声音之间的关系。

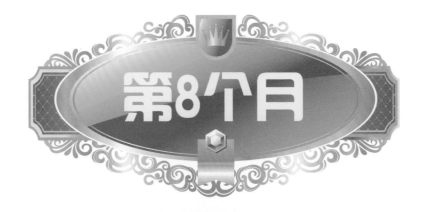

婴儿的发育

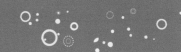

■婴儿的生长发育

8个月的男婴体重约9千克，身长约71.4厘米，头围和胸围约45.2厘米，坐高约44.6厘米。

女婴体重约8.4千克，身长约70厘米，头围约44.1，胸围约44厘米，坐高约43.8厘米。

8个月的宝宝运动能力更强了，显得更加活跃。可以认出照片中的爸爸妈妈，会开心地拍手，而对别人的照片反应则比较平淡。而且已经可以坐着玩了，并且能够很精确地使用手指捏东西，会拿着杯子喝水，会自己吃东西。能够翻身、爬，也能够站立。

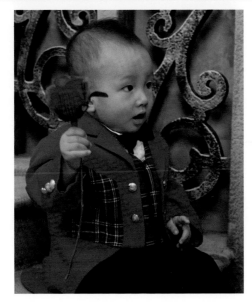

■婴儿的智能发育

视觉：6个月以后的宝宝对远距离的事物更加感兴趣，这个月的宝宝只要醒着的时候，总是不停地探索各种各样的物体，一会儿看看这个，一会儿又看看那个，不知疲倦。父母可以在周末的时候带着宝宝去户外看看各种小动物或花草树木等。

听觉：对大人训斥或赞扬，有委曲或兴奋的不同表情。对爱听的声音可有喜悦的表现，有时还会发出声音模仿。

嗅觉与味觉：嗅觉器官已相当成熟，味觉和嗅觉发育都很灵敏了。

触觉：能从杯中取出方木，能将方木拿起投入到杯中。可以大拇指和其他四指分开对着抓物，两手动作协调的能力增强。

肢体运动：宝宝的动作开始出现意向性，会用两只手拿东西，会把玩具从一只手换到另一只手里。

语言能力：能听懂妈妈的简单语言，能够把语言与具体的物品联系起来。

日常护理

■注意控制宝宝的体重

1岁以内的婴儿标准体重可用如下公式来测量。

1~6个月婴儿体重（千克）＝足月数×0.6＋3

7~12个月婴儿体重（千克）＝足月数×0.5＋3

$$婴儿肥胖度＝\frac{婴儿体重－标准体重}{标准体重}×100\%$$

其结果在20%以上可能为肥胖，低于20%为正常体重。一般婴儿体重略高于20%，尚不可以定为肥胖儿，低年龄婴儿的体重发育比较快，待学会走路后，身体发育趋于稳定后，才可以判定是否肥胖。10个月以后，如婴儿特别胖，应引起家长注意，需10天称一次体重，如每天体重增长大于20克，则属于过胖。

预防婴儿肥胖主要是要养成婴儿良好的生活习惯。如果婴儿体重每天增长大于20克，则必须控制饮食，从减少奶量入手；如体重仍然增长过多，应限制糖、肉、鱼的摄入量，使婴儿的体重增长控制在每天10~15克为度。此外，还要让孩子在就餐时细嚼慢咽，少吃零食，按时睡觉。

■正确照料宝宝

给宝宝穿衣服，领着上下楼梯、散步或从床上和椅子上拉起宝宝时，特别是在宝宝蹒跚学步经常摔倒的情况下，拉拽动作一定要轻柔，即使宝宝不听话也要有耐心。千万不能将宝宝猛然拉起。一旦不慎发生关节脱位，应马上送往骨科医生处进行诊治。如果宝宝摔倒，应抱着宝宝的腰部扶起，以防发生桡关节脱位。

宝宝患咽喉炎、扁桃体炎、鹅口疮及口臭时，润喉片具有良好的作用。但润喉片同样是药而不是

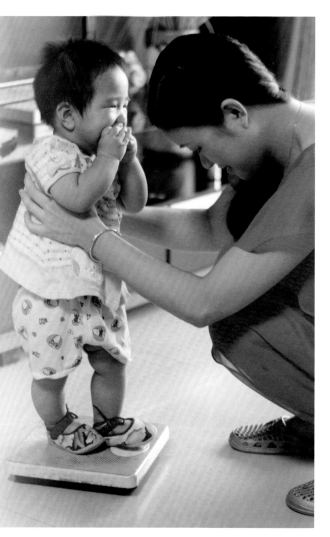

糖果，因此一定要慎重使用。随便给宝宝服用会带来副作用。

宝宝做事时喜欢用哪只手都可以，不要强行矫正，以免使宝宝生理功能发生不协调。

宝宝一旦突然扭伤，若关节活动受到限制，应马上去医院就诊，拍X光片以确定有无骨折，切记

在24小时之内不要按摩。应将扭伤部位固定不动，用冷毛巾湿敷，以使毛细血管收缩，减少组织出血。过了24小时后如无骨折，可进行轻轻按摩，并用热毛巾热敷，这样能够促进受伤部位的血液循环，有利于尽快康复。

判定宝宝病情是否痊愈，必须要医生来做，绝对不可自行判断或听别人随便说。并且，必须把什么情况下可以停用药，什么情况下必须坚持用药，以及药的名称、成分和服用方法，都向医生问清楚。

妈妈为了让宝宝的小脚丫凉快，可以选择虽不露但有镂空网的透气鞋，同时别忘了给宝宝穿一双薄薄的小棉袜。若光着脚穿鞋，可使鞋质的有害物质直接与宝宝幼嫩的皮肤接触，容易使宝宝的脚部皮肤变得干燥粗糙。

外出有风或天气寒冷时，给宝宝戴上一个清洁卫生的棉纱布小口罩，不但可挡风保暖，还可预防呼吸道传染病。但每次用后必须及时清洗干净，并在阳光下晒干，不可不清洗而经常重复使用。

■让宝宝学迈步

8~9个月的婴儿能在大人的扶持下站立，并能迈步向前走几步，如果把婴儿放在学步车中坐下，然后自己会用手扶着站起来。大人帮助推宝宝一下，慢慢宝宝就学会了。

在学步车里的时间不宜过长，每次以10~15分钟为宜，若时间过长，婴儿累了容易形成驼背，且双下肢负重过大也易影响婴儿的下肢发育。

宝宝上肢桡骨头的上端还未发育完全，加之关节白又很浅，稍加用力拉拽，便很容易造成桡骨头半脱位。所以，妈妈拉拽宝宝时必须注意。

有的宝宝由于平衡能力还不够，走起路来可能东倒西歪的，还经常摔倒，或是用脚尖走路，两条小腿分得很开，这都没有关系，宝宝走得熟练了就会好的。一般情况下，到了15个月宝宝就会走得较自如了。

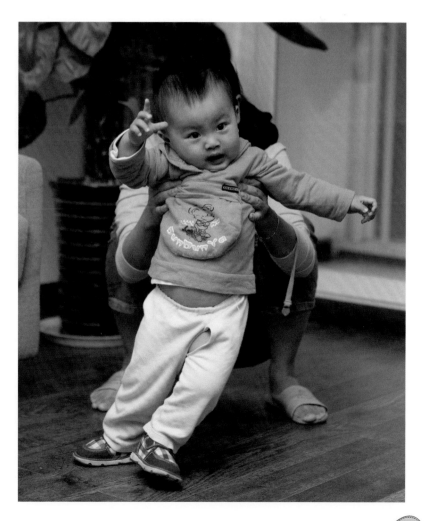

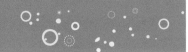

喂养指南

■宝宝的喂养

这个月的宝宝可试着每天吃3顿奶、2顿饭。一向吃母乳的宝宝，应逐渐让其习惯吃各种辅食，以减少吃母乳的次数。

主食以粥和烂面条为宜，也可吃些撕碎的馒头块。副食除鸡蛋外，可选择鱼肉、肝泥、各种蔬菜和豆腐。吃配方奶的孩子，每日奶量不应少于500毫升。

副食每日的参考量：鸡蛋1/2～1个，鱼肉25克，肝泥17克，豆腐25克，鱼松1小匙（5克），蔬菜50克，西瓜1块，饼干若干。

注意：现吃现做，不要让宝宝吃隔顿的剩饭菜。

■一日食谱推荐

上午6点	母乳或配方奶200毫升，饼干少许。
上午10点	稠粥半小碗，鸡蛋1/2个，碎青菜15克。
下午2点	母乳或配方奶200毫升，小点心适量。
下午3点	肝泥15克，碎青菜15克。
下午6点	烂面条，碎猪肉20克（或豆腐40克、肉松10克），碎青菜20克。
晚上10点	母乳或牛奶200毫升。

■断奶前后饮食安排

给婴儿断奶的具体月龄无硬性规定，通常在1岁左右。但必须要有一个过渡阶段，在此期间应逐

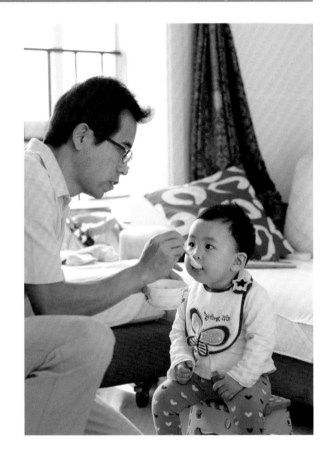

渐减少哺乳次数，增加辅食，否则容易引起婴儿不适应，并导致摄入量锐减、消化不良，甚至营养不良。7～8个月婴儿母亲的乳汁明显减少，所以8～9个月后可以考虑断奶。

具体断奶时间要根据母亲乳汁的质量、季节的情况来决定。夏天天气热，婴儿易患肠道疾病，不宜断奶；婴儿生病期间不宜断奶。

断奶后必须注意为孩子选择质地软、易消化并富于营养的食品，最好为他们单独制作。在烹调方法上要以切碎烧烂为原则。通常采用煮、煨、炖、

烧、蒸的方法，不宜用油炸。

■为什么宝宝会便秘

宝宝便秘，一般是膳食结构不合理造成的。如喂食内容单调，或鱼、蛋喂得多，而蔬菜类喂得少，都会造成便秘。因为蔬菜类的纤维含量比较多，纤维并不会被身体吸收，而会被排出体外，不过纤维并不是没用的东西，它会促进肠道的蠕动，具有帮助消化的作用。因此，像油菜、白菜、卷心菜等叶菜类和土豆等多纤维多淀粉的蔬菜和一些水果，都应该多喂。多喂食油脂类食物，也可以有效防止便秘。

另外，辅食中的水分通常是少于母乳和奶粉的，如果喂辅食的时候没有适量给宝宝喂水，也会造成宝宝便秘。

■婴儿不宜吃蜂蜜

蜂蜜是一种很好的滋补品，许多父母喜欢在给宝宝喂水时加一些蜂蜜。

研究表明，一岁以下的宝宝不宜食用蜂蜜。因灰尘和土壤中常常含有一种肉毒杆菌的细菌，蜜蜂在采粉酿蜜的过程中，有可能把被污染的蜜带回蜂箱。宝宝抗病能力差，易引起肉毒性食物中毒。

另外，蜂蜜中含有激素物质，长期食用可促使宝宝性早熟。为了宝宝的健康成长，不要给一岁以下的宝宝吃蜂蜜。

■不要阻止宝宝用手抓东西吃

6个月以后的宝宝，手的动作灵活多了，什么都想抓着玩，吃饭的时候也想抓饭玩。

宝宝能将抓到的东西往嘴里送，表示宝宝有了一定的进步，已经在为以后自己吃饭打基础了。宝宝用手抓东西吃，除了吃的意义以外还有不少好处。训练手的技能，使手的动作更加灵活，有利于智力的发展；摩擦牙床，缓解长牙时牙床的刺痛，促进牙齿的生长；培养自己吃东西的意识和能力，满足进食的要求，品尝食物带来的乐趣，培养良好的情绪，有利于情感的发展。

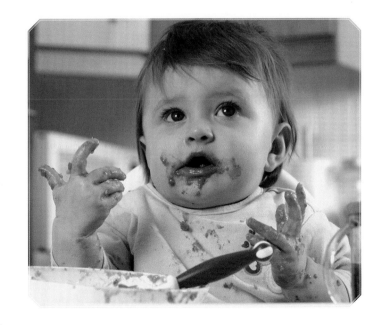

不过由于宝宝并不会自己吃饭，所以需要一个学习的过程，父母一定要有耐心。有些宝宝用手抓东西吃，可能会将食物撒出来，或者是将食物粘到了手上、脸上、头发上和周围的物品上。对于这种情况，家长不必在意，让宝宝去学习、体会自己吃东西的乐趣比什么都重要。

疾病防治

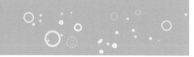

防治汗疹

环境温度和湿度过高，汗液多，来不及由汗腺排出，就形成了汗疹，表现在身体上面的常常就是我们俗称的"痱子"。

宝宝的新陈代谢很旺盛，在小小的身上分布了比成人密度大的汗腺，所以也更容易出汗。并且宝宝的关节总是不能像成人那样伸直，就更容易积存汗液，这也是容易形成汗疹的原因之一。

汗疹最常出现于额头和颈部，其他部位如胸背、上臂和大腿，也同样能冒出汗疹。疹子最初呈白色没有瘙痒感，渐渐地开始有炎症并且变红，有刺痛感和瘙痒感。如果抓挠汗疹再加上出汗，瘙痒感就会更加强烈。如果抓破了的疹子再感染上金黄色葡萄球菌，汗疹会进一步化脓并伴有疼痛感。

宝宝出汗的时候，家长要及时把汗擦干，如果有发疹的现象，一定不要让宝宝抓破疹子。如果发疹的数量多、面积大，瘙痒感强烈或者有疹子被抓破等情况，应去医院就诊。

预防呼吸道感染

呼吸道的任何部位发生了感染，皆称为呼吸道感染。以咽喉部为界，发生在咽喉部以上的感染可称为上呼吸道感染（感冒）；咽喉部以下的感染可称为下呼吸道感染，如支气管炎、肺炎。宝宝患呼吸道感染是十分常见的，可以有以下表现。

1. 流涕。可流清鼻涕或黏性的浓鼻涕，同时常有鼻子堵塞、张嘴呼吸、吃奶困难、哭闹不安等现象。

2. 发热。常伴有程度不同的发热。

3. 咽痛。婴儿不会诉说咽痛，常表现为哭闹、拒食。

4. 咳嗽。上呼吸道感染不咳嗽，或偶有几声干咳。如果咳嗽剧烈，有时咳得不能安睡，咳后呕吐或咽部、胸部有痰喘声，则表明病情严重，可能是患了气管炎或肺炎。

5. 呼吸困难。多见于肺炎患儿。

6. 耳部并发症。如急性中耳炎。

平时要让宝宝多到户外活动，呼吸新鲜空气，加强室内通风换气，加强体格锻炼，加强营养，多吃水果与新鲜蔬菜，不要偏食，少吃零食，尤其要控制冷饮。呼吸道感染流行期间，父母不要带宝宝到公共场所。

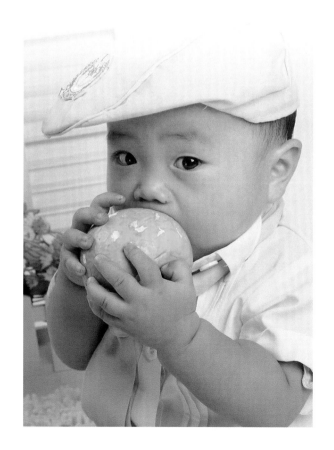

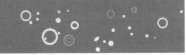

智能训练

■视觉空间智能的训练

这个月龄的宝宝对看到的东西有了直观思维能力，如看到奶瓶就会与吃奶联系起来；看到妈妈端着饭碗过来，就知道妈妈要喂自己吃饭了。这是教宝宝认识物品名称并与物品功能联系起来的好机会，不仅让宝宝知道这个叫什么，还让宝宝知道这个是干什么的、怎么使用，这对宝宝的智力开发有很大促进作用。

妈妈抱着宝宝在灯饰城看各种各样漂亮的灯饰，如台灯、吊灯、壁灯等。每次走到一个漂亮的灯饰前面，妈妈都可以停下来，让宝宝仔细观察一下漂亮的灯饰，并对着宝宝说："这是台灯，这是吊灯，这是壁灯……"告诉宝宝怎样使用，从而引导宝宝来观察。等到宝宝熟悉了好多灯饰以后，妈妈可以来考考宝宝，问："宝宝，哪个是吊灯啊？"让宝宝将物体名称和实物联系起来。

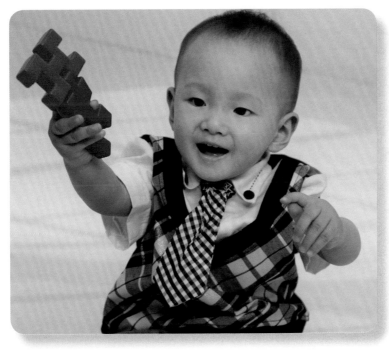

■自理能力训练

训练时，妈妈让宝宝坐在浴室里，让宝宝的小手可以很容易地摸到水池和水龙头。妈妈帮助宝宝伸出双手，放在水龙头下面，沾湿小手，打上香皂，手心手背搓一搓，冲洗干净。在洗手的时候，妈妈要告诉宝宝干净和脏，潮湿和干燥，洗完了和没洗完，有泡沫和无泡沫，肥皂盒溅水等一系列相关的事情。

■创造力训练

妈妈准备一些玩具积木放在宝宝面前，然后坐在宝宝旁边，对宝宝说："宝宝，让我们一起来玩积木吧，看看它能变出什么宝宝喜欢的东西。"妈妈可以将颜色不同的积木一个一个垒起来，搭建出一座楼房，对宝宝说："宝宝，猜猜妈妈搭建的是什么？"然后告诉宝宝搭建的是楼房。妈妈让宝宝也动手一起来搭积木，并鼓励宝宝自己来玩积木，发挥宝宝的想象力和创造力，搭出各种形状。宝宝玩积木时，妈妈要不时地问宝宝："宝宝，好漂亮啊！宝宝搭的是什么呀？"让宝宝说说自己搭的是什么。

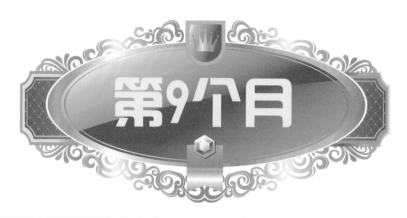

婴儿的发育

■婴儿的生长发育

9个月宝宝运动能力更强了，表现得也更加活跃。男婴身长约72.6厘米，女婴约71.2厘米；男婴体重约9.2千克，女婴约8.5千克；男婴头围约45.4厘米，女婴约44.2厘米；男婴胸围约45.5厘米，女婴约44.5厘米；男婴坐高约45.6厘米，女婴约44.6厘米。

这个月宝宝的爬行技巧日趋熟练，开始能用手和膝爬行，并且爬行时腹部能完全离地。宝宝站立的能力也会有显著的提高，并且开始做出"走"的尝试。随着宝宝对四肢和手指、脚趾控制能力的增强，婴儿的精确活动技巧提高得很快。有的宝宝甚至已经可以同时进行两件事，一只手在玩玩具的同时，另一只手却可以摧毁精美的瓷器。

■婴儿的智能发育

视觉：能够拿一块积木，注视另一块积木。婴儿对看到的东西，能记忆并能充分反映出来。不但能认识父母的容貌，还能认识父母的身体和父母穿的衣服。能有选择地看自己喜欢看的东西，开始能认识颜色了。

感觉：9个月正是宝宝发展拇指、食指对捏动作的关键时期，能够使用拇指和食指捏起小东西。

情绪：喜欢鼓励，会保护自己和自己的玩具，看到别人哭，自己也会学着哭起来。

心理：学会了区别陌生与熟悉的环境，有怯生感，害怕与父母分开。

语言能力：听到熟悉的声音时，能跟着哼唱，说一个字并表示以动作。能够模仿大人发出单音节词，练习发音早的宝宝甚至能够发出双音节词。

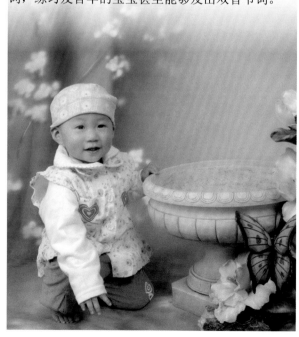

日常护理

■禁止宝宝做的事情

此阶段的宝宝可以感受大人的态度，并对语言有了初步理解，对宝宝的一些不良行为大人应及时纠正并禁止。这个阶段的宝宝喜欢将东西往口中塞、咬，凡是有危险的一定要远离宝宝，并及时制止。父母们可让婴儿用手去试摸烫的杯子后立即移开，这样宝宝看到冒气的碗和杯子，自己就知道躲开，不敢去碰触了。如果宝宝偶尔打了人，大人立即笑了，还让他打，就会埋下打人的祸根。因为大人的笑对宝宝的言行是一种鼓励，婴儿在大人的鼓励下形成了习惯，以后不管见谁都会打。因此，当宝宝打人时，大人应给他不高兴的脸色看，并及时阻止，宝宝的这种错误行为就会逐渐消失。

■婴儿站立练习

婴儿6个月左右时，妈妈可用两手扶住宝宝腋下，把坐着的宝宝稍加用力扶起站立。每次练习1分钟左右，每天可练习1～2次，这是学习站立的准备，使婴儿通过这种练习获得站立的体验。

到了9个月，先让宝宝仰面躺在床上，然后拉住小手稍加用力将宝宝拉成坐姿，再拉成蹲位，最后拉成站姿。扶着站立几分钟，让宝宝再躺下。接着如此练习。

此阶段在小床的上方悬挂一个漂亮大气球，当宝宝扶着栏杆站立时，妈妈用大气球逗引宝宝去抓碰，随着大气球的左右晃动，可增强宝宝站立时的平衡感。注意训练时间不要太长，几分钟即可。

第9个月，妈妈让宝宝靠墙站着，背部和屁股贴着墙，脚跟稍稍离开一点墙壁，两条小腿分开站。妈妈用玩具逗引宝宝，使宝宝兴奋地晃动身体，由此增强站立时的平衡感。

11个月后，妈妈可先扶住宝宝的腋下帮助站稳，再轻轻松开手，试着让宝宝尝试独站一下的感觉。如果站不稳，要赶快扶住，以免吓着宝宝。经过这样的多次训练，到了12个月，宝宝就已经能站得很稳了。

■学习坐便盆

此月龄段的宝宝不依赖任何东西已经能坐得很

稳当了，父母应该及时训练宝宝养成坐便盆的习惯。

本月婴儿抵抗坐便盆的并不多，如果父母能够掌握婴儿的排便习惯，不失时机地每天让婴儿坐在便盆上排便，久而久之就能形成习惯。

如果一天排大便1～2次，或隔天一次，接大便的任务是比较好完成的；如果宝宝一天排3～4次（这个月龄的婴儿很少会有这么多的大便了），大便又不是很成形，婴儿排起来不费劲，妈妈难以捕捉到婴儿排便信号时，就不容易让婴儿把大便排在便盆中，这也是很正常的。妈妈们不必担心，也不必强迫宝宝，只要每天坚持让宝宝坐便盆，时间一长，宝宝一坐便盆就可以排大小便。每次坐便盆的时间不宜太长，以免久坐引起脱肛。

■从睡眠状态看宝宝的健康

1. 婴儿在刚入睡时或即将醒时满头大汗。大多数婴儿夜间出汗都是正常的，但如果大汗淋漓，并伴有其他不适的表现，就要注意观察，加强护理，必要时去检查治疗。

2. 婴儿夜间睡觉前烦躁，入睡后全身干涩，面颊发红，呼吸急促，脉搏增快，超过110次／分。这预示着婴儿即将发烧。应该注意婴儿是否有感冒症状或腹泻症状，另外注意给其补充水分。

3. 婴儿睡觉时四肢抖动。这一般是白天过度疲劳所引起的，不必担心。需要注意的是，婴儿睡觉时听到较大响声而抖动是正常反应；相反，若是毫无反应，而且平日爱睡觉，则当心可能是耳聋。

4. 婴儿睡觉后不断地咀嚼。婴儿可能是得了蛔虫病，或是白天吃得太多，消化不良，可以去医院检查一下。若是蛔虫病可用婴儿专用的驱虫药驱除；若是排除了蛔虫病，则应该合理安排婴儿的饮食。

5. 婴儿不能睡得沉，经常翻动身体。其实小宝宝入睡后在床上翻滚的现象较为常见，有时被子垫得不舒服或被子太厚等都会影响婴儿的睡眠质量。有些家长怕婴儿睡觉时冷，让其穿着衣服睡觉，婴儿感到不适，于是翻来滚去；有的家长总是担心婴儿吃不饱，晚上睡前还让其吃很多东西，使得婴儿睡觉后肚子总是胀得难受，所以睡不踏实。

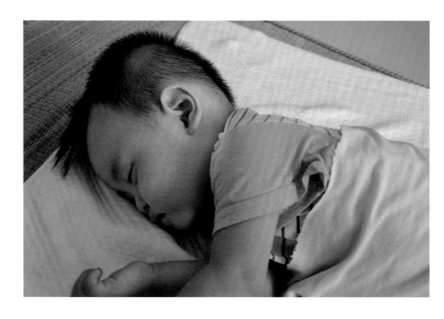

6. 婴儿经常在睡着后突然大声啼哭。这在医学上称为婴儿夜间惊恐症，如果孩子没有疾病，一般是由于白天受到不良刺激，如惊恐、劳累等引起的。所以，平时不要吓唬孩子，要保持孩子安静愉快的情绪。

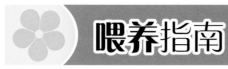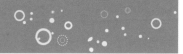

喂养指南

■宝宝的喂养

9个月的宝宝，即使母乳充足，也要练习吃饭了。母乳所含的营养成分已满足不了宝宝生长发育的需要，如果仍以母乳为主食，就会造成营养供给不足。

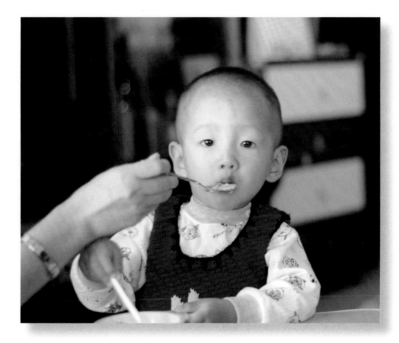

这个月可以增添各种肉类食品。除以前吃过的鱼肉外，还可吃些瘦猪肉、牛肉、鸡肉以及动物内脏等。肉类食品是宝宝今后摄取动物蛋白的主要来源，为适应宝宝的消化能力，必须把肉剁成很细的肉末再喂给婴儿，由小量开始，慢慢增加，每日不可超过25克。

主食：粥、烂面条、软面包。

每日副食：鸡蛋半个，鱼肉25克，肝泥20克，鸡肉泥20克，猪肉泥20克；豆腐40克，蔬菜50～60克，水果50克。

新鲜水果可刮成泥、榨成汁或用勺弄碎后再喂给宝宝。注意一定要把子儿除掉。

两顿奶之间可给宝宝吃些饼干，以锻炼其咀嚼能力。

■发烧时不宜吃鸡蛋

宝宝生病发烧时，家长为了给宝宝补充营养，让宝宝尽快康复，常常会在宝宝的饮食中增加鸡蛋，殊不知，这样做是不妥当的。

人们进食以后，除了食物本身释放出热能以外，食物还会刺激人体增加基础代谢量，从而产生一些额外的热量。据测定，蛋白质可增加基础代谢15%～30%。鸡蛋中富含蛋白质，发烧时过多食用会使体内热量增加，体温上升，不利于婴儿降低体温，早日康复。

因此，宝宝发烧时应多饮开水，多吃水果、蔬菜，少吃高蛋白的食品。

■适量补充赖氨酸

动物性蛋白质含有的氨基酸种类和比例与人体需要最为接近，因此称它为优质蛋白质；植物性蛋白质所含的氨基酸种类和比例就没有那么齐全及适宜，如小麦、大米、玉米和豆类（除黄豆外）等。

宝宝的生长发育迅速，尤其需要优质蛋白质，可宝宝的消化道尚未成熟，缺乏消化动物性蛋白的能力。所以其主要食物还是以谷类为主，然而只吃谷类容易引起赖氨酸缺乏。

唯一的办法就是把食物进行合理的搭配。如小麦、玉米中缺少赖氨酸，就可添加适量的赖氨酸，做成各种赖氨酸强化食品。这样，可以显著地提高营养价值。宝宝吃了添加赖氨酸的食品，就如吃了经赖氨酸强化的乳糕，身高和体重会明显增加，确实对生长发育有帮助。

■婴儿要吃适量脂肪

有的宝宝已经8~9个月了，可妈妈从不在添加的辅食中加一点脂肪，认为如果宝宝从这么小就开始摄入脂肪，容易肥胖，以后易患动脉硬化、心血管疾病。

这种想法并不对，脂肪同样是婴儿生长发育离不开的三大产能营养之一。首先，它是宝宝脑神经构成的主要成分，若是缺了它，就不能保证大脑的发育；其次，身体的组织细胞也需要它，否则影响生长速度；最后，宝宝缺了它还容易反复发生感染，患皮肤湿疹、皮肤干燥脱屑等脂溶性维生素缺乏疾病。由此可见，婴儿需要适量吃点脂肪。

■注意婴儿补钙误区

由于钙对人体有重要的作用，有些商家利用人们对补钙的渴望，在推出自己的产品时往往夸大其作用，给消费者以误导。研究表明，人体对各种钙补品的吸收率只能达到40%，而有的厂家将高达99%以上的动物实验结果直接用于人体吸收率加以宣传，欺骗消费者。因此购买时必须弄清产品的钙含量、吸收率、有无副作用等，不能轻信"高效、高能、活性"等词。

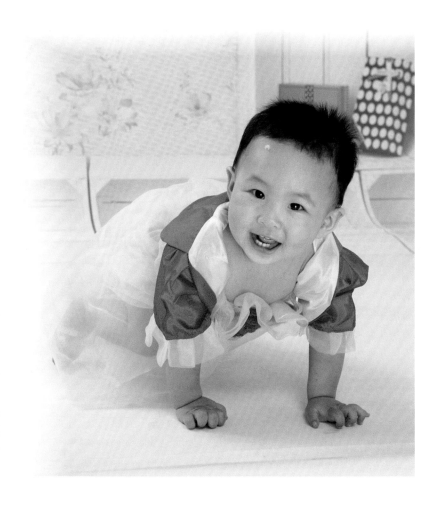

另外，补钙虽然重要，但并非多多益善，对于不同年龄的人有不同的标准，要严格遵照中国营养学会推荐的中国人每日钙的供应量。大量补钙不仅会造成浪费，而且还会产生副作用。

高血钙可能形成结石，钙沉积在角膜上会引起视力下降，沉积在心脏和血管壁上会出现血管硬化和心功能下降。

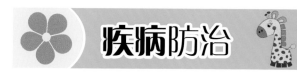

疾病防治

■预防肠套叠

肠套叠是指部分肠管及其肠系膜套入邻近肠腔所致的一种绞窄性肠梗阻，是婴幼儿时期最常见的急腹症之一，以4~10个月婴儿最常见，2岁以后发病减少，男孩发病率多于女孩2~3倍。目前致病原因尚不十分明确，但很可能是由于病毒感染或者感冒引起腹泻，肠道壁的淋巴结肿大不能正常进行工作消化所造成的。

孩子在发病早期一般情况尚好，体温正常，无全身中毒症状；随着病程延长、病情加重，并发肠坏死和腹膜炎时全身情况恶化，常有严重脱水、高热、昏迷及休克等中毒症状。健康的宝宝会在某个时刻突然剧烈哭泣，停止后间隔10~30分钟再次反复，阵发性哭闹超过3小时，有血便、呕吐、稀便、感冒或饮食改变，出现上述任何一种状况，都应及时上医院就诊，以排除肠套叠。

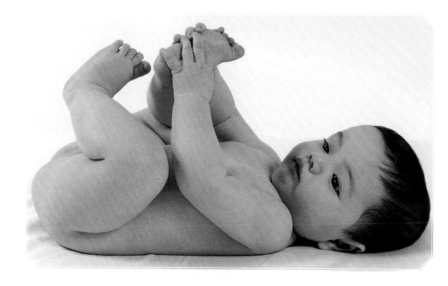

一旦怀疑宝宝肠套叠，应立即禁食禁水，以减轻胃肠内的压力。如有呕吐，应将头转向一边，让其吐出，以免吸入呼吸道引起窒息。宝宝腹痛，切勿用止痛药(包括退热止痛药)，以免掩盖症状，影响诊断，贻误病情。送医院途中注意宝宝病情的变化，尽可能详细地告诉医生。

■预防耳后淋巴结肿大

父母给婴儿洗澡时，发现婴儿的耳朵后面到脖颈的部位，有小豆粒大小的硬结，按压也不感觉痛，称为淋巴结肿大，此现象夏天特别多见，是因为头上长痱子发痒，婴儿用手搔痒而致。婴儿用手挠抓时，在指甲缝内潜藏着的细菌从被抓破的皮肤侵入婴儿的体内刺激淋巴结发生反应而肿大。这种硬结一般不化脓、破溃，会在不知不觉中自然被吸收。不过，也有很长时间不消失的，可以不管它。当发生化脓时，开始是周围发红，一按就痛，但这种情况极少见。预防方法是夏天让婴儿枕水枕头，常换枕套，常给婴儿剪指甲。

智能训练

■听觉训练

这时期的宝宝喜欢自然界中的声音和音乐，乐于寻求周围环境中的各种声响，会经常沉浸在美妙的音乐之中。对音乐的节奏感可以帮助宝宝记下很多东西，当爸爸妈妈再次播放音乐的时候，宝宝很可能会不自觉地去手舞足蹈。

训练时铺上柔软的地毯，妈妈和宝宝面对面坐在地毯上，宝宝和妈妈的手腕上系好铃铛。播放有节奏的轻音乐，妈妈随着音乐有节奏地挥动手臂、扭扭腰，使铃铛叮当作响。妈妈双手拉着宝宝的小手，和宝宝一起有节奏地舞蹈。等宝宝融入音乐和舞蹈的世界之后，妈妈放开宝宝的双手，让宝宝独自舞蹈，尽情享受快乐。

■社交训练

交往是双向的，爸爸妈妈在照顾关爱宝宝的同时，也要让宝宝学会去关心他人，这对宝宝的人际交往发展是很有帮助的。

妈妈在给宝宝喂奶的时候，可以让宝宝抱着自己最喜欢的布娃娃。宝宝吃完奶后，妈妈可以对宝宝说："宝宝吃饱了，布娃娃好饿啊，我们给布娃娃喂点奶吧！"妈妈将空奶瓶拿给宝宝，让宝宝给布娃娃喂奶。布娃娃吃完奶后，妈妈说："布娃娃好困呀，它想睡觉了。"让宝宝把布娃娃放在床上。妈妈递给宝宝一块小手绢，让宝宝盖在布娃娃身上。妈妈说："布娃娃哭了，让我们哄布娃娃睡觉吧！"引导宝宝用手轻轻地拍布娃娃，哄布娃娃睡觉。

■音乐训练

妈妈和宝宝面对面坐在地毯上，将准备好的物品放在宝宝面前。妈妈选择一些适合宝宝小手抓握的塑料制品，如空的小饮料罐。在每个容器中放入不同的填充物，以发出不同的声音。妈妈打开录音机或DV，播放一些节奏轻快的音乐，让宝宝坐好，旁边放上一套新的节奏乐器。准备好，让宝宝"当啷啷"摇晃。妈妈要将所有的容器密封结实，最好选择大的填充物，比如乒乓球。并且在宝宝玩的过程中，妈妈要严密看护，防止宝宝遭遇任何可能导致窒息的危险。

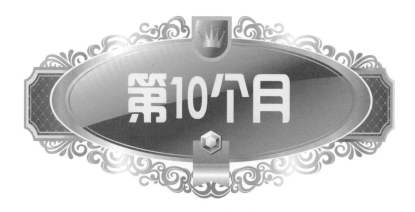

第10个月

 婴儿的发育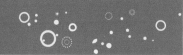

■婴儿的生长发育

10个月以后的婴儿体重增长较以前有所减慢，但身高增长较快，骨骼的发育也较快。满10个月时，男婴体重7.6～11.7千克，身长68.3～78.9厘米；女婴体重6.9～10.9千克，身长66.2～77.3厘米。此时前囟门已闭合得非常小，部分婴儿甚至已完全闭合。由于婴儿在3个月时，抬头动作形成了脊椎颈段的前凸，6～7个月坐立时，形成胸椎的后凸，10～12个月站立及行走时，形成了腰椎的前凸。所以，此时脊柱变成了微微弯曲的"S"形，运动较前更稳定了。

■婴儿的智能发育

视觉：能辨别距离远近，可以指认身体的各个部分，能模仿手势和脸部表情。

感觉：听到自己的名字时会应答，会模仿听到的声音，喜欢用伸直的食指指方向、挖触等。

情绪：这时的宝宝会显示出情绪，露出伤心、快乐、生气的样子，还会显露偏好。

心理：当想要拿某样东西，家长严厉地说："不能动！"宝宝会立即缩回手来，停止行动。

肢体运动：宝宝已经能够坐很稳，并能够自己独自坐起和躺下，爬行更加灵活自如，能够非常快地向前或向后爬行，能够扶着栏杆行走。

语言能力：能够理解大人的话语，可以模仿发出双音节词语。

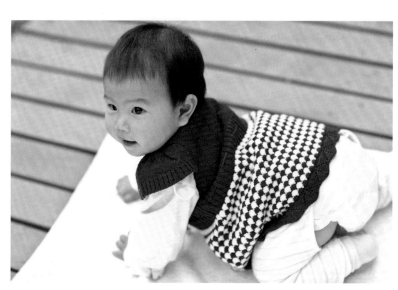

日常护理

■宝宝开窗睡觉益处多

开窗睡觉不仅可以交换室内外的空气，提高室内氧气的含量，调节空气温度，还可增强机体对外界环境的适应能力和抗病能力。小儿新陈代谢和各种活动都需要充足的氧气，年龄越小，新陈代谢越旺盛，对氧气的需要量就越大。

因婴儿户外活动少，呼吸新鲜空气的机会少，故以开窗睡觉来弥补氧气的不足，增加氧气的吸入量，在氧气充足的环境中睡眠，入睡快、睡得沉，也有利于脑神经充分休息。

当然开窗睡觉也有许多注意事项，首要的是做好保暖，不能让宝宝着凉。不要让风直吹到孩子身上，若床正对窗户，应用窗帘挡一下，以改变风向。总之，不要使室内的温度过低，室内温度以18～22℃为好。

■婴儿洗发水的选择

婴儿的头皮很薄、很嫩，很容易吸收一些涂抹在上面的渗透性物质，而且婴儿头大身子小，头部皮肤占整个体表皮肤的面积大，渗透性物质吸收得相对多。因此，为婴儿选择洗发水需特别注意，因为洗发水中的成分，比如酸碱度、刺激性、色泽、香精、泡沫等，都有严格的要求，要针对婴儿头皮的特点，尽量减少化学物质的吸收。普通洗发水、肥皂，如果没有特别标明，不能给婴儿使用。除了要用特制洗发水，还要注意不能滥用洗发水，尤其是进入炎热的夏季，很多家庭早晚都给婴儿冲凉，每次都用洗发水是绝对没有必要的，用清水洗就行了。

洗发最好用婴儿适用的洗发水。一般来说，尽量选用名牌产品，但不管用什么洗发水，洗完都必须充分地冲洗干净，不要有一点残留。千万不要将

洗发水弄到婴儿的眼睛里，如果不小心进入宝宝眼内，要立即用清水冲洗干净，以免化学品长时间刺激眼组织，引起眼损伤，遇到较严重的情况时，要立即到医院进行治疗。

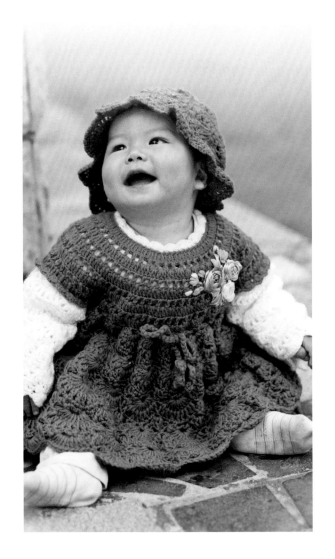

■如何给婴儿洗头

妈妈在给婴儿洗头前，可以先用手肘或腕部试一下水温，当感觉冷热合适后，用左臂夹住婴儿的身体，同时用左手稳托头颈部，使婴儿头部微微向下倾斜，腿部稍往上，母子脸对脸。然后妈妈用左手拇指及食指捏住宝宝双侧耳朵，以防水流入耳内；右手则将婴儿头部淋湿后抹上适量洗发水，按顺时针方向柔和地揉搓。妈妈可一边替宝宝清洁头部，一边用右手指腹轻轻按摩。洗头时间长短可根据孩子情绪掌握，一般2～5分钟后，即可用温水冲净。

用温水清洁洗发水时，为避免将洗发水弄进耳朵或眼内，也可用一块小毛巾蘸上温水，慢慢顺势而下，将洗发水擦净。

■婴幼儿不宜滥用抗生素

当孩子生病时，很多家长迷信抗生素，坚持要给孩子吃"消炎药"，或要求注射抗生素。

抗生素能够杀灭或抑制危害人体的病菌，使很多疾病得到有效的治疗，但是不能包治百病。比如，绝大多数孩子感冒发烧，都是由病毒感染引起的，抗生素就对病毒性感染没有疗效。反之，常用抗生素，还会使细菌产生耐药性。

滥用抗生素还增加了发生过敏和毒性反应的机会，有的婴儿就因为感冒发烧注射庆大霉素，结果造成耳聋。

滥用抗生素还可使宝宝在原有疾病的基础上产生新的疾病。也就是说，大量的抗生素抑制了敏感的细菌，却使耐药的细菌乘机大量繁殖，造成机体菌群失调，发生二重感染。所以家长要切记，抗生素只能在医生的指导下使用。

■多到户外玩

对此月龄段的宝宝，要多带其到户外玩耍，呼吸新鲜空气、晒太阳，可增强体质，防止佝偻病。户外玩耍可以增长婴儿的社会知识，开阔眼界，促进运动功能和智力发展。

在户外玩耍中，大人可边指实物边教婴儿认知和说话，告诉宝宝户外有蓝蓝的天、鲜艳的花、绿绿的草地和树。见了小狗还可以告诉他，小狗叫是"汪汪汪"，汽车开过"嘀嘀嘀"，这样，婴儿有了感性认识，他会很快记牢的。而且，在户外宝宝还可以见到其他小朋友，这会令他特别高兴。

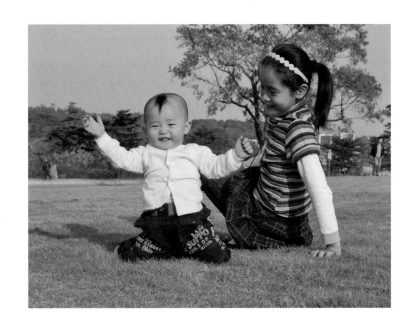

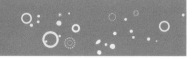

喂养指南

■开始断奶

宝宝接近1周岁时，其消化功能和咀嚼功能已有很大提高，如果此时宝宝饮食品种和数量已明显增多，并形成一定规律，营养供应充足，能满足生长发育需要，那么就可以考虑准备断奶。

断奶时间可在婴儿长到10个月时进行，最晚1周岁左右就应断奶。否则，由于婴儿月龄较大，其所需的营养物质会不断增加，单纯依靠母乳不能满足要求，势必妨碍婴儿的生长发育。

给婴儿断奶应该逐步进行，可以一天或数天之内减少一次母乳喂养，用奶瓶、奶杯或小勺代替乳头，逐渐增加副食，减少哺乳量，慢慢地过渡到新的喂养方式。不可采取强硬的方法，以免造成婴儿心理上的痛苦和恐惧。而且突然改变婴儿的饮食习惯，肠胃不能适应，对婴儿健康有害。

■使用断奶练习器

练习器具包括各种练习餐具、练习杯等，主要是为了让宝宝习惯用杯、碗、匙等餐具进食、喝水，而不要只认妈妈的奶头或奶瓶的奶嘴。

◎练习餐具

餐具多由硬塑料制成，经得起摔打。餐匙一般较厚，容量小，可避免宝宝舀太多食物而噎食，叉类的齿粗而圆滑，以防断裂或宝宝误食。由于宝宝的胳膊较短，不易弯曲，有的叉匙类的手柄处还特意制作出向内的弧度，以便宝宝可以轻松地将食物送至嘴里。

◎练习杯类

这类学习喝水的杯子一般配有若干个杯盖，每个杯盖形状都不同，一般是按照从奶嘴到吸管的渐变来设计的。多数练习杯两侧各有一只把手，利于宝宝双手持杯。还有一些新型练习杯的吸嘴由于经过了特殊处理，即使倒置也不会漏水，更适合"不老实"的宝宝使用。

■注意补锌

锌是对宝宝生长发育非常重要的微量元素，缺锌会使宝宝个子矮小、智力发育受阻，导致其抵抗疾病能力下降，但过量的锌也会削弱身体的免疫能力。过多的锌会抑制体内消灭病菌的吞噬细胞，使它们的灭菌作用减弱，尤其在体内缺钙时更明显。

其实只要在生活中让宝宝养成良好饮食习惯，食物多样化，就完全可以避免缺锌。怀疑宝宝缺锌

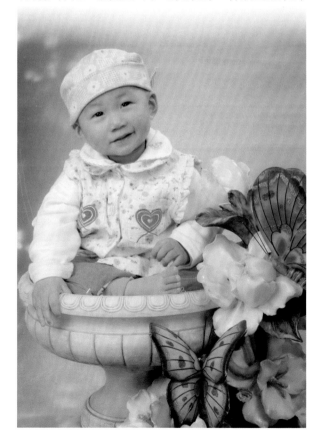

可去医院做血锌检测。如果血锌浓度高，加之有缺锌症状，则应首先在饮食上给宝宝增加含锌多的食物，这是最安全的补锌方法。因为体内可自行调节摄入过多的锌而不致造成中毒。

缺锌严重的宝宝，除食补外还须药补，但必须在医生的指导和监测下进行。在补锌时，需注意以下事项。

◎注意补锌的季节性

季节不同，宝宝补锌量也应有差异。例如夏季气温高，宝宝食欲差，摄入的锌必然减少，加上大量出汗造成锌流失，故欲取得同等疗效，补锌量应当高于冬春等季节。

◎谨防其他药物干扰

许多药物可以干扰补锌的效果。四环素可与锌结合成复合物，维生素C则可与锌结合成不溶性复合物，类似药物还有青霉胺、叶酸等。

◎食物要精细一点

韭菜、竹笋、燕麦等含粗纤维多，麸糠及谷物胚芽含植酸盐多，而粗纤维及植酸盐均可阻碍锌的吸收，所以补锌期间的食谱要适当精细些。

◎莫忘补充钙和铁

补锌要同时补充钙和铁两种矿物元素，这样可促进锌的吸收与利用，加快机体恢复。

■婴儿不宜吃的食物

◎不宜多吃糖

婴儿多吃糖会降低食欲，如不注意口腔卫生，又易发生龋齿。同时，吃糖过多，会消耗体内许多营养物质，如锰、锌、铬等微量元素以及维生素，直接影响婴儿的生长发育，并可导致体内的免疫功能降低和抗病能力减弱。

◎不宜吃刺激性太强的食物

如含姜、山芋芽、咖喱粉及香辣料较多的食品。

◎饮料、浓茶不能饮用

因浓茶和咖啡中所含的茶碱、咖啡因等会使神经兴奋，会影响婴儿神经系统的正常发育；太甜的饮料和果酱中，碳水化合物含量过多，其营养价值很低，可造成婴儿食欲不振和营养不良，不宜多喂。

◎不宜食不易消化的食物

如糯米制品、油炸食品、花生米、瓜子、炒豆、水泡饭、肥肉等，最好不喂。

◎不宜食用过咸的食物

过咸的食物如腌鱼、酱油煮的鱼、虾和咸菜等，不宜给宝宝喂食。宝宝肾脏功能尚未发育成熟，吃过咸的食物必然会增加宝宝的肾脏负担，影响其正常发育。而且，盐多生疾，长期食盐过量易患高血压疾病。

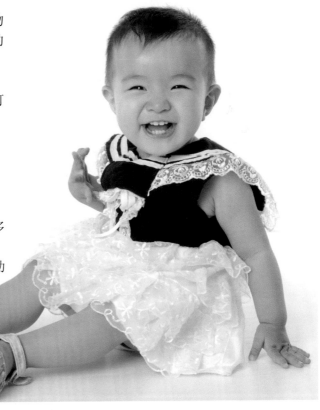

疾病防治

■小儿高热惊厥的应对方法

对小儿如果照顾不周，极容易感冒发烧，发高烧就容易产生痉挛。家长在遇到这种情况时不要慌张，当小孩抽搐时，首先要将纽扣及带子等松开，抓住他的双手，把其身体翻转成侧卧的姿势，以免口腔的分泌物呛到气管内。如怕咬破舌头，可用筷子或勺缠上手帕塞于上下齿之间。这时如果小孩的嘴巴与牙齿咬得很紧，不要尝试用任何方法将紧闭的牙关撬开。此时家长还需要做的是仔细观察宝宝在发生痉挛时的脸色、四肢及呼吸等情况，并静待小孩抽搐停止，直到意识完全恢复为止。

如果是小孩第一次抽搐，发作结束后，应送到医院检查，并详细告知医生小孩发作时的症状，由医师判断是否属于高热惊厥。如果已知小孩有高热惊厥的体质，需不需要送医就根据抽搐的情况而定。如果抽搐过后，小孩的意识很快便完全恢复过来，则不必再送医。如果抽搐不止，时间超过5分钟以上而仍无缓和的迹象，或是抽搐虽然停止，但是意识一直没有恢复正常，这时就必须送医院处理了。

■预防弱视

弱视是指眼球无器质性病变，而戴上矫正视力的眼镜后仍达不到正常的视力。弱视是危害性较重的小儿眼病，不仅影响小儿视力，更重要的是患儿双眼同看一物体时不能产生完整的立体感，致使许多精细的操作或需要有正常立体视觉的工作均无法完成。由于宝宝受斜视、远视等眼部疾病影响，光线无法落到视网膜上，视力发育受到影响。宝宝出现经常性跌倒、绊倒，看近处东西时也凑得很近才能看到。故父母观察到幼儿常侧着头或凑到很近才能看东西时，应请医生检查其视力，若确诊为弱视，应及早治疗。学龄前是治疗弱视的最好时机。

治疗弱视的方法很多，除了配戴矫正眼镜外，还有遮盖健眼法、后像疗法、红色胶片滤光法、压抑疗法、视觉刺激疗法等，眼科医生可根据宝宝弱视情况，选用其中一种方法，指导家长负责执行。

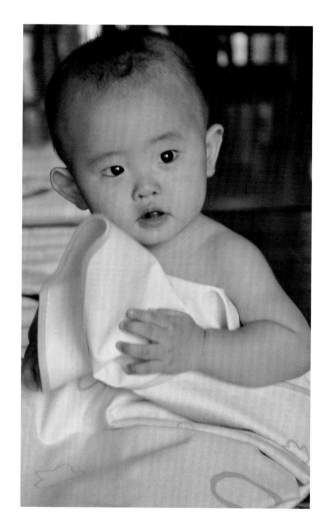

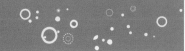

智能训练

■形状识别能力训练

训练时，妈妈把大纸盒子的三面挖出三个图形（三角形、圆形、四边形），将挖下来的形状放一排摆好。妈妈把宝宝抱到地毯上，拿出纸盒子的三角形面对着宝宝说："宝宝，找找看地毯上哪个形状和这个形状一样？"妈妈和宝宝一起找出三角形，将三角形与盒子上的三角形比较，把三角形放入盒子中。然后拿出纸盒子的圆形面对着宝宝，和宝宝一起找出地毯上的圆形进行比较，将圆形放入盒子中。再拿出纸盒子的四边形面对着宝宝，和宝宝一起找出地毯上的四边形进行比较，把四边形也放入盒子中。

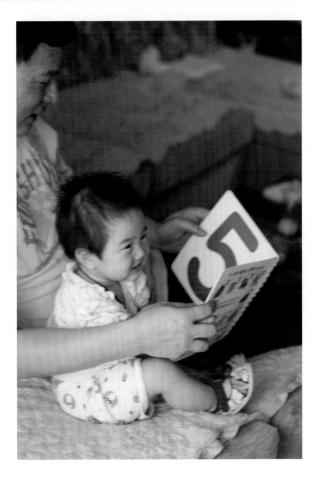

■语言能力

这时期婴儿对抽象的语言是不能理解的，所以大人和他们说话时，一定要将语言和动作形象地结合起来，这样才会对其语言发展有所帮助。当他们模仿大人发音时，一定不要打断，要表示出很感兴趣地、微笑地看着，并给予相应的回答。

选一首最常教宝宝念的儿歌，每一句最后一个押韵的词要容易发音。如"小娃娃，甜嘴巴，喊妈妈，喊爸爸，喊得奶奶笑掉牙。"妈妈念儿歌时，要故意加重每一句最后一个字的语气，并将前面的字拉长，念成"小娃——娃"，以强调最后那个押韵的字。妈妈教宝宝说"娃"，然后再念一遍"小娃——"故意不说出最后一个"娃"字，等着宝宝说出来。

■动作训练

将绳子系在小汽车上，妈妈的手牵着宝宝的一只手，让宝宝另一只手牵着小汽车。妈妈拉着宝宝向前走，宝宝拉着小汽车也向前走。妈妈走路的速度慢慢加快。妈妈拿出一根结实的竹竿，横着握住竹竿的两端，宝宝双手握住竹竿的中间，让宝宝扶着竹竿迈步。等宝宝能熟练地双手握竿走路时，妈妈可以训练宝宝单手握竿走路。妈妈拿出球吸引宝宝的注意，然后将球滚动，让宝宝的目光跟着球移动。妈妈走到球前，用手摸球做示范给宝宝看，引导宝宝走过来也用手去摸球。

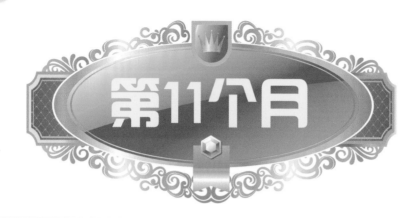

第11个月

 ## 婴儿的发育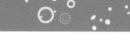

■婴儿的生长发育

满11个月时，男婴体重7.9～12.0千克，身长69.6～80.2厘米；女婴体重达7.2～11.3千克，身长67.5～78.7厘米。婴儿出牙4～6颗。这个阶段的孩子能够抓住杯子了，自己扶着东西能站起来，走得早的孩子可以摇摇晃晃地走两步了。这个月的宝宝，每天需要睡12～16个小时，白天睡两次，每次睡1～2小时，夜间睡10～12个小时。

此时的宝宝不喜欢大人搀扶和抱着，显示出更强的独立性。在游戏中能自己拿玩具并把玩具给别人，喜欢重复别人笑话的动作，不喜欢单独被留下，特别是留在床上。手指动作更精细，寻找可以玩的东西，喜欢把物体从容器中拿出、放进。

■婴儿的智能发育

视觉：宝宝视觉能力已经很强了。现在已经可以开始让宝宝在图画书上认图、认物、正确叫出图物的名称。

感觉：做错事会显露出罪恶感，喜欢模仿大人动作及其他小孩的动作与游戏。

情绪：能够执行大人提出的简单要求，会用面部表情、简单的语言和动作与大人交往。

心理：这个月的宝宝开始表现出对周围环境的探索兴趣，喜欢东瞧瞧、西看看，喜欢拆开和重组玩具。有初步的自我意识，不愿意妈妈抱别的宝宝。

语言能力：这个月的孩子已经能够理解常用词语的意思，会说"妈妈""爸爸""奶奶""阿姨"等。

记忆力：对概念的理解更深入了，会指出书上的某个自己熟悉、喜欢的事物，会指出身体的一些部位，会竖起手指表示自己一岁。

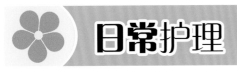

日常护理

■婴儿误食后的处理

当宝宝手脚逐渐灵活后，宝宝对任何事物都具有强烈的好奇心和冒险心，够不着的东西可以想方设法拿到，而对能拿到手的东西都喜欢放到嘴里吃一吃、尝一尝。婴儿误饮、误食主要是大人的责任，对此时期的宝宝应该加强防范，以免导致意外的发生。因此，家中的东西切莫乱摆乱放，一旦宝宝误饮、误食，父母不要惊慌失措，应根据所食物品采取适当的急救方法。

◎药品

宝宝误服了药品，应先让宝宝喝奶或冷开水，然后让其吐出来。如果情况严重，可带着药瓶立即去医院。

◎合成洗涤剂

宝宝误饮了少量洗涤剂，可让宝宝马上大量喝水，稀释洗涤剂。若大量误饮，应尽快送往医院。需注意，误服了洗涤剂不能用催吐法。

◎杀虫剂

宝宝误饮了杀虫剂，会有恶心、抽搐、痉挛等

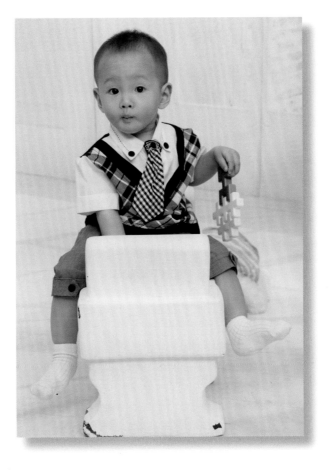

症状，应立即送医院进行洗胃抢救。

◎樟脑丸

宝宝误食樟脑丸后会有恶心、呼吸障碍等症状，应赶快送医院进行洗胃抢救，该物的致死量为2克。

◎纽扣型电池

因该电池是碱性的东西，宝宝误食后会腐蚀食道和胃肠，导致穿孔，应立即送医院抢救。

◎墨水

宝宝误饮了少量墨水，让其吐出来就行了。如果误饮了半瓶以上的墨水，除了立即给宝宝催吐，同时赶紧送医院急救。

◎煤油、汽油

宝宝误饮后有恶心、抽搐、呼吸困难等症状，但不要让宝宝呕吐，应立即送往医院。

◎肥皂、去污粉

如果不是大量误食就不要紧，想办法让宝宝吐出来就行了。

此外，如果孩子误食了少量蜡笔、口红、火柴等，而又无异常反应，可不必担心。平时家长必须把这些物品保管好，不能随手乱放，以防患于未然。

■宝宝活动要适量

调查显示，过度活动的宝宝身高较矮，这可能与生长激素分泌较少有关，因为生长激素在安静状态下，尤其是夜间分泌较多。但另外，活动过少的宝宝身高也较矮，因此活动要适度才好。

其实，宝宝过度活动不但不能达到锻炼的目的，反而对身体有害。宝宝关节发育不全，关节软骨较软，过度活动很容易造成关节面及关节韧带的损伤，从而形成创伤性关节炎。还会造成注意力不集中、失眠、健忘。

■婴儿不宜穿的衣服

◎忌穿化纤织品

婴儿的神经功能尚未发育完善，自主神经容易兴奋，较成人出汗多、散热快、对气候变化的适应力差，而化纤织品的吸水和透气性差，尤其是夏秋两季炎热时，若常穿化纤织品很容易长痱子，且还很容易引起皮肤过敏，所以婴幼儿忌穿化纤织品。

◎忌穿高领毛衣或绒衣

不要给婴儿穿高领毛衣或绒衣，虽然它可以抵御风寒，保暖效果十分好，但却容易引起颈部瘙痒。

◎忌穿紧身衣

因为婴幼儿生理上的特点，如胸廓小、肺活量不大，穿了紧身衣后，会束缚胸廓运动和呼吸，影响肺功能及胸、背、关节的正常发育，因此应该给婴幼儿穿宽松和易穿脱的衣服。

■婴儿不宜穿开裆裤

传统习惯中，父母总是让宝宝穿着开裆裤，即使是寒冷的冬季，宝宝身上虽裹得严严实实，但小屁股依然露在外面冻得通红，容易使宝宝受凉感冒。所以在冬季要给宝宝穿有裆的罩裤和有裆的棉裤，或带松紧带的毛裤。

另外，穿开裆裤还很不卫生。宝宝穿开裆裤坐在地上，地表上的灰尘垃圾都会粘在屁股上。地上的小蚂蚁等昆虫或小的蠕虫也会钻到外生殖器或肛门里，引起瘙痒，可能因此而造成感染。穿开裆裤还会使宝宝在活动时不便，如坐滑梯便不容易滑下来，并且宝宝穿开裆裤摔、跌倒后容易受外伤。

穿开裆裤的一大弊处是交叉感染蛲虫。蛲虫是生活在结肠内的一种寄生虫，遇暖时便会爬到肛门附近产卵，引起肛门瘙痒，宝宝因穿开裆裤便不禁用手直接地抓抠，这样，手的指甲里便都会有虫卵，宝宝吸吮手指时通过手又吃进体内，重新感染。而且还会通过玩玩具、坐滑梯使其他小朋友受染。因此，穿开裆裤其实对健康很不利，要引起父母的重视。

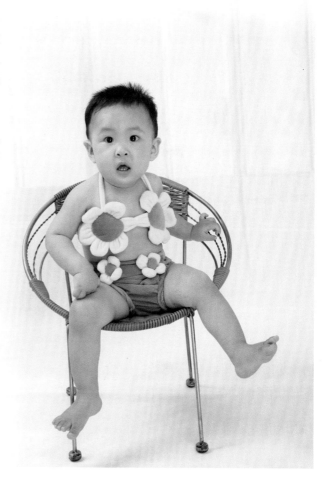

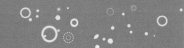

喂养指南

■宝宝的喂养

此月宝宝每天可吃三次奶、两顿饭，或两次奶、三顿饭。仍吃母乳的宝宝最好在早、晚各吃一次母乳，然后吃三顿饭。

饭菜的制作应注意满足宝宝对蛋白质的需要，以保证宝宝健康地生长发育。每日蛋白质的需要量为每千克体重3.5克。如果宝宝体重为9千克，那么每日吃奶（500毫升），外加鸡蛋1.5个，鱼肉25克，或者鸡蛋1个，瘦猪肉25克，豆腐50克及适量的粮食。

几种蛋白质食品互相搭配食用比单纯吃一种营养价值要高。各种蛋白质食品中所含的氨基酸种类不同，多种食物彼此搭配，可以相互补充，从而提高营养价值。

主食除各种粥以外，还可吃软米饭、面条（片）、小馒头、面包、薯类等；各种带馅的包子、饺子、馄饨也是宝宝很喜欢吃的，但馅应剁得更碎一些。

为了保证宝宝有良好的食欲，饭菜的种类必须经常调换，必须做得软、烂一些，以易于消化。每餐的食量要适当，宁少勿多。不爱吃水果或只吃很少水果、蔬菜的宝宝，每天可喂些果珍和鲜果汁，以补充维生素C。

■宝宝不爱吃蔬菜怎么办

蔬菜含有丰富的维生素，是人类不可或缺的食物种类。但是常常看到有的孩子不爱吃蔬菜，或者不爱吃某些种类的蔬菜。孩子不爱吃蔬菜，有的是不喜欢某种蔬菜的特殊味道；有的是由于蔬菜中含有较多的粗纤维，孩子的咀嚼能力差，不容易嚼烂，难以下咽；还有的是孩子有挑食的习惯。

在孩子小的时候早一点给孩子吃蔬菜可以避免日后厌食蔬菜。从婴儿期开始，就应该及时地给孩子添加一些蔬菜的辅助食物。刚开始时可以给孩子喂一些用蔬菜挤出的汁或用蔬菜煮的水，如西红柿汁、黄瓜汁、胡萝卜汁、绿叶青菜水等。当孩子大一点时，可以给孩子喂一些蔬菜泥。到了快一岁的时候就可以给孩子吃碎菜了，可以把各种各样的蔬菜剁碎后放入粥、面条中喂孩子吃。

饺子、包子等食品大多以菜、肉、蛋等做馅，这些带馅食品便于儿童咀嚼吞咽和消化吸收，且味道鲜美，营养也比较全面。对于那些不爱吃蔬菜的孩子，不妨经常给他们吃些带馅食品。

■宝宝不宜多吃蛋清

宝宝的生长需要大量的蛋白质，断奶后，应该给宝宝吃含高蛋白的食物。有的父母认为，蛋清含蛋白很多，应该多喂宝宝。这种想当然的做法是错误的，原因如下。

◎易使宝宝消化不良

宝宝胃肠道消化功能尚未成熟，各种消化酶分泌较少，鸡蛋吃多了，会增加宝宝胃肠负担，甚至导致消化不良引起腹泻。

◎会引起宝宝过敏

宝宝的消化系统不完善，肠壁的通透性较高，鸡蛋蛋清（蛋白）中的白蛋白分子较小，有时可以通过肠壁而直接进入宝宝的血液，可能使宝宝机体对白蛋白分子产生过敏现象而发生湿疹、荨麻疹，所以1岁前的宝宝最好少吃鸡蛋清。

■偏食宝宝的喂养

宝宝对某种或某几种食物拒不接受。应该怎么对待偏食的宝宝呢？

◎不要对宝宝采取强制态度

有的宝宝在8个月时，就会对食物表示出喜厌，这就是最初的"偏食"现象。不过，这种偏食并不是真的偏食。父母有时候会发现，宝宝在这个月不喜欢吃的东西，到了下个月又喜欢吃了。相反，最爱吃的食物也会在不知不觉中吃腻。因此，不要过早地下结论宝宝爱吃什么，不吃什么。而且不要较真，采取强硬的态度，否则这种态度会结合这种食物在宝宝的脑海中留下不良印象，使宝宝以后很难再接受这种食物，从而导致真正的偏食。

◎耐心地帮助宝宝适应

如果宝宝拒绝某种食品，不要气馁，隔一段时间再把同样的食品拿来给宝宝尝试。或者把食物变一下造型，配上别的菜，使其口味有点改变，宝宝就有可能接受了。

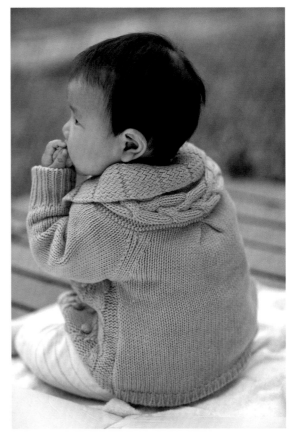

◎不要娇纵宝宝

宝宝对喜欢吃的食物就会总要吃。这时候，可不要一味地娇纵宝宝，因为某一种食物吃得过多，可能会使宝宝倒了胃口，以后再也不吃了。这是另一种偏食的原因。

◎改正自己的不良饮食习惯

宝宝偏食也会受父母的影响。如果父母本身就偏食，喜欢吃的菜就经常做，不喜欢吃的菜总也不做。时间久了，宝宝自然就跟着偏食了。父母做菜时，应选择尽量多的品种，以使宝宝获得均衡的营养。

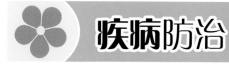

疾病防治

■防治宝宝腹泻

婴儿腹泻是婴幼儿期的常见病，多见于3岁以下的婴幼儿。其发病原因有很多，如进食量过多加重了胃肠道的负担；添加辅食过急或食物品种过多，以及食用过多油腻带渣的食物，使食物不能完全被消化；喂养不定时，胃肠道不能形成定时分泌消化液的条件反射，致使宝宝消化功能降低等。另外，由于食物或用具污染，使宝宝吃进带细菌的食物，引起胃肠道感染等也可能导致宝宝腹泻。出现腹泻应该怎么办呢？

如果宝宝发生腹泻，可用毛巾裹腹部或热水袋敷腹部，加强对宝宝腹部的保暖，以减少肠蠕动。还要让宝宝多休息，排便后应用温水清洗臀部，并将尿布清洗干净，煮沸消毒，晒干再用。

饮食方面，吃母乳的宝宝要继续哺喂，喝奶粉的宝宝每次奶量可以减少1/3左右，奶中稍加些水。如果减量后宝宝不够吃，可以添加含盐分的米汤，或喂些胡萝卜水、新鲜蔬菜水，以补充无机盐和维生素。已经加粥等辅食的宝宝，可将食物数量稍微减少，要根据婴儿口渴的情况，保证喂水。当宝宝腹泻严重，伴有呕吐、发烧、口唇发干，尿少或无尿，在短期内消瘦，皮肤"发蔫"，哭而无泪等症状时，这说明已经引起脱水了，应及时将宝宝送到医院去治疗。

■手足口病的防治

手口足病是一种发疹性传染病，主要是由柯萨奇病毒引起，一年四季都可能发病，但以夏秋季节患病最多，任何年龄均可发病，尤其是3岁以下的孩子。

此病以手、足和口腔黏膜疱疹或破溃后形成溃疡为主要临床症状。人群密切接触是重要的传播方式，儿童接触被病毒污染的手、毛巾、玩具、床上用品、内衣以及食用被病毒污染的水、食物等均可引起感染。

轻症患者早期有咳嗽流涕和流口水等类似上呼吸道感染的症状，有的孩子可能有恶心、呕吐等反应。发热1～2天后开始出现皮疹，通常在手足、臀部出现，或出现口腔黏膜疱疹，有的患儿不发热。病情较轻者，大多数在一周以内体温下降、皮疹消退，病情恢复。

重症患者病情进展迅速，在发病1～5天出现脑膜炎、脑脊髓炎、肺水肿、循环障碍等，表现为精神差、嗜睡、易惊、头痛、呕吐，甚至昏迷；肢体抖动，肌阵挛、眼球运动障碍；呼吸急促、呼吸困难，口唇紫绀等，需住院治疗。

防治手足口病，要做到"洗净手、喝开水、吃熟食、勤通风、晒衣被"。尽量不要带婴幼儿去人群密集场所。哺乳的母亲要勤洗澡、勤换衣服，喂哺前要清洗奶头。

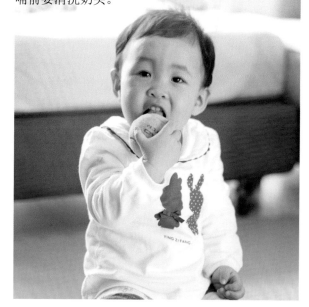

智能训练

■视觉训练

对于11个月的宝宝而言，视觉空间能力已经有了很大进步。当宝宝看到有人倒立时，会发笑。爸爸妈妈可以抓住宝宝的这些特点和宝宝玩游戏，促进宝宝视觉空间感的进一步发展。

训练时，妈妈将纸杯子的口部用水彩笔画个圆圈，涂上颜色。妈妈和宝宝坐在桌子旁边，将纸杯子口朝下放在桌子上给宝宝看。妈妈把纸杯颠倒过来，使纸杯子口朝上。一边颠倒杯子一边

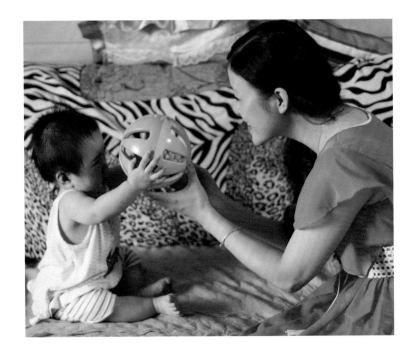

说："带颜色的口朝下，颠颠倒倒，转过来。"妈妈再次把杯子口朝下放在桌子上，看看宝宝是否能把杯子倒过来。当宝宝将杯子口朝上倒过来时，妈妈要及时给予宝宝鼓励，对宝宝说"你真棒"。

■听觉训练

11个月大的宝宝，不但视力有了变化，听觉发育也越来越好了。宝宝能够听到名称后用小手去指向物体。爸爸妈妈要根据这个阶段宝宝的听觉发育特点，适时地开发宝宝的听觉记忆智能。

妈妈和宝宝面对面坐在床上。妈妈将准备好的各种动物图片拿出来，放在宝宝和自己的中间，摆成一排放好。妈妈先告诉宝宝每张图片上动物的名字以及动物的叫声等特点，和宝宝一起来认识每张图片里的小动物。然后，妈妈对宝宝说："宝宝，小狗在哪里呀？是谁在'汪汪汪'地叫？"请宝宝从图片中找出小狗。宝宝找到了小狗，妈妈要及时给予宝宝鼓励，接着让宝宝找其他的小动物。

■社交训练

训练时，妈妈和宝宝坐在地毯上，身边各放一些玩具。妈妈对宝宝说："宝宝，请你把布娃娃递给妈妈。"宝宝从身边的玩具中找出布娃娃递给妈妈。如果宝宝做到了，妈妈要对宝宝说："谢谢宝宝。"妈妈拿起自己身边的一个玩具小汽车递给宝宝说："妈妈把小汽车送给宝宝玩。"妈妈和宝宝继续交换物品。游戏结束后，妈妈要请宝宝一起来收拾玩具，并把玩具放在指定的位置。

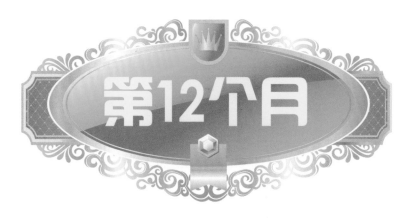

婴儿的发育

 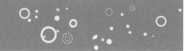

■婴儿的生长发育

12个月男婴的平均体重为9.9千克，平均身长为75.6厘米，平均坐高为47.5厘米，平均头围为47.4厘米；女婴的平均体重为9.32千克，平均身长为73.8厘米，平均坐高为46.6厘米，平均头围为46.5厘米。

总的来说，这时的宝宝不像半岁前看起来胖乎乎的，有的宝宝开始显得瘦高，而同期宝宝的胸围和头围大约相等或者稍微比头围大些。12个月的宝宝大多数都已经长出了6～8颗牙。

■婴儿的智能发育

视觉：能认识亲人，能从有限的信息中知觉到形状，空间关系的感知更加精确。

感觉：宝宝区分声音的能力更强了，并且会配合声音的节奏做动作。

情绪：喜欢任何可以与大人互动的游戏，对家中亲人充满感情，不想合作时，会发脾气。在男女混合的团体中，喜欢与同性的宝宝在一起玩。

心理：特别喜欢到户外活动，观察行人、动物、车辆，模仿大人的活动，喜欢看图画、念儿歌、听故事并模仿动作，能搭积木，把盖子盖上再

拿开，能根据妈妈的指令拿东西，想讨人喜欢，开始出现只用某一只手取物的偏好。

语言能力：这时期的宝宝不仅能够理解大人的很多话，对大人说话的语调也能理解。语言上除了会说"爸爸""妈妈"之外，还会说简单的单字，比如"宝宝"、"不"、"好"等，有时还会含糊地发出短句。

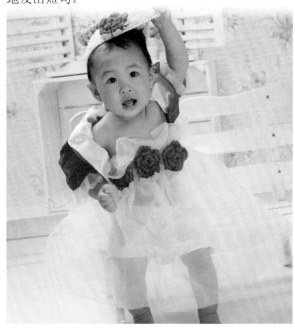

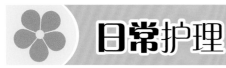

日常护理

■周岁还不开口说话不必惊慌

孩子说出第一个词的年龄差异是比较大的，早的从9个月开始就能会发简单的音，如会叫爸爸、妈妈等。但也有的孩子在这个年龄阶段不会说话，甚至到了1岁半仍很少讲话，不久却突然会讲话了，并且一下子会说许多话，这些都属于正常现象。

宝宝对语言的理解早于说话。婴儿在5～6个月时，如唤其名字就会回头注视；7～9个月时，会寻找谁在叫他，大人叫婴儿做各种动作（如欢迎、再见），他都能听懂，并能做出相应的动作，这都是宝宝对语言理解的反应。

宝宝语言的发展首先是听懂大人的语言，然后才自己开口说话。

如果一岁左右的孩子能听懂大人的语言，并能做出相应的反应，如问宝宝："妈妈呢？"他会转过头看或用手去指，并且经常牙牙学语，这就尽管放心，他一定能学会说话的，只是时间迟早的问题，应积极创造听说条件，促使其语言的发展。

外部环境也是影响宝宝语言发展的因素之一。大人要积极为婴儿的听和说创造条件，在照看孩子时多和孩子讲话、唱歌、讲故事，这都会促使婴儿对语言的理解和开口说话。

■帮宝宝学步

家长如何引导宝宝迈出这第一步呢？可以采取扶栏杆的方法，让宝宝扶着家里的小栏杆，然后一人拿着宝宝喜欢的玩具在前面逗引宝宝，以鼓励宝宝向前迈步。学步车也是极好的辅助工具，可让宝宝在学步车中，慢慢向前迈步，逐步学会不借助工具也能走路。宝宝学走路时，最好有两个熟悉的人帮助，如爸爸妈妈在宝宝前后两方，一方在前面不远处鼓励宝宝向前，后方的人可以试着松手，并随时准备搀扶以免跌倒。

宝宝在学步的时候，摔跤是免不了的。事实上，宝宝在跌撞的过程中能很好地控制脚步。当宝宝摔倒时，父母不要心疼而马上去抱起宝宝，最好鼓励他自己爬起来，以锻炼宝宝自己克服困难的能力和信心。

宝宝学会走路的时间因人而异，有的较早就学会了走路，而有的则要迟一些。而且，刚学走路的宝宝，不能很好地掌握平衡，走路如同企鹅，有时走路用脚尖，这些情况爸爸妈妈们要平静对待，不

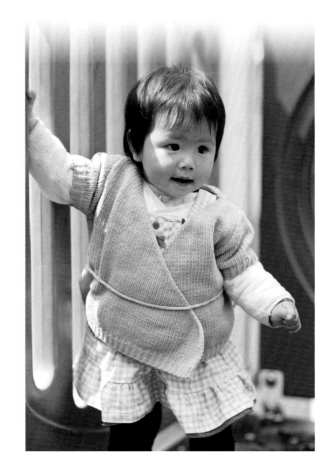

要着急。多带宝宝到小朋友集中的地方玩一玩，看别的小朋友会走路，这对其也会是一个好的引导和促进。

■宝宝的口腔护理

宝宝的乳牙在相当长的一段时间里担当着咀嚼的重任，而此阶段正是生长发育的重要时期，所以保护好乳牙对宝宝的一生是非常重要的。

原则上，当宝宝出牙以后就应该进行牙齿的清洁了。宝宝在6个月左右乳牙开始萌出，这时父母就要帮助宝宝"刷牙"。妈妈可以用手指缠上消毒纱布，用清水或淡盐水轻擦宝宝牙齿的各面。随着牙齿的逐渐萌出，每天饭后、睡觉前，妈妈要记得给宝宝刷牙，可选择婴儿专用的指套牙刷，这样可以更好地保持口腔卫生。

待宝宝的上下牙全部萌出时，就可使用小型软质牙刷，训练宝宝沿牙齿的缝隙上下刷牙了。

■周岁宝宝生活安排

1周岁的宝宝应当建立起一种比较规律的生活制度，这对于宝宝的健康成长是十分有益的。周岁的作息制度可参照以下安排。

7：00～7：30	起床，清洗，排便
7：30～8：00	早饭
8：00～11：00	室内、户外活动及玩耍
11：00～11：30	饭前清洗及准备
11：30～12：00	午饭
12：00～15：00	睡眠
15：00～16：00	室内、户外活动及玩耍
16：00～16：30	吃点心
16：30～17：30	室内、户外活动及玩耍
17：30～18：00	饭前清洗及准备
18：00～18：30	吃晚饭
18：30～20：00	室内、户外活动及玩耍
20：00～20：30	睡前清洗
20：30	睡眠

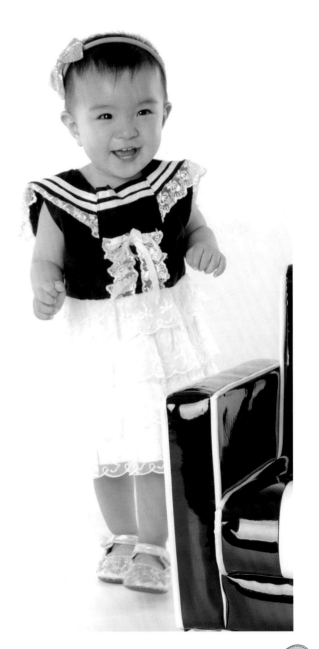

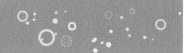

喂养指南

■宝宝的喂养

1岁的宝宝饮食已初具一日三餐的规律了。除三餐外，早晚还要各喝一次奶。母乳可由早晚各一次，逐渐减为晚上一次，最后完全停掉而以奶粉代之。

宝宝能吃的饭菜种类很多，但由于臼齿还未长出，不能把食物咀嚼得很细。因此，宝宝的饭菜还要做得细软一些，肉类要剁成末，蔬菜要切得较碎，以便消化。

主食可以吃粥、软米饭、面条（片）、馄饨、饺子、包子、小花卷、面包、馒头、鸡蛋软饼等。

副食可以吃各种蛋、肉、鸡、鱼、动物内脏及豆制品，各种应时蔬菜（最好多吃些绿叶菜）以及海带、紫菜等。稍硬一些的饼干及时令水果可作为零食给宝宝食用。

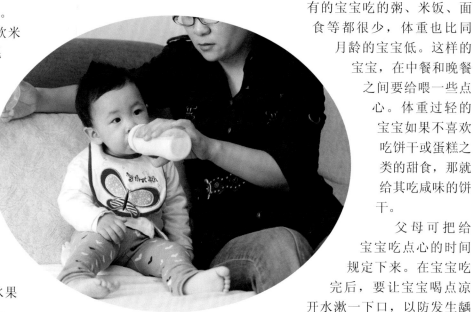

■宝宝应吃什么样的点心

宝宝一般都喜欢吃点心，那应该怎样给宝宝点心呢？是想吃就给吗？

这样的问题不能一概而论，我们先来看一下点心的成分。点心的主要成分是糖，与粥、米饭和面条的成分基本相同。如果婴儿能很好地吃米饭或面条的话，从营养学的角度来讲就没有必要给婴儿点

心吃。那么，应该给宝宝什么点心吃呢？这需要根据宝宝的营养状况分析。

◎体重正常的宝宝

这样的宝宝，可在正餐之间给其吃点心。

◎体重过重的宝宝

过重的宝宝应该限制其吃过多的点心，如果不到吃饭时间就要吃东西，应该给其水果吃。

◎体重过轻的宝宝

有的宝宝吃的粥、米饭、面食等都很少，体重也比同月龄的宝宝低。这样的宝宝，在中餐和晚餐之间要给喂一些点心。体重过轻的宝宝如果不喜欢吃饼干或蛋糕之类的甜食，那就给其吃咸味的饼干。

父母可把给宝宝吃点心的时间规定下来。在宝宝吃完后，要让宝宝喝点凉开水漱一下口，以防发生龋齿。

■如何吃得更聪明

宝宝会爬行后，游戏空间就无限扩大了，宝宝的智力发育也进入了一个飞跃的时期。此时，除了给予宝宝一定的感官、视觉、听觉刺激外，给予合理的营养对于其智力发育也非常重要。

除了足够的奶量、微量元素、维生素、蛋白质

和糖类等营养，脂肪的摄入对大脑发育必不可少。因为脂肪是构成人类大脑的主要物质，脂肪家族中的磷脂、胆固醇等都与神经组织细胞的结构和功能密切相关，尤其是DHA、EPA等必需脂肪酸是神经髓鞘的重要组成物质，在宝宝的大脑发育过程中起着重要的作用。

■咳嗽宝宝的饮食安排

很多情况都会引起宝宝咳嗽。如果宝宝咳嗽了，父母要让宝宝多喝温开水，以稀释痰液。还应多吃清凉食物，如百合、芥菜、萝卜、豆腐、藕等。要忌食过咸、过酸、黏滞、煎炸、熏烤及辛辣刺激性食物。痰液黏稠的宝宝还应忌食温热的食物，如狗肉、牛羊肉或荔枝等。

■如何喂腹泻痊愈后的宝宝

如果宝宝经历了腹泻，才刚痊愈，喂食物一定要有所注意。这时候，宝宝的肠胃最怕受凉，所以食物一定要保持一定的温度，并且喂食量不宜过多。食物要有选择地喂，白米粥、面包粥、软面条、土豆泥、苹果泥、鸡蛋、豆腐等这些易于消化的食物，比较适于腹泻刚愈后的宝宝。萝卜、南瓜、胡萝卜、洋葱等这些纤维少的蔬菜，稍后也可以喂食。再以后就可以喂些低脂肪鱼肉、鸡肉等肉类，但奶油和油脂类应在宝宝身体完全正常后再食用。

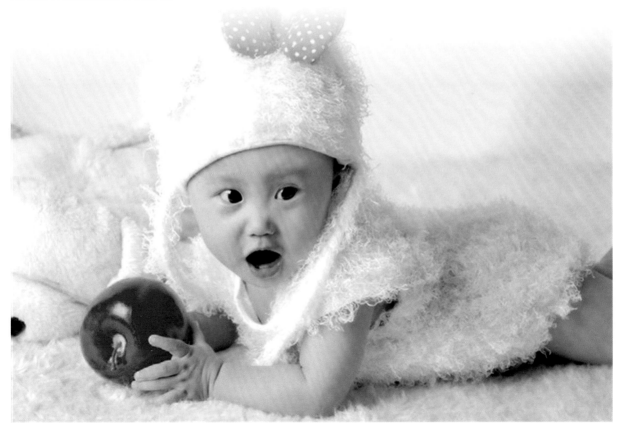

疾病防治

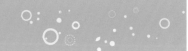

■如何应对宝宝愤怒性痉挛

有的孩子在大吵大闹、拼命哭喊以后也会发生痉挛，这种痉挛叫做愤怒性痉挛。因在哭闹后发生，故也叫做痛哭痉挛，其症状是在激烈哭喊时忽然间停止呼吸、脸色青白、嘴唇发紫、手脚抽搐。这是由于哭闹太凶后，呼气深快，吸气浅慢，导致呼吸性碱中毒引起的。那些神经质、容易兴奋的一两岁幼儿容易发生这种痉挛，但不会伤害大脑，基本上都可以在一两分钟内停止，恢复到正常状态，故不必担心。

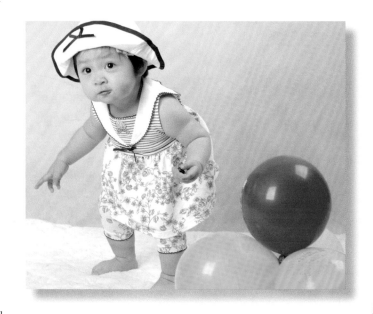

宝宝哭泣剧烈时家长可抱一抱、哄一哄，以稳定其情绪。那些容易发生愤怒性痉挛的孩子在哭闹时，应设法换换气氛，转移其注意力，如带其到另一个地方去或找个玩具玩玩等，可防止痉挛。

■急疹的防治

6个月～2岁的宝宝，会由于病毒引起急性发疹。冬春季最常见，本病传染性不大。一般宝宝在感染病毒后，经过1～2周的潜伏期，起病很急，会有39℃的高温出现。宝宝精神状态良好，多伴有轻微的咽炎、上呼吸道感染，或恶心、呕吐等消化道感染的症状，高烧持续3～5天，体温自然下降。宝宝在开始退烧或体温下降后出现皮疹，皮疹最先见于颈部和躯干部位，很快波及全身，腰部和臀部较多，面部和膝以下皮疹较少，这是中心多、周边少的向心性皮疹的主要特点。经过1～2天皮疹就可以完全消退，疹退后不留色素沉着，皮疹不脱屑，不留痕迹。病程中有耳后及枕后的淋巴结肿大，退热后的几周内便消退，其他症状随体温下降而好转。

婴儿急疹在皮疹出现以前，诊断较为困难，当热退疹出后，病即将痊愈，家长无须再带宝宝到医院看皮疹，故不需特殊治疗。

■预防"八字脚"

"八字脚"是一种足部骨骼畸形，分为"内八字脚"和"外八字脚"两种。造成"八字脚"的原因是婴儿过早地独自站立和学走，因婴儿足部骨骼尚无力支撑身体的全部重量，从而导致婴儿站立时双足呈外撤或内对的不正确姿势。

为防止"八字脚"，不要让婴儿过早地学站立或走，可用学步车或由大人牵着手辅助学站、学走，每次时间不宜过长。如已形成"八字脚"，可通过做双脚内侧或外侧的动作练习，进行矫正。

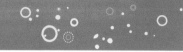

智能训练

■音乐训练

每个宝宝与生俱来就拥有音乐的天赋，在开发宝宝潜在的音乐智能时，并不是要求宝宝一定要成为音乐家，而是希望培养宝宝热爱音乐，并发自内心地感受到音乐的美妙。

选择一首节奏鲜明、有强弱变化的音乐播放，让婴儿坐在妈妈的腿上，从背后握住其前臂，说："指挥！"然后合着音乐的节奏拍手，并随着音乐的强弱变化手臂动作幅度的大小，当乐曲停止时指挥动作同时停止，逐渐使婴儿能配合妈妈的动作节奏。以后每当放音乐时，一说指挥，婴儿就能有节奏地挥动手臂。在做这个游戏时，要时刻观察婴儿，当表现出不愿再玩时要及时停止。

■创造力训练

妈妈给宝宝穿上罩衣，让宝宝坐在椅子上。妈妈拿来各种"颜料"（番茄酱、香蕉泥、苹果汁等）放在桌子上。妈妈伸出手放在"颜料"里，将粘了"颜料"的手贴在白纸上，印出一个大大的手掌印。妈妈扶着宝宝的手腕，把宝宝的小手放在"颜料"盒里，然后将手放在白纸上，要按住宝宝的手，稍等片刻再将宝宝的手从白纸上拿开。妈妈可以放开宝宝的小手，让宝宝自由创作。在游戏时，妈妈可以告诉宝宝每种"颜料"的颜色，这个时期的宝宝对色彩记忆能力比较强，会很快记住这些颜色。

■自然观察训练

爸爸妈妈带着宝宝一起外出去游玩，要给宝宝提前准备一个玩具小桶，宝宝一路上会对很多小树叶、石子等很有兴趣，不停地玩弄。爸爸妈妈可以引导宝宝将玩儿完的石子放到玩具小桶里，宝宝会很有兴趣地去寻找各种各样好玩的石子。爸爸妈妈要鼓励宝宝："宝宝，你真棒呀！"一路上，爸爸妈妈要留心，不要让宝宝将捡到的小东西放在嘴里，以免发生危险。回到家里，爸爸妈妈要把宝宝的手洗干净，并将宝宝捡回来的石子冲洗干净后放在一起和宝宝来回味当天的旅程。

内 容 提 要

年轻夫妇对孕育生命会有许多困惑，比如怀孕前要做什么准备、孕期怎样的营养及保健能保证胎儿健康发育、如何科学坐月子及抚育婴儿等，此书将为年轻夫妇们答疑解惑。本书分为孕前知识、孕期生活保健、产后保健、婴儿护理四大章，详细地讲解了孕前、孕期、分娩、产后、婴儿期母子的生理特点、日常生活起居、饮食营养保健、疾病防治等，可帮助孕龄女性快乐地度过孕产期，科学地护理及养育一个健康的宝宝。

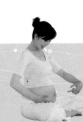

孕产育儿 专家全程指导

图书在版编目（CIP）数据

孕产育儿专家全程指导 / 王晓梅，姜艳编著. —北京：中国纺织出版社，2013.3

（妈咪宝贝系列；1）

ISBN 978-7-5064-8289-9

Ⅰ. ①孕⋯ Ⅱ. ①王⋯ ②姜⋯ Ⅲ. ①妊娠期—妇幼保健—基本知识②产褥期—妇幼保健—基本知识③婴幼儿—哺育—基本知识 Ⅳ. ①R715.3②TS976.31

中国版本图书馆CIP数据核字（2012）第015901号

策划编辑：曲小月 胡 蓉 责任编辑：卞嘉茗
责任印制：储志伟

中国纺织出版社出版发行
地址：北京东直门南大街6号 邮政编码：100027
邮购电话：010—64168110 传真：010—64168231
http://www.c-textilep.com
E-mail: faxing@c-textilep.com
北京旭丰源印刷技术有限公司印刷 各地新华书店经销
2013年3月第1版第1次印刷
开本：635×965 1/12 印张：18
字数：281千字 定价：35.00元